Arnim/Hammerstein

Kolloidales Silber
für Anwender und Heilpraktiker

Das Kompendium der
Alternativen Silberheilkunde

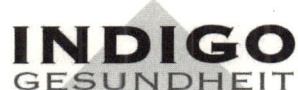

Bibliografische Information der Deutschen Bibliothek:

Die Deutsche Bibliothek verzeichnet diese Publikation in der Deutschen Nationalbiografie; detaillierte bibliografische Daten sind im Internet über http://dnb.ddb.de abrufbar.

INDIGO GESUNDHEIT
Hohes Holz 6b
15749 Mittenwalde
Telefon 0800-6666 500 (Freephone)
www.indigo-naturprodukte.de

Umschlagabbildungen:

Die Bilder „Hund" und „Blume" © http://www.pixelquelle.de/, die kostenlose Bilddatenbank für lizenzfreie Bilder.
Fotos im Text: © Indigo Naturprodukte
Fotos in den Rubriken: © http://www.pixelquelle.de/
Foto „Schmetterling", © Chanakan Franneck

1. Auflage
© INDIGO GESUNDHEIT, Mittenwalde 2006
Lektorat: Gabriele Franneck
Umschlag: Oliver Franneck
Illustrationen/Fotos: Oliver Franneck
Printed in Germany.
Satz: Advantage Printpool GmbH 82205 Gilching
Druck und Bindung: Advantage Printpool GmbH 82205 Gilching
ISBN-13: 978-3-00-019878-6
ISBN-10: 3-00-019878-4

Inhalt

Wichtiger Hinweis des Verlages und der Autoren

Dieses Buch dient ausschliesslich der Information über Hypothesen Thesen, Ergebnisse, Methoden, Verfahren, Ansätze, Mittel, Gerätschaften und Personen der Gesundheitsvorsorge und der Selbsthilfe.

Wer die informativ mitgeteilten Hypothesen, Methoden, Ansätze, Verfahren, Aussagen oder Geräte anwendet, tut dieses ausschliesslich in eigener Verantwortung.

Autor und Verlag geben ausschliesslich Informationen weiter; sie beabsichtigen auf keinen Fall, Diagnosen zu stellen, medizinische Ratschläge oder/und therapeutische Empfehlungen zu geben.

Die in diesem Buch beschriebenen Hypothesen, Methoden, Verfahren, Ansätze, Stoffe, Mittel, Geräte und Aussagen von Personen sind nicht als Ersatz für professionellen und kompetenten medizinischen Rat bei gesundheitlichen Beschwerden und Störungen zu verstehen.

Jeder Leser und jede Leserin ist daher für sein/ihr persönliches Handeln und Entscheiden selbst verantwortlich.

Alle Angaben in diesem Buch erfolgen ohne jegliche Gewährleistung oder Garantie seitens der Autoren und des Verlages. Eine Haftung der Autoren bzw. des Verlages und seiner Beauftragten für Personen-, Sach-, Vermögens- oder Gesundheitsschäden ist ausgeschlossen.

Die in diesem Handbuch einschliesslich des Silberlexikons aufgeführten Methoden, Dosierungen, Angaben, Bezeichnungen, Begriffe, Formeln, Tabellen, Abkürzungen, Ableitungen, Wirkungen, Nebenwirkungen, Empfehlungen, Aussagen, Meinungen, Erhebungen, Hypothesen, Thesen, Antithesen, Forschungsergebnisse, Studieninhalte, etc. sind unabhängig von ihrer sachlichen und fachlichen Richtigkeit und ihrem objektiven Wahrheitsgehalt recherchiert worden und spiegeln in ihrer Aussagebedeutung die zum Teil widersprüchlichen Informationen und Auffassungen, die divergierenden Glaubensrichtungen und Dogmen der Befürworter und Gegner der Anwendung von kolloidalem Silber und kolloidalem Silberwasser, und nicht immer die Meinungen der beiden Autoren und des Verlages wider.

Vorwort

Dieses Handbuch mit dem Titel „Kolloidales Silber für Anwender und Heilpraktiker" der beiden bekannten Autoren Arnim und Hammerstein enthält die kompletten Instruktionen, wie Sie als Anwender, Heilkundler oder Heilpraktiker Ihr kolloidales Silber von guter Qualität selber herstellen können.

Dieses Handbuch erspart Ihnen Hunderte von Stunden mühseliger Suche nach fundierten Informationen im weitläufigen Internet und in der umfangreichen Primär- und Sekundärliteratur, die zudem auch noch in verschiedenen Sprachen abgefasst sind.

Im praktischen Teil des Handbuches wird Ihnen erklärt, wie Sie zum Beispiel die Silbergeneratoren zur Selbstherstellung von kolloidalem Silber sicher und effektiv handhaben, wie Sie die Qualität des kolloidalen Silbers und des Silberwassers überprüfen können, wie Sie die Qualität des destillierten Wassers und der Silberelektroden überprüfen und das hergestellte Silberwasser fachgerecht lagern können, wie kolloidales Silberwasser angewendet wird, wie es wirkt und vieles mehr.

In diesem Handbuch finden Sie die neuesten und aktuellsten Informationen über kolloidales Silber, die in der weltweit verbreiteten wissenschaftlichen und populär-wissenschaftlichen Literatur zur Zeit vorliegen.

Der Umfang dieses Handbuchs über kolloidales Silber ist dementsprechend groß; Sie haben mit diesem Buch eines der umfangreichsten, allgemein verständlichen Nachschlagwerke mit der Würdigung und der kritischen Betrachtung von kolloidalem Silber in der Hand, das zur Zeit auf dem Markt ist.

Dieses Handbuch beschreibt und erklärt allgemein verständlich, was kolloidales Silber ist, wie es hergestellt wird, wie es wirkt, wie es angewendet wird, welche Risiken es in sich birgt, ob es giftig ist und eine Reihe von zusätzlichen Informationen, die es bisher über kolloidales Silber in so kompakter und lexikalischer Form nicht gegeben hat.

Im vorliegenden Handbuch: „Kolloidales Silber für Anwender und Heilpraktiker" wird dem interessierten Leser alles an Wissen und Information nahegebracht, was er schon immer über kolloidales Silber wissen wollte und nicht fragen konnte, weil es ein derartig umfangreiches Handbuch über kolloidales Silber mit Anleitung, Ratgeber und Nachschlagewerk und einem Umfang von über 400 Seiten bisher nicht auf dem Markt gab.

Das Handbuch vermittelt alle wissenschaftlichen und populär-wissenschaftlichen Informationen kurz und bündig, klar und allgemein verständlich, präzise, umfassend und vom Leser gut zu verstehen.

Das vorliegende Buch „Kolloidales Silber für Anwender und Heilpraktiker" ist allen interessierten Lesern sehr zu empfehlen.

Einführung

Die Leser dieses Handbuches und Ratgebers über „Kolloidales Silber" erwarten bei der Behandlung des brisanten und interessanten Themas erst einmal Sachlichkeit; auf pathetische, polemische oder populistische Formulierungen und Aussagen haben die Autoren daher verzichtet.

Die inhaltlichen Informationen stehen den Lesern insofern uneingeschränkt und ohne Polemik zur Verfügung.

Die Autoren haben für das vorliegende Buch in allen erreichbaren Quellen intensiv recherchiert.

Die Leser erfahren vor dem Hintergrund der schier unübersehbaren Informationsflut, die sich unter dem Schlagwort „Kolloidales Silber" weltweit namentlich im Internet und in einer Reihe von Veröffentlichungen ergießt, tatsächlich neue und vielleicht nutzbringende Hinweise und Aussagen.

Das vorliegende Handbuch enthält eine Fülle von Fakten, Behauptungen, Erkenntnisse, praktischen Hinweisen, Berichten und Anwendungsbeispielen, aber auch warnende Hinweise über Nebenwirkungen, die sich (nicht nur) aus der exzessiven Anwendung von kolloidalem Silber ergeben könnten.

Die Autoren dieses Buches verstehen sich nicht als „Siegelbewahrer der Silberszene" oder professionelle Hochjubler des in Deutschland noch nicht zugelassenen Heilmittels „kolloidales Silber", sondern als kritische Betrachter der zum Teil unter Anwendung von irrationalen Argumenten geführten Auseinandersetzung zwischen den Befürwortern und den Gegnern der „Alternativen Silbermedizin".

Pro oder Kontra kolloidales Silber? Und: Müsste ein Buch über die „Silbermedizin" nicht vorrangig wissenschaftlich fundiert sein, voll von beweiskräftigen Fakten, exakten Daten und schlüssigen Beweisen?

Oder: Kann ein „populärwissenschaftliches" Buch über die „Silbermedizin" neben den gesammelten Daten und Fakten nicht auch noch eine spannende Story liefern, damit es nicht Gefahr läuft, trocken, langatmig, langweilig oder gar unlesbar zu sein?

Wie steht die nationale und internationale Wissenschaft zum kolloidalen Silber? Gibt es wissenschaftliche, randomisierte klinische Studien über die Erfolge oder Misserfolge bei der Anwendung von „kolloidalem Silber" in der Heilkunde? Was ist mit den viel beschworenen Nebenwirkungen des applizierten Silberwassers?

Wie fügt sich das namentlich in der Selbstmedikation verwendete „kolloidale Silberwasser" in die regulierenden Gesetze und Verordnungen insbesondere in Deutschland, Österreich und der Schweiz ein? Wer darf in diesen Ländern „kolloidales Silber" herstellen und vertreiben?

In diesem Handbuch wird eine seit langer Zeit vergessene Naturmedizin, ein seit Jahrtausenden angewandtes Naturheilverfahren, die „Silbermedizin", beschrieben und kritisch auf den Prüfstand gestellt.

Weltweit schwören Millionen von Menschen auf eine von der Wissenschaft nicht anerkannte und äußerst kritisch beurteilte Selbstheilungsmethode, die von den erkrankten Menschen gegen die vielfältig auftretenden Krankheiten, die Geißeln der Menschheit, eingesetzt und angewendet wird; - oftmals als letztes Mittel, nachdem alle anderen Behandlungsmethoden nichts genutzt haben.

Die Anhänger und Befürworter der „Alternativen Silbermedizin" vertreten überzeugt und unbeirrbar die Auffassung, dass die meisten körperlichen Krankheiten durch humanpathogene Mikroorganismen (Viren, Mikroben, Bakterien, Pilze, Parasiten) verursacht werden und nicht nur mit den konservativen Heilmethoden (Stahl und Strahl) und Medikamenten (Chemie), sondern auch mit „kolloidalem Silberwasser", dem „natürlichen Antibiotikum", geheilt werden können.

Im praktischen Teil des vorliegenden Buches werden daher Methoden und Anwendungen des „kolloidalen Silbers" vorgestellt und die mutmaßliche Wirkungsweise, die Erfolge und Misserfolge und die Nebenwirkungen des in der Selbstmedikation angewandten „kolloidalen Silbers" beschrieben.

Anhand der aufgeführten (zugegeben: subjektiven) Fallbeispiele kann der kritische Leser nachvollziehen, ob und wie das „kolloidale Silber" in der Selbstbehandlung angewendet wurde und ob und wie es gewirkt haben soll.

Die Geschichte der Silbermedizin liest sich so spannend wie ein Medizin-Krimi; die von den Autoren gesammelten und recherchierten Informationen zur Geschichte des Heilmittels „Silber" verdichten sich und leiten über zur Anwendung von kolloidalem Silber in der Neuzeit.

Das vorliegende Buch ist nicht nur spannend zu lesen, sondern enthüllt auch eine Fülle von Informationen, von denen viele Leser noch nie etwas gelesen oder gehört haben.

Die beiden Autoren steuern Interessantes zum Thema „Kolloidales Silber" bei, ohne die Schulmedizin zu verunglimpfen oder die Alternative Medizin zu erhöhen.

Der Leser sollte auch für sich die folgenden Fragen beantworten können:

Ist kolloidales Silber ein zu Unrecht vergessenes Heilmittel der Naturmedizin?

Führt der Einsatz von kolloidalem Silber in der Alternativen Medizin zu Prävention oder/und erfolgreichen Behandlung von körperlichen Störungen der verschiedenen Formenkreise?

Treten bei der Anwendung von kolloidalem Silber Nebenwirkungen auf und wenn ja, welche?

Ist kolloidales Silber ein in vielen Staaten zulassungspflichtiges, jedoch nicht zugelassenes Arzneimittel?

Wer darf denn überhaupt kolloidales Silber und die Silbergeräte herstellen, verschreiben, vertreiben, anpreisen und anwenden?

Die Autoren haben alles getan, um den Inhalt des vorliegenden Fachbuches auf den neuesten Stand der Erkenntnisse zu bringen, und sie hoffen, dass die Behandlung des Themas „Kolloidales Silber in der Alternativen Medizin!" erschöpfend genug gelungen ist.

Das Buch erhebt den Anspruch, wegbereitend und Pflichtlektüre für jene zu sein, die sich mit kolloidalem Silber, der Herstellung, dem Vertrieb und der Anwendung beschäftigen. Es soll die schier unübersehbare, überbordende und sich häufig widersprechende Berichterstattung in Internet, Printmedien und kommerziellen Publikationen ein wenig eindämmen und auf das Wesentliche konzentrieren.

Es soll weiterhin die wesentlichen Fakten beleuchten und für den normalen Leser transparent machen, was den beiden Autoren bereits mit dem Fachbuch: „Das Kaali-Patent! Sieg über Krebs und Aids?" gelungen ist.

Nicht alles, was dem Heilmittel „Kolloidales Silber" an Heilungen und Wunderwirkungen zugeschrieben wird, trifft auch objektiv zu und ist gut für die Anwender, die sich vielleicht eine wundersame Heilung von ihrer hartnäckigen Leiden erhoffen.

Die Autoren Arnim und Hammerstein sind weder Mediziner noch Heilpraktiker; sie sind Nichtmediziner und nehmen für sich in Anspruch, als betroffene und selbstkritische Anwender von alternativen Heilmethoden und als zur Neutralität verpflichtete Rechercheure die Leser dieses Buches in kompetenter Weise mit objektiven Informationen zu versorgen.

Das vorliegende Hand- und Fachbuch soll für den normal gebildeten Leser ohne medizinische Kenntnisse eine verständlich zu erfassende Informationsquelle sein. Aus diesem Grunde haben die beiden Autoren in dieses Handbuch einen umfangreichen lexikalischen Teil als Nachschlagewerk für den interessierten Leser und Anwender eingefügt.

Die beiden Autoren verwendeten im Rahmen ihrer Recherchen und Selbstversuche einige Geräte und Unterlagen der Firma INDIGO NATURPRODUKTE aus 15749 Mittenwalde, nachdem sich keine andere Firma bereit gefunden hatte, Geräte zur Verfügung zu stellen.

Das Comeback der Silbermedizin

Mythos „Kolloidales Silber":

Ist es das „Wundermittel" der Alternativen Medizin? Ist es wirklich der „Zaubertrank" des 21. Jahrhunderts? Ist es das „zweite Immunsystem" des menschlichen Körpers? Ist es die lange Zeit unterdrückte „Wundermedizin" gegen 650 Krankheiten und krankhafte Störungen?

Oder ist – wie die Ärzte der Schulmedizin es als gefahrvolles Menetekel an die Wand malen - die „Quacksalberei" auf dem Vormarsch?

Eines ist unstrittig: Etwa um das Jahr 1970 beginnt in den USA die Renaissance des kolloidalen Silbers. Der Geburtshelfer Dr. Larry Ford weist als seit vielen Jahrzehnten erster Wissenschaftler auf den heilsamen Einsatz des kolloidalen Silbers in der Frauenheilkunde und Geburtshilfe hin.

Der Arzt Dr. Carl Moyer und der Biochemiker Dr. Harry Margraf, Forscher der medizinischen Fakultät (Chirurgie) der Universität von Washington, entwickeln um 1973 ein Programm zur Reduzierung der gefürchteten Sepsis bei Patienten vor, während und nach Operationen.

Die beiden Forscher durchsuchen intensiv die einschlägige historische Literatur, um Hinweise auf wirksame und kostengünstige Prophylaxemethoden gegen das Auftreten von Infektionen zu finden. Sie werden in medizinischen Journalen der Jahrhundertwende (1900) fündig und entwickeln eine antiseptische Methode, um mit nicht-toxischem kolloidalen Silber als Ersatz für die immer wirkungsloser werdenden Antibiotika großflächige Operationsareale abzudecken.

Dr. Mayer und Dr. Margraf sind die Initiatoren bei der Wiederentdeckung des kolloidalen Silbers in der Medizin, und sie leiten damit die Renaissance des Heilmittels „Silber" ein. Die Gruppe der Ärzte um Dr. Carl Moyer erkennt in den frühen Siebzigern des 20. Jahrhunderts, dass kolloidales Silber nicht nur universell anwendbar ist, sondern in ausreichenden Ressourcen rund um den Erdball zur Verfügung steht.

In einem Artikel in „Science Digest" im März 1974 beschreibt der Autor Jim Powell in einem Artikel mit der Überschrift: „Our Mightest Germ Fighter!" das Ersatz-Antibiotikum „Kolloidales Silber" als neue Waffe gegen Mikroorganismen. Powell schreibt, das kolloidale Silber wirke im Gegensatz zu den herkömmlichen Antibiotika nicht nur gegen ein halbes Dutzend, sondern gegen Hunderte von verschiedenen Mikroorganismen, die Krankheiten erzeugten.

Im Jahre 1978 erscheint in einem amerikanischen Magazin, dem „Science Digest", ein warnender Artikel über die zunehmende Resistenz der Antibiotika, wobei der Autor auf das kolloidale Silber als nichttoxische altbewährte „Wunderwaffe" gegen ca. 650 bekannte Bakterien hinweist.

Zuerst zögernd, dann in immer rascherer Folge, wenden Krankenhäuser und Kliniken in den USA und Kanada mit kolloidalem Silber präparierte Lösungen an, um die gefürchtete Legionärs-Krankheit zu verhindern, die in der Vergangenheit durch die bakterielle Verseuchung der Wassertanks in den Kliniken zahlreiche Opfer gefordert hatte.

Die kanadische Regierung veröffentlicht 1986 prophylaktisch einen warnenden Bericht über die offenkundig auftretenden Nebenwirkungen in der Silberanwendung; sie weist auf das gefürchtete „Argyria"-Phänomen hin, eine Grauverfärbung der Haut, die mit Silberablagerungen in den menschlichen Organen einhergeht. Doch diese Warnung unterbricht nicht den Siegeszug des kolloidalen Silbers; der Forscher Dr. M. Paul Farber bringt 1995 ein vielbeachtetes Fachbuch heraus mit dem Titel: „The Micro Silver Bullet!"

Nachdem dann das kanadische Umweltministerium den Report „Über die Wirkung von Silber auf Mikroben" herausgibt, greift auch die NASA die „neuerfundene" Silbertechnologie auf, um das Silber zur antibakteriellen Behandlung der Wasserversorgung in den Raumschiffen einzusetzen.

Augenscheinlich scheint der Bann, der 1910 mit dem Flexner-Report auch über das Silber als Heilmittel verhängt worden war, gebrochen. Nunmehr schließt sich der Kreis, und das Silber rückt in den Fokus der alternativen Wissenschaftler.

Einer der Vordenker der Bioelektrischen Medizin, der Forscher Dr. Robert C. Beck, entwickelt in den 90er Jahren des 20. Jahrhunderts eine ganzheitliche vierstufige Therapie, die er die „Beck Protokolle" nennt. Dr. Beck erfindet einige wichtige Geräte wie den „Beck Zapper" zur Blutelektrifizierung, den „Silver Water Generator" zur Herstellung von kolloidalem Silberwasser, den „Magnet Pulser" für die begleitende Magnettherapie und nicht zuletzt den „Ozon Water Generator" zur Herstellung von ozonisiertem Wasser.

Ein anderer Forscher, der amerikanische Arzt Robert O. Becker, findet nach eigenen Angaben in In vitro-Experimenten heraus, dass der Durchfluss einer positiven elektrischen Ladung durch eine Silberelektrode die Zellteilung von Krebszellen verringert und im günstigsten Fall Einhalt gebietet.

Dr. Becker schließt daraus, dass dieses Phänomen auf den Effekt der freigesetzten Silber-Ionen zurückzuführen sei. In der Niederschrift seines Experiments vermerkt Dr. Robert O. Becker, dass der Nachweis der De-Differenzierung von Krebszellen gelungen sei, nachdem er in die mit Krebszellen gefüllte Petri-Schale Silberelektroden angeschlossen und einen positiven Strom durch die pathogenen Zellen gesandt hatte.

Die nun freigesetzten Silberionen – so Dr. Robert O. Becker – wandeln die Krebszellen in der Petri-Schale offenkundig in primitive Zellen um und setzen einen Prozess der De-Differenzierung in den Organzellen in Gang.

Unabhängig von diesen und anderen Forschungen auf dem Gebiet der Silberanwendung in der Medizin werden seit einigen Jahren innovative Entwicklungen gemacht.

So wird silberbeschichtetes Verbandsmaterial in der Wundheilung eingesetzt, weil es schmerzstillende und regenerierende Wirkung haben soll.

Aus China kommt therapeutisch eingesetzte Unterwäsche mit eingewirkten Silberfäden, die insbesondere auf Erkrankungen des dermatologischen Formenkreises heilsam einwirken sollen.

Weiterhin soll kolloidales Silber – oral eingenommen in silberversetztem Wasser – im menschlichen Körper als „2. Immunsystem" wirken.

Die positiv geladenen Silberpartikel sollen – so die Biomediziner - ein bestimmtes Enzym der krankmachenden Mikroorganismen blockieren und dadurch opportunistische Infektionen (durch krankmachende Keime, die nur unter bestimmten Bedingungen pathogen werden) verhindern.

Auch soll die Behandlung mit Silberkolloid zu einer relativ nachhaltigen Befreiung von humanpathogenen Keimen im menschlichen Körper führen, ohne dass gravierende Nebenwirkungen oder Resistenzbildungen auftreten.

Die FDA (Food and Drug Administration), die amerikanische Gesundheitsbehörde, bescheinigt den Herstellern von kolloidalem Silber in einem Erlass aus dem Jahre 1991, dass kolloidales Silber als diätisches Nahrungsergänzungsmittel hergestellt, beworben und vertrieben werden darf, wenn das Reinheitsgebot aus dem Jahre 1938 eingehalten wird.

Weiterhin wird bescheinigt, dass es dann keines weiteren Nachweises der Wirksamkeit für das nach dem amerikanischen Reinheitsgebot hergestellte kolloidale Silber bedarf. Dieser Erlass des FDA, (der so genannte Pre-1938 drug), galt und gilt für alle Medikamente, Heilmittel, diätische Nahrungsergänzungsmittel, (darunter eben auch für das kolloidale Silber).

Die Rechtslage in Deutschland in der Schweiz, in Österreich und in der EU lässt sich mit der US-Rechtslage nicht so ohne weiteres vergleichen.

Was sagt also die EU zum Silber? Name: Silber (Ag), E-Nummer: 174, Klassenname: Farbstoff, Eigenschaften: silbergraues Edelmetall, das wegen seines hohen Preises nur selten zur Färbung von Lebensmitteln eingesetzt wird.

Zulassung: Silber ist für bestimmte Lebensmittel zugelassen, ohne Höchstmengenbeschränkung, das so genannte quantum satis. Verwendung: zugelassen für Überzüge von Süsswaren und zur Verzierung von Pralinen, Likören und auch zur Entkeimung von Trinkwasser.

Sicherheit: Als ein nur in geringen Mengen aufgenommener Lebensmittelzusatzstoff gilt Silber als unbedenklich.

Aufgrund dieser Angaben hat ein Hamburger Heilpraktiker einen Likör entwickelt, der mit kolloidalem Silber haltbar gemacht wird. Rein rechtlich steht er damit auf der sicheren Seite, sofern die Vorschriften der Zusatzstoff-Zulassungs-Verordnung (ZZulV) befolgt werden, wobei Silberverbindungen als Zusatzstoff bei der Herstellung von Lebensmitteln nicht erlaubt sind. Die Wirkung dieses Likörs wird derzeit noch erprobt. Nähere Informationen folgen.

Silberhaltige Mittel finden eine Verwendung bei der Desinfektion, der Haltbarmachung von Lebensmitteln, bei der Infektionsprophylaxe, zur Behandlung überschiessender Wundgranulation und zur Gonorrhoeprophylaxe bei Neugeborenen.

Kolloidales Silber ist derzeit in Deutschland nicht im Katalog der zugelassenen Nahrungsergänzungsmittel aufgeführt und somit rein rechtlich kein Nahrungsergänzungsmittel und darf auch nicht als solches verkauft werden.

Fest steht jedoch: Kolloidales Silber ist nach deutschem Recht ein zulassungspflichtiges Medikament und daher müssen die Hersteller, die kolloidales Silber kommerziell und zu Heilzwecken an Menschen und Tieren produzieren, verkaufen, bewerben oder einsetzen wollen, eine staatliche Zulassung nachweisen.

Auf diese Problematik gehen wir im Verlaufe dieses Handbuches in Teil IV, Kapitel IV/3 ff. noch näher ein.

Gesichert ist: Die Menschen nehmen Silber durch die Nahrung auf, zum Beispiel durch Pilzgerichte oder Fisch. Dieses Silber liegt allerdings in elementarer Form vor und nicht als kolloidales Silber und auch nicht in Form von Silberionen. Das ist auch der Grund, warum sich die seit Jahrzehnten von Forschern, Wissenschaftlern, Ärzten und Heilpraktikern viel zitierte Wirkung nicht voll entfalten kann.

Die wichtigsten Körperflüssigkeiten (Blut und Lymphe) sind nämlich selbst Kolloide und erst dadurch ergeben sich die vielfältigen Anwendungsmöglichkeiten des kolloidalen Silbers.

Die deutsche Trinkwasseraufbereitungsverordnung führt Silberpräparate explizit als Konservierungsmittel für Trinkwasser an. Grundlage für die Anwendung von Silber im Trinkwasser ist die Trinkwasserverordnung, hier die TWVo Anlage 3, §5 Abs. 1 u. 2, die den Silbergehalt im Trinkwasser mit 0,08mg/l oder 0,7mmol/m³ festlegt.

Die US-EPA (1985) berechnet einen „acceptable daily intake" (ADI) von 350 µg (Mikrogramm) pro Tag für einen Erwachsenen mit einem bestimmten Körpergewicht.

Kolloidales Silber als Heilmittel scheint einige verblüffende Eigenschaften zu haben; so berichten Menschen, die kolloidales Silber in Selbstbehandlung an sich ausprobiert haben, über die heilende Wirkung und den Rückgang ihrer Beschwerden.

Natürlich sind diese Fallberichte (Fallgeschichten) mit Skepsis und Vorsicht zu betrachten, weil die Heilung von einer Krankheit ein rein subjektiver Vorgang ist und vom Träger dieser Krankheit auch psychisch signifikant beeinflusst werden kann und subjektiv empfunden wird.

An anderer Stelle dieses Handbuches berichten wir eingehend über Krankheit, Heilung und Fallgeschichten und über die Erfahrungen, die mit „kolloidalem Silber" gemacht wurden.

Kolloidales Silber hat – so die Befürworter – viele gute Eigenschaften, auf die man in der Alternativer Medizin nicht verzichten sollte. Kolloidales Silber hat – so die Befürworter – als „natürliches Heilmittel" folgende Einsatzmöglichkeiten und Breitbandwirkungen:

- Als Bakterizid (mit bakterizider Wirkung).

- Als Bakteriostatikum (mit keimabtötender Wirkung).

- Als Antibiotikum (mit antibakterieller Wirkung).

- Als Antimikrobiotikum (mit antimikrobieller Wirkung).

- Als Antiseptikum (mit antiseptischer Wirkung).

- Als Antimykotikum (mit pilzabtötender Wirkung).

Die Befürworter von kolloidalem Silber verbreiten die These, dass nur kolloidales Silber als so genanntes „true colloidal silver", also als das „wahre kolloidale Silber", nicht toxisch sei und führen zum Beweis zahlreiche Zeitdokumente aus den vergangenen 100 Jahren an.

Im Lager der kS-Befürworter wird die Auffassung vertreten, dass „true colloidal silver" nicht giftig sei, sondern nur die „alten" Silberpräparate aus der Zeit zwischen 1900 – 1970, die nicht aus kolloidalem Silber, sondern aus dem toxischen Silberprotein oder/und den Silbersalzen hergestellt worden seien.

Weiterhin wird die Überzeugung vertreten, dass alle erhobenen Daten, die von toxischen Eigenschaften der Silberpräparate ausgegangen sind, sich ausschliesslich auf Silberprotein- und Silbersalzprodukte bezögen mit ihren bis zu 30 % Silberanteilen und nicht auf das ungiftige, durch Elektrolyse hergestellte kolloidale Silber.

Kolloidales Silber, Silbersalze und Silberproteine – so die Verteidiger des kolloidalen Silbers – könnten schon aufgrund ihrer verschiedenen Silbergehalte niemals die gleiche Wirkung erzeugen und niemals die gleiche Toxizität besitzen.

Geradezu beschwörend verbreiten die Befürworter des kolloidalen Silbers die These, dass es in der gesamten schulmedizinischen Literatur und der Alternativen Medizin keinen prüfbaren Hinweis dafür gäbe, dass der Konsum von kolloidalem Silber in den bekannten niedrigen Konzentrationen und Dosierungen zu einem einzigen Fall von Argyrie geführt habe. Kolloidales Silber sei sicher, wirksam und ohne Nebenwirkungen, so die Befürworter von kS.

Die Gegner des kolloidalen Silbers wiederum führen als Gegenargument die These an, dass bestimmte Dosierungen von kolloidalem Silber sehr wohl dazu führen könnten, dass der Anwender an einer Argyrie erkrankt, weil nämlich die von verschiedenen offiziellen Organisationen und Instituten (FDA, EPA, WHO etc.) empfohlenen täglichen Maximaldosen von kolloidalem Silber von 5 Mikrogramm pro Kilogramm Körpergewicht - über einen längen Zeitraum täglich genommen – viel zu hoch seien, um als unschädlich zu gelten.

Wer hat denn nun Recht? Im hitzigen Disput über das Für und Wider und das Pro und Kontra zum kolloidalen Silber entstehen viele brennende Fragen.

Anmerkung: Siehe auch die detaillierten Ausführungen und Hinweise in Teil IV, Kapitel IV/3-IV/6. dieses Handbuches.

Die Historie der Silbermedizin

Das Edelmetall „Silber" wird als Heilmittel seit vielen Jahrtausenden eingesetzt, denn die heilenden Eigenschaften des Silbers waren den Menschen seit Anbeginn bekannt.

Das edle graue Metall hat viele Eigenschaften, einige davon werden im Verlaufe dieser Abhandlung eingehend beschrieben.

Um 2850 v. Chr.

Mesopotamische Ärzte, Chirurgen und Internisten, entwickeln medizinische Praktiken, die in schwierige Operationen an Gliedern und Schädeln münden. Die Ärzte verfassen Rezepte, bereiten Medikamente, wobei sie aus dem Reich der Pflanzen und Mineralien schöpfen und Silber in vielfältiger Form verschreiben.

Um 2670 v. Chr.

Die wohl älteste belegbare medizinische Handschrift, ein verschollenes ägyptisches Papyrus, enthält eine Sammlung von ärztlichen Rezepten aus dem so genannten „Alten Reich" der Ägypter. Diese Rezepte werden über tausend Jahre später im „Papyrus Ebers" wieder aufgeführt.

Um 2160 v. Chr.

Eine weitere verschollene medizinische Handschrift, ein ägyptisches Papyrus, enthält eine andere Sammlung von ärztlichen Rezepten aus dem so genannten „Alten Reich" der Ägypter. Diese Rezepte werden über tausend Jahre später im „Papyrus Ebers" wieder aufgeführt.

Um 2100 v. Chr.

Eine erhaltene mesopotamische Keilschrifttafel enthält den „Codex Hammurabi", eine Reihe von detailliert beschriebenen chirurgischen und internistischen Behandlungsmethoden und Rezepte, wobei auch Hinweise auf den Einsatz von Silber gefunden werden.

Um 2000 v. Chr.

Eine Reihe von weiteren erhaltenen mesopotamischen Keilschrifttafeln bildet ein medizinisches Nachschlagewerk, eine Art Kompendium, das so genannte „Sakikku", welches auf 3000 Keilschriftzeilen diverse Krankheitssymptome, Ursachen, Verläufe und Behandlungen der Krankheiten aufführt.

Um 1850 v. Chr.

Die älteste, erhaltene medizinische Handschrift, das ägyptische „Kahun-Papyrus", enthält eine Sammlung von gynäkologischen Vorgehens- und Behandlungstechniken. Die Handschrift ist textlich und inhaltlich und unter Verwendung einer medizinischen Nomenklatur in Kapitel gegliedert, die Symptome, Diagnose, Verdikt, Behandlung und Glossar beschreiben. Die Ägypter, in der Naturheilkunde sehr bewandert, stellten feine Blattsilberpapyri her und wickelten diese „Silberverbände" um die offenen Wunden, um Infektionen zu verhindern.

Um 1550 v. Chr.

Eine der ältesten, erhaltenen medizinischen Handschriften, das ägyptische „Papyrus Ebers", enthält eine Sammlung von etwa 870 ärztlichen Rezepten. Diese als „Traktat" bezeichnete Handschrift ist offenkundig eine Sammlung von Zusammenfassungen aus vielen Jahrhunderten, den so genannten „rezeptionellen Exzerpten", und enthält unter anderem auch fundierte ärztliche Hinweise auf die Anwendung von Silberpräparaten in Pulverform.

Um 1500 v. Chr.

Eine weitere alte und erhaltene medizinische Handschrift, das ägyptische „Papyrus Edwin Smith", enthält eine Sammlung von chirurgischen Operationstechniken und Hinweisen auf den Einsatz von Silber in der Chirurgie.

1400-1200 v. Chr.

Die Hetiter sind – ähnlich wie die Assyrer und die Babylonier – mit der Medizin überraschend gut vertraut. In zahllosen Keilschrifttafeln legen sie Behandlungsmethoden und Krankheiten nieder, darunter auch Hinweise auf die Silbertherapie in Pulverform.

Um 1000 v. Chr.

Viele erhaltene mesopotamische Keilschrifttafeln enthalten eine Reihe von chirurgischen und internistischen Behandlungsmethoden und Rezepten. Auch sind Listen mit Krankheiten und Heilpflanzen und Rezepturen von Arzneien und Hinweise auf die Anwendung erhalten, wobei auch Hinweise auf den Einsatz von Silber gefunden werden.

765-702 v. Chr.

In den arabischen Universitäten und Medizinschulen werden Behandlungsberichte mit genauen Angaben über den medizinischen Gebrauch von Silber veröffentlicht

600 v. Chr.

Eine weitere alte und erhaltene medizinische Handschrift, das ägyptische „Brooklyner Schlangenbuch", enthält eine Sammlung von internistischen Rezepten und Hinweisen auf den Einsatz von Giften in der Heilkunde.

Um 480 v. Chr.

In Griechenland beginnt man, die Ursachen von Erkrankungen und die Wirkung der vorhandenen Heilmittel zu untersuchen und nachzuweisen. Bereits Pythagoras hat mit seinen Studien den Grundstein für die sich ausbreitende „griechische Medizinschule" gelegt. Alkmaion von Kroton, sein Schüler, und der Arzt Hippokrates, der sich gezielt mit der Heilkunde beschäftigt, sowie der Arzt Herodikos von Selymbria, der Physis und Psyche erfasst, entwickelten die griechische Heilkunst und die Medizintheorie fort.

460 v. Chr.

Herodot, ein griechischer Historiker, reist in das Land Ägypten, um dort von den weit fortgeschrittenen Medizinkenntnissen zu profitieren. Ägypten war – so Herodot – ein Land voller Ärzte.

450 v. Chr.

In den griechischen Städten Kos und Knidos etablieren sich medizinische Schulen, in denen das Heilen „einfacher Krankheiten" gelehrt wird. Grundlage der Ausbildung sind die Lehren des Arztes Asklepos, der profundes Wissen über die Chirurgie und die Heilkunde hat und dosierte Medikamente als Gifte oder Heilmittel, darunter auch das Silber in gemahlener Form, gegen vielerlei Gebrechen anwendet.

100 v. Chr.

Die wissenschaftliche Medizin kommt mit dem Arzt Asklepiades von Bithynien nach Rom, wo sein Schüler Themison von Laodikeia die erste römische Ärzteschule der Methodiker gründet.

69 n. Chr.

Die Römer bewahren nachweislich Flüssigkeiten, die dem Verzehr und der Ernährung dienten, in silberbeschichteten Metallbehältern auf, um die flüssigen Nahrungsmittel frisch zu halten. Der Medizinhistoriker Plinius, der Ältere, beschreibt in seinem Werk „Pharmacopoeia" (Das grosse Buch der Gesundheit) die Anwendung von Silber in Pharmakologie und Medizin.

200 n. Chr.

Im römischen Kaiserreich praktizieren bereits spezialisierte Ärzte mit fundierter römischer Tradition, die Silber in den verschiedensten Zubereitungen anwenden.

280 n. Chr.

Der römische Arzt Galenos kannte bereits über 150 Operationsverfahren und legt mit seinen medizintheoretischen Abhandlungen den Grundstein für die heutige Medizin.

702 -765 n. Chr.

Arabische Heilkundige dokumentieren die Anwendung von Silber in der Medizin.

800 n. Chr.

Das „Syrische Medizinbuch" erscheint unter Verwendung der griechischen Medizintexte aus den Jahrhunderten davor.

Um 900 n. Chr.

Von den keltischen Druiden ist bekannt, dass sie ihre metallenen Gefässe innen mit einer dünnen Silberschicht überzogen, um die trinkbaren Flüssigkeiten haltbar und relativ keimfrei zu machen.

975 n. Chr.

Der arabische Arzt Heilkundige Gabir Ibn Haiyan as-Sufi beschreibt in einem bahnbrechenden Werk die Eigenschaften, die Bedeutung und die Anwendung von Silber in der Heilkunde und beruft sich dabei auf die vorliegenden Niederschriften der Ägypter, Griechen, Römer und Araber. Der arabische Gelehrte beschreibt die Anwendung von Silbernitrat in der Heilkunde.

Um 1020 n. Chr.

Der arabische Arzt, Philosoph und Gelehrte Avicenna behandelt seine Patienten mit Silberpräparaten und stößt bei den Langzeitanwendungen erstmals auf das Phänomen der Argyrie.

Um 1100 n. Chr.

Die chinesischen Heilkundler setzen Silber in der Medizin ein zum Schutz gegen Mikroben und Bakterien. Das Silber dient als Medikament gegen fast alle Infektionen und Entzündungen.

Um 1150 n. Chr.

Hildegard von Bingen, eine Universalgelehrte, (1098-1179), beschreibt die Wirkung von Gold- und Silberessenzen und Silberamalgam im 9. Buch ihrer „Physica – De Generatione Metallorum"; speziell im Kapitel „De Argento" beschreibt sie das Silber als kalt und scharf.

Um 1200 n. Chr.

Die Trosse der Fürsten, Kaiser, Könige und Edelleute befördern auf den Reisen durch die mittelalterlichen Länder die verderblichen Lebensmittel in silbernen Behältern, wenn die Lehen in den Pfalzen besucht und kontrolliert werden.

Das Essen des Adels wird auf silbernen Platten serviert, mit silbernem Geschirr und Gerät gegessen und aus Silberbechern getrunken.

Angeblich sind die bläulichen Verfärbungen der blaublütigen Adligen und auch das bläulich verfärbte Blut darauf zurückzuführen, dass die edlen Herren und Damen und natürlich auch die Kinder beim Essen mit Silberbestecken ständig winzige Spuren von Silber zu sich nahmen.

Um 1250 n. Chr.

Konrad von Meyenburg, (auch Konrad von Megenberg genannt) ein Universalgelehrter, beschreibt in seinem „Buch der Natur" die Wirkung von Gold- und Silberessenzen und Silberamalgam.

Um 1520 n. Chr.

Paracelsus, (1493-1541) ein Universalgelehrter und Arzt, beschreibt in seinen Veröffentlichungen die Wirkung von Gold- und Silberessenzen und Silberamalgam und prägt den Terminus „Argentum potabile" für eine von ihm entwickelte Silberessenz, die er zu Heilzwecken anwendet.

Um 1620 n. Chr.

Alchimisten und Heilkundler führen das „Aurum potabile" (Goldessenz) und das „Argentum potabile" (Silberessenz) in die Heilkunde ein und scheinen damit – wegen des vorherrschenden Aberglaubens – auch bemerkenswerte Wirkung erzielt zu haben.

Um 1630 n. Chr.

Der Soldateska des Mittelalters wird von den Feldscheren, den Militärärzten, befohlen, vor Beginn der Schlacht eine Silbermünze zu verschlucken, um Infektionen von Wunden vorzubeugen.

1744 n. Chr.

Der französische Chemiker und Alchimist Pierre Joseph Maques stellt die These über die kolloidale Form von Gold in einer Dispersion auf.

1798 n. Chr.

Der Begründer der klassischen Homöopathie, Samuel Hahnemann, führt Silber als „Argentum foliatum" (Blättchensilber) und als Silbernitrat in seinem „Apothekerlexikon" als Heilmittel auf.

Um 1800 n. Chr.

Die Ärzte wenden das Heilmittel Silbernitrat bei schweren Erkrankungen (Entzündungen, Infektionen, Hautkrankheiten u. a.) an.

Um 1810 n. Chr.

Über viele Generationen wussten die Siedler und Pioniere, die den Westen der USA und den Out Back von Australien besiedelten und oft monatelange Trecks unternahmen, wie sie sich vor den gefürchteten Infektionskrankheiten schützen konnten.

Sie deponierten Silbersachen (meistens Geschirr oder große Silbermünzen) in den Fässern mit Trinkwasser, um die Verseuchung mit Bakterien und Keimen zu verhindern.

Über viele Jahrhunderte legten die Feldschere (die Feldchirurgen) den Verwundeten dünne Silberdrähte in die offenen Wunden, um die Heilung zu beschleunigen und Infektionen zu verhindern.

Vom Mittelalter bis in die Neuzeit legten die europäischen Bauern Silbermünzen in die Milchbehälter, um das Sauerwerden und damit das Verderben der Milch zu verzögern.

Seit altersher wird bei Verbrennungen eine Silbermünze auf die verbrannte Haut gelegt, die nach den Angaben in alten Heilbüchern die Schmerzen fast sofort lindert.

Unsere Altvorderen wussten schon lange, dass Silber Schmerzen lindert und die Heilung von Wunden beschleunigt.

Die Wundärzte wussten schon im frühen Mittelalter, dass Silber das Knochenwachstum fördert und die Heilung von verletztem Gewebe beschleunigt.

Die Chirurgen griffen auf diese Eigenschaften des Silbers zurück, wenn sie bei Schädeloperationen das operativ entfernte oder durch Verwundung beschädigte Schädeldach, die Schädelkalotte, mit einer massgefertigten Silberplatte verschlossen.

1812

Der englische Arzt Dr. John Birch wendet in einem Londoner Spital Elektrizität in der Medizin an, um das Zellwachstum bei Knochenbrüchen anzuregen. Dr. Birch verwendete eine der damals aufkommenden Elektrisiermaschinen.

1820

Der Begründer der klassischen Homöopathie, Samuel Hahnemann, führt Silber als „Argentum metallicum" in kolliodaler Verreibung in die medizinische Therapie ein.

1830

Der schottische Botaniker Robert Brown ersinnt die Theorie der Molekularbewegung in Flüssigkeiten und Kolloiden.

1843

Der Universalforscher und Chemiker Selmi beginnt als erster Wissenschaftler, kolloide Metalle systematisch und empirisch zu erforschen.

1856

Der Universalforscher und Chemiker Selmi erweitert seine empirischen Untersuchungen und Feldversuche auf das kolloidale Gold.

1857

Einige Jahre später beschäftigt sich der Forscher Michael Faraday (1791-1867) mit der Grundlagenforschung über das Verhalten von Edelmetallen; er prägt den Begriff „kolloidales Gold".

1861

Der Forscher Dr. Thomas Graham (1805-1869) prägt im Jahre 1861 die Begriffe „Kolloid und Kristalloid"; er wählt einen Begriff aus dem Griechischen „Kolla = Stoff zum Kleben", macht Grundlagenforschung und verfasst eine Studie über das Aggregationsverhalten kolloider und kristalloider Stoffe.

1869

Dann tritt der Forscher Gustave Ravelin auf dem Plan. Er veröffentlicht eine Studie über die antimikrobielle Wirksamkeit von Silber gegen Mikroben in sehr niedrigen Dosierungen.

Um 1880

Als die chemische Industrie im 19. Jahrhundert die Forschungen intensiviert und Heerscharen von Chemikern beschäftigt, legen diese immer eine Silbermünze in die Petrischalen, um diese so zu sterilisieren.

Im 19. Jahrhundert wird das so genannte „Silbernitrat" wieder erfunden, welches von den Ärzten in die offenen Wunden der Patienten gestreut wird, um Infektionen zu verhindern; zusätzlich wird es den Patienten in Wasser aufgelöst zum Trinken gegeben.

1881

Ab dem Jahr 1881 führt der deutsche Geburtshelfer Dr. Carl Sigmund Franz Crede (1819-1892) die Applikation von Silbernitrat bei Neugeborenen ein, um eine gefürchtete Augenkrankheit (Augentripper) zu verhindern. Bis zu diesem Zeitpunkt ist die Erblindungsrate bei Neugeborenen durch die bakterielle Krankheit, die Bindehautentzündung, extrem hoch.

1893

Der Forscher Carl von Nägeli (1871-1938) stellt die ersten wissenschaftlichen Regeln über die wirksamste Konzentration von Silberionen auf. Er beschreibt die Eigenschaft des Silbers mit dem Terminus „oligodynamisch", was meint: „Wenig aktiv sein". Von Nägeli findet zudem heraus, dass schon 0,0000001 % Silberionen ausreichen um einen im Frischwasser befindliche Keim, den „Spirogyra", abzutöten.

1893

Auf der Basis der Arbeiten von Carl von Nägeli erforschen Wissenschaftler den Grund für die Wirksamkeit von Silber bei bestimmten Krankheiten. Sie stellen fest, dass der antibakterielle Effekt, die Wirksamkeit von Silber, im Vorhandensein der Silberionen liegt.

1900

Dr. William Halstead, einer der Nestoren der modernen Chirurgie, setzt erstmals silberdurchtränkte und silberdurchwirkte Verbände in der Wundbehandlung ein. Diese Silberverbände werden bis zum Ende des 2. Weltkriegs im Jahre 1945 weltweit eingesetzt.

1901

Die Forscher U. Hille und Albert Barnes entdecken eine Methode, um ein „wahres" Kolloid zu präparieren. Sie kombinieren ein vegetabiles (pflanzliches) Produkt mit einer Silberzusammensetzung und nennen es „Argyrol", das dann zum Patent angemeldet wird.

1905

Um die Wende zum 20. Jahrhundert erfinden Forscher das so genannte „kolloidale Silber" zur Anwendung in der allgemeinen Medizin, die damals noch nicht in zwei Lager, die konservative Schulmedizin und die alternative Medizin, gespalten ist.

1908

Im „Medical Journal" erscheint 1908 eine Artikelserie, die Auszüge aus einer Studie über die universelle Anwendung von kolloidalem Silber in der Medizin wiedergibt und über den erfolgreichen Einsatz des kolloidalen Silbers bei verschiedenen Krankheiten berichtet.

1910

Im Jahre 1910 findet der Pharmaindustrielle und Forscher Dr. Henry Crookes, ein Pionier in der Erforschung des kolloidalen Silbers, Beweise für die antibakterielle und antimikrobielle Wirkung des kolloidalen Silbers und behauptet, dass kolloidales Silber für Menschen absolut harmlos und nicht giftig sei. Er stellt die Hypothese auf, dass kolloidales Silber bestimmte, von ihm namentlich benannte Bakterien innerhalb von nur 3-4 Minuten und alle anderen humanpathogenen Mikroorganismen innerhalb von 6 Minuten abtötet, wenn die Silberkonzentration 25 Teile per Million (25 ppm) nicht übersteigt.

1911

Der Pharmaindustrielle Dr. Alfred Searle rühmt die bewiesene Heilwirkung des kolloidalen Silbers in der Medizin, weist aber auch auf die Nachteile des kolloidalen Silbers hin, denn eine kolloidale Silberlösung kann nicht patentiert werden und hat als mechanisch hergestelltes Silber zu hohe Herstellungskosten.

1913

Dr. William Stuart Halstead, einer der Nestoren der modernen Chirurgie, beschreibt in einer Studie den Einsatz von silberdurchtränkten und silberdurchwirkten Verbänden in der Wundbehandlung. Diese Silberverbände werden bis zum Ende des 2. Weltkriegs im Jahre 1945 weltweit eingesetzt.

1913

Der amerikanische Arzt und Chirurg Dr. William Stuart Hallstead legt in Operationswunden desinfizierte Silberfolien ein, womit er gute Heilerfolge erzielt.

1914

Das renommierte medizinische Magazin „Lancet" veröffentlich einen bahnbrechenden Artikel über den erfolgreichen Einsatz von kolloidalen Silber.

1915

Der Arzt Dr. P. Leggeroe behandelt Augenerkrankungen bei Erwachsenen durch die Gabe von Silbernitrat und greift auf die Cred´sche Prophylaxe zurück.

1917

Im renommierten englischen Medizinjournal „British Medical Journal" erscheint ein Artikel des englischen Arztes Dr. Mark Howell über den erfolgreichen Einsatz von kolloidalem Silber bei der Behandlung von infektiösen Erkrankungen des Mundes, des Rachens und der Ohren.

1918

Im renommierten englischen Medizinjournal „British Medical Journal" erscheint ein Artikel über den erfolgreichen, intravenös durchgeführten Einsatz von kolloidalem Silber, in dem berichtet wird, dass es durch die Behandlung zu keiner Störung der Nierenfunktion und zu keinen argyrischen Phänomenen gekommen sei.

1919

Der Forscher und Gründer der Searle-Werke, Alfred Searle, verfasst aufgrund seiner profunden Erfahrungen ein viel beachtetes Sachbuch über die industrielle Anwendung von kolloidalem Silber mit dem Titel: „The Use of Colloids in Health and Disease". Alfred Searle weist auf die überraschenden Erfolge des kolloidalen Silber in der Behandlung von Krankheiten hin und führt aus, dass die orale oder subkutane (unter die Haut gespritzte) Anwendung von kolloidalem Silber auf die Parasiten schnell und tödlich wirkt, ohne dass eine toxische Reaktion auftritt und bei den Anwendern zu Schäden führen kann. Das kolloidale Silber sei absolut sicher, so Searle abschließend.

1920

Die oberste amerikanische Medizinalbehörde FDA gewährt dem kolloidalen Silber die Zulassung als Medikament, weil kolloidales Silber als bestes Breitband-Antibiotikum seiner Zeit gilt. In der Zulassung monieren die FDA-Beamten jedoch die sehr hohen kS-Preise, die bei 100-200 Dollar pro Unze liegen und für nicht begüterte Kranke unerschwinglich sind.

1921

Der englische Pharmaindustrielle Henry Crookes produziert silberhaltige Präparate, darunter Collosol Argentum®, Collosol Hydrargyrum®, Collosol Ferrum® und andere.

1924

Das erste elektrokolloidale Silber wird hergestellt und findet als wirksames antimikrobielles Heilmittel weltweit breite Anwendung.

1925

Der Forscher Richard Zsigmondy erhält für die Erforschung der Chemie des Kolloids und seiner Eigenschaften den Nobelpreis.

1928

Ein Schweizer Physiker entwickelt 1928 ein Verfahren, das so genannte „Katadyn"-Verfahren, zur Wasseraufbereitung durch kolloidales Silber; er lässt sich dieses Verfahren patentieren. Der Terminus „Katadyn" entsteht, weil der Erfinder die Termini „Katalytisch" und „oligodynamisch" miteinander kombiniert, so dass ein neuer Begriff entsteht.

Das kolloidale Silber wird im Rahmen von „Silberkuren" von den Ärzten weltweit als antibakterielles Mittel mit grossem Erfolg eingesetzt.

Das so genannte „Silberwasser", ein mit Silber versetzter Trunk aus Wasser und Silberspuren, verhilft den Heilkundigen der beginnenden Moderne zu Erfolgen im Kampf gegen bakterielle Erkrankungen.

1928

Das erste synthetisch hergestellte Antibiotikum kommt auf den Markt und beginnt seinen Siegeszug in der Behandlung von infektiösen Krankheiten. Das kolloidale Silber und andere Silberpräparate werden weiterhin in den Arztpraxen und Krankenhäusern als „natürliches Antibiotikum" eingesetzt.

1935

Der Forscher Dr. Georges Lakhovsky stellt in den 30er Jahren die Hypothese auf, dass sich der bakterizide Effekt der Silberanwendung durch die verschiedenen Mondphasen verändert.

Er weist nach, dass in der Vollmondphase das angewendete Silber die Zahl der Mikroben vermehrt statt sie abzutöten.

Sobald Dr. Lakhovsky jedoch dieses Experiment in der abnehmenden Mondphase durchführt, erfolgt eine signifikante Sterilisierung des silberversetzten Wassers. Die Sterilisierung trifft insbesondere die Streptokokken und die Staphylokokken in der untersuchten Lösung.

1938

Bis zu diesem Jahr erlebt das kolloidale Silber seine Blütezeit als Heilmittel, obwohl schon seit der Erfindung des ersten Antibiotikums im Jahre 1928 das kolloidale Silber als Heilmittel vom Markt und aus den Krankenhäusern mehr und mehr verdrängt wurde.

Die Erfindung und der Siegeszug der während des 2. Weltkrieges von den Alliierten angewandten weiteren Antibiotika, allen voran das „Penicillin", lässt die Anwendung von Silber in der Heilkunde nun total in Vergessenheit geraten.

1938

Die amerikanische Medizinalbehörde FDA gibt Richtlinien über die Herstellung, den Vertrieb und die Anpreisung und Werbung von und für die verschiedenen Heilmittel, darunter auch kolloidales Silber, als so genannten „pre-1938-drug act", heraus.

1939

Die Forscher Dr. Hill und Dr. Pillsbury erstellen eine Liste mit 94 verschieden wirkenden Silberpräparaten und schreiben das Fachbuch „Argyria".

1939

Die AMA (American Medical Association) registriert allein in den USA über 96 silberhaltige medizinische Präparate, die Gefahr laufen, von den synthetisch hergestellten Antibiotika verdrängt zu werden.

1940

Der englische Forscher Dr. Ian Fleming erfand bereits im Jahre 1928 durch Zufall ein hoch wirksames Antibiotikum, das unter dem Namen „Penicillin" auf den Markt kommt und im 2. Weltkrieg unzählige Verwundete der Alliierten vor den Folgen der Sepsis rettet. Die massive medizinische Anwendung der so genannten „Sulfa-Drugs", der synthetisch hergestellten Antibiotika, wird das Silber nun in den nächsten Jahrzehnten total aus der Medizin verdrängen.

Um 1940

Im 2. Kriegsjahr werden in den USA eine Reihe von Silberpräparaten produziert, darunter Albargin®, Argonin®, Argyn®, Argyrol®, Largin®, Lunosol®, Novargan®, Proganol®, Eletragol®, Silvol® und andere.

1949

Der Arzt Dr. Sven Hellström berichtet auf einer Tagung der Southern Medical Association in Cincinnati/Ohio über den wirksamen Einsatz von kolloidalem Silber bei Lyme-Borreliose-Erkrankungen.

1950

Weltweit werden beunruhigende Resistenzen verschiedener Bakterienstämme gegen die synthetisch hergestellten Antibiotika festgestellt, was zu hektischen Neuentwicklungen und der Suche nach wirksameren Antibiotika führt. Das seit vielen Jahrzehnten bewährte natürliche Antibiotikum „Kolloidales Silber" aber ist in Vergessenheit geraten und wird bei der Suche nach anderen Antibiotika nicht berücksichtigt. Das kolloidale Silber wird als anerkannte und seit altersher bewährter Medizin allmählich und doch nachhaltig aus dem Verkehr gezogen.

Um 1953

Auf der Jahresversammlung der „Southern Medical Association" in Cincinnaty/Ohio in den USA berichtet ein gewisser Dr. Sven Hellström über den Einsatz von kolloidalem Silber zur Bekämpfung der „Lyme-Borreliose"-Krankheit und erntet von einem Großteil seiner Standeskollegen Häme und Spott; er lässt sich aber nicht entmutigen, sondern fährt mit seinen Silberforschungen fort.

1955

Die von Dr. William Stuart Halstead im Jahre 1913 erstmals eingesetzten silberdurchtränkten und silberdurchwirkten Verbände für die Wundbehandlung werden aus der Physician's Desk Reference (PDR) genommen. Der Grund liegt in der Übermacht und Überzahl der preiswerteren, synthetisch hergestellten Antibiotika.

36

Um 1960

Weltweit werden erneute und beunruhigende Resistenzen verschiedener Bakterienstämme gegen die synthetisch hergestellte Antibiotika festgestellt, was zu großer Besorgnis bei den Ärzten führt.

Um 1961

Die Wundermedizin der Antike, des Mittelalters und der Neuzeit ist seit vielen Jahren der Vergessenheit anheim gefallen; das Dunkel des Vergessens hat sich viele Jahre über ein traditionelles Volksheilmittel gelegt, bis sich einige mutige Forscher und Naturmediziner des Silbers in kolloidaler Form etwa ab dem Jahr 1961 wieder annehmen.

Der Grund ist: Seit etwa dem Jahr 1950 (und verstärkt seit 1960), verlieren die als Wundermittel gepriesenen Antibiotika (Penicillin, Tetracillin, Isocillin etc.) ihre anti-infektielle Wirkung, weil die zu bekämpfenden Mikroorganismen (Bakterien) allmählich resistent und zu einem grossen Problem werden.

Um 1968

In diesem Jahr werden die ersten wirksamen Silberverbände und Silberpflaster eingeführt, nachdem der Wirkstoff „Silber Sulfadiazin" entwickelt und marktreif wurde.

Um 1973

Am „Veterans Administration Hospital" in der Stadt Syracuse, New York erarbeiten die Ärzte Dr. Robert O. Becker, Dr. Marino, Dr. A. B. Flick und Dr. Spadaro eine klinische Studie über den Einsatz von silberdurchwirkten Verbänden bei der Behandlung von Knocheninfektionen.

Der Arzt Dr. Carl Moyer und der Biochemiker Dr. Harry Margraf, Angestellte der medizinischen Fakultät (Chirurgie) der Universität von Washington, entwickeln um 1973 ein Programm zur Reduzierung der gefürchteten Sepsis bei Patienten vor, während und nach Operationen.

Um 1973

An der „Washington University" in St. Lous, Missouri, erkennt ein Ärzte-team unter der Leitung von Dr. Margraf, die schon fast in Vergessenheit geratene universelle antibakterielle Wirkung von kolloidalem Silber. Es wird nun (mit einer Konzentration von 5 %) nicht nur bei der Behandlung von Brandwunden, sondern auch in anderen Bereichen der Medizin ge-gen viele infektiöse Krankheiten wirksam eingesetzt.

Um 1975

Dr. Charles Fox von der „Columbia University" entdeckt in Zusammen-arbeit mit den „Marion Laboratories" das silberhaltige Mittel „Silvadene" (Silver sulphadiazine) und wendet dieses Mittel erfolgreich bei der Be-handlung von Cholera, Syphilis und Malaria an.

Um 1976

Dr. A. B. Flick und Dr. Robert O. Becker erarbeiten in der Orthopädisch-chirurgischen Abteilung der „University of Vermont" eine Reihe von prak-tischen Anwendungen der von ihnen verbesserten, silberdurchwirkten, antibakteriell wirkenden Wundverbände. Dr. A. B. Flick wird später der Gründer der "Argentum Research Inc".

Um 1976

Der Arzt Dr. Carl Moyer und der Biochemiker Dr. Harry Margraf, Ange-stellte der medizinischen Fakultät (Chirurgie) der Universität von Wa-shington, entwickeln um 1973 ein Programm zur Reduzierung der ge-fürchteten Sepsis bei Patienten vor, während und nach Operationen. Die beiden Forscher testen 22 handelsübliche antiseptische, synthetische Verbindungen in der Behandlung von Brandwunden und ziehen alle Präparate zurück, weil die Erfolge ausbleiben.

1978

Der Journalist Jim Powell veröffentlicht im Magazin „Science Digest" ei-nen fulminanten Artikel mit der Überschrift „Our Mightiest Germ Fighter", der dem kolloidalen Silber endlich einen Wiedereintritt, ein „Come back", in die (alternative) Medizin verschafft.

1983- 1986

Dr. Marino und Dr. Albright führen an der orthopädisch-chirurgischen Klinik der „Lousiana State University" zahlreiche In vivo-Versuche an Patienten mit chronischen Knocheninfektionen durch, in dem sie elektrische Schwachstrom-Potentiale an die Silberverbände legen.

1985

Dr. Alvarez verbessert an der Hautklinik der „University of Miami" die medizinische Wirksamkeit der silberbelegten Wundverbände, in dem er in vielen In vivo-Tierversuchen ein elektrisches Schwachstrompotential an die Wundverbände legt, um die Heilwirkung zu beobachten.

1986

Die kanadische Regierung veröffentlicht 1986 prophylaktisch einen warnenden Bericht über die offenkundig auftretenden Nebenwirkungen in der Silberanwendung; sie weist auf das gefürchtete „Argyria"-Phänomen hin, eine Grauverfärbung der Haut, die mit Silberablagerungen in den menschlichen Organen einhergeht. Doch diese Warnung unterbricht nicht den Siegeszug des kolloidalen Silbers.

1988

Dr. Larry C. Ford forscht an der „School of Medicine's Center for the Health Sciences" und veröffentlicht eine bahnbrechende Studie über die Ergebnisse mehrerer Testreihen, die belegen, dass kolloidales Silber mindestens gegen 10 humanpathogene Mikroorganismen wirkt.

1988

Die UCLA Medical Laboratories testen kolloidales Silberwasser und kommen zu dem Ergebnis, dass die getestete Silberlösung in Konzentrationen von 1 ppm antibakteriell gegen pathogene Keime wirkt.

1989

Dr. Chu und Dr. McManus führen am „Army Surgical Research Center in Fort Sam, Houston, in den Jahren 1989-1996 zahlreiche In vivo-Tierversuche durch, um die Wirkung von elektrisch aktivierten und elektrisch nicht aktivierten Silberverbänden auf den Heilungsverlauf von Brandwunden zu beobachten.

Um 1990

Der biomedizinische Forscher Dr. Robert O. Becker lehrt am „Upstate Medical Center" an der „Syracuse University" und veröffentlicht die beiden aufsehenerregenden Fachbücher „The Body Electric" und „Cross Currents", in denen er beschreibt, dass Silber die knochenformenden Zellen stimuliert und dass Silber die Heilung von erkranktem Gewebe fördert und keimtötend auf alle infektionserzeugenden Bakterien und Pilze wirkt.

1992

Der biomedizinische Forscher Dr. Robert C. Beck entwickelt aufgrund seiner Forschungen seine 3. Erfindung, den „Silbergenerator", und legt damit die Grundlagen für die Produktion seines „kolloidalen Silberwassers", um damit und mit seinem Beck Zapper gegen humanpathogene Mikroorganismen und die von ihnen im Menschen ausgelösten Krankheiten vorzugehen.

1993

Dr. Robert C. Beck verwendet für seinen „Silbergenerator" die Bezeichnung „Plant Growth Stimulator" (Pflanzenwachstumsanreger). Er wählt für das Gerät deshalb den Tarnnamen „Plant Growth Stimulator", weil Behandlungen an Menschen mit nicht zugelassenen elektromedizinischen Geräten in den USA und Kanada verboten sind.

1994

Im Magazin „Newsweek" erscheint ein Artikel mit der Überschrift: „Antibiotics, The End of the Miracle Drugs?", der sich mit der zunehmenden

Aggressivität und Resistenz vieler Bakterienstämme gegen Antibiotika beschäftigt.

1995

Im „Time Magazine" erscheint der beeindruckende Artikel „Revenge of the Killer Microbes", der sich mit der zunehmenden Aggressivität und Resistenz vieler Bakterienstämme gegen Antibiotika beschäftigt.

1995

Der Forscher Dr. M. Paul Farber bringt 1995 ein vielbeachtetes Fachbuch heraus mit dem Titel: „The Micro Silver Bullet".

1996

In über 34 anerkannten und renommierten Medizinzeitschriften erscheinen über 200 Artikel, die auf die zunehmende Resistenz der synthetisch hergestellten Antibiotika hinweisen und auf die Notwendigkeit, zu natürlichen Antibiotika zurückzukehren.

1996

Der Forscher G. Fleming veröffentlicht eine Studie mit dem Titel: „Colloidal Silver: The natural antibiotic".

1997

Der Medizinjournalist F. Courtenay schreibt über das universelle Heilmittel „Kolloidales Silber" ein investigatives Fachbuch mit dem Titel: „The Hidden Truth!", das er in Sydney, Australien, herausgibt. Das Buch enthält – ähnlich wie das vorliegende Handbuch „Kolloidales Silber" - einen bemerkenswerten Überblick über das Silber als Heilmittel, die Anwendung und die klinischen Forschungsarbeiten.

1998

Der biomedizinische Forscher Dr. Robert C. Beck entwickelt seine 9. Erfindung, ein elektromedizinisches Kombigerät aus „Blood Cleaner" und „Silver Generator". Das Gerät erhält die Bezeichnung „Bio Stimulator"/ „Colloidal Silver Maker".

1999

Die oberste amerikanische Medizinalbehörde FDA verhängt einen Bannspruch über kolloidales Silber und silbersalzhaltige Präparate und verbietet den „Über-den-Ladentisch-Verkauf" als Heilmittel. Kolloidales Silber darf nur noch als diätisches Ergänzungsmittel ohne Heilversprechen angeboten und beworben werden, sofern es nach den vor 1938 geltenden Vorschriften, Rezepturen und Indikationsangaben produziert und vertrieben wird. Es dürfen jedoch keine Heilaussagen über das kolloidale Silber getätigt werden.

2000

An der „University of North Texas" werden 2 randomisierte klinische Studien über die Wirksamkeit von kolloidalem Silber bei der Bekämpfung von krankmachenden Pathogenen erarbeitet und der medizinischen Fachwelt vorgelegt.

2000

An der „Brigham Young University" wird eine Studie über den Wirkungsvergleich von kolloidalem Silber und standardisierten Antibiotika erstellt und der medizinischen Fachwelt vorgelegt.

2000

In der Zeitung „Desert News" erscheint ein Artikel von Lois Collins über die Wirksamkeit und den klinischen Einsatz von kolloidalem Silber als ernsthafte Alternative zu den synthetisch hergestellten, seit 1928 in der Medizin angewandten, Antibiotika.

2002

Weltweit sind einige Silberpräparate in Arztpraxen und Kliniken im Einsatz, darunter Silvadine® (Brandsalbe), Silvalon® (Bandage für Brandwunden), Acticoat (Silberauflage für Wunden), Hammazine® (Silbersulfoamid-Creme für Verbrennungen), Silverlon® (Dressing für Wunden), Silverlon® (Katheter für Wunden/Verbände) und andere Präparate, die in homöopathischen Potenzen Silber enthalten. Kolloidales Silber jedoch ist – mindestens in Deutschland – nicht als Heilmittel zugelassen.

2002/2003

An der Universitätsklinik für Chirurgie im AKH Wien setzen die Ärzte im Rahmen einer nanokristallinen Silbertherapie eine Silberauflage mit dem Namen „Acticoat" mit Erfolg bei der Behandlung von septischen Wunden ein. Diese Langzeit-antiseptische nanokristalline Silbertherapie fusst auf den Erfahrungen der letzten 100 Jahre, in denen das schon fast in Vergessenheit geratene Heilmittel „Silber" den Medizinern gegen viele Krankheiten gute Dienste geleistet hatte.

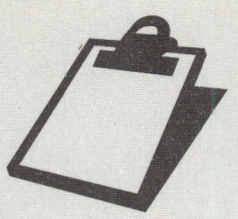

TEIL I

QUICK: DER SCHNELLE KSW-RATGEBER

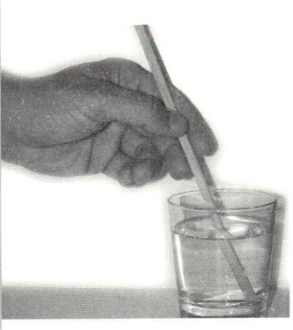

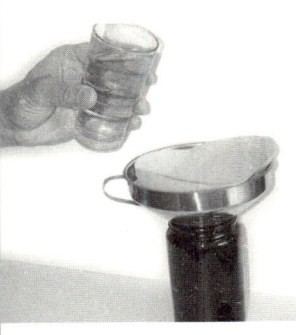

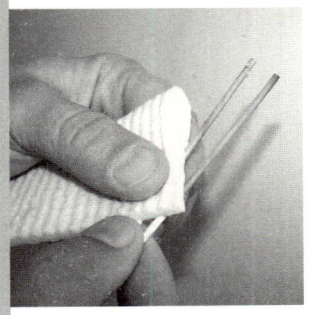

Quick-kSw-Ratgeber:

Kapitel I/1

Was Sie über kolloidales Silber und Silberwasser wissen sollten!

Nachstehend erhält der/die eilige LeserIn einen schnellen Überblick, um sich in die Materie „kolloidales Silber" und „kolloidales Silberwasser" rasch einzuarbeiten. Bei Interesse und weiterem Informationsbedarf bieten sich natürlich die weiteren Kapitel dieses Handbuches an.

Steckbrief/Kurzübersicht:

Silber,

kolloidales Silber (kS),

kolloidales Silberwasser (kSw):

Name:	Silber, lat. „argentum".
Gattung:	Edelmetall.
kS-Silber:	Reines elementares Silber mit 99,99 % Silbergehalt.
kS-Aufbau:	1 Atom Silber mit einer positiven elektrischen Ladung entspricht Ag+1.
kSw-Name:	kolloidales Silberwasser (ist eine kSw-Suspension ohne Silbersalze).
kSw-Abkürzung:	kSw (kolloidales Silberwasser).
kS-Abkürzung:	kS (kolloidales Silber).
kSw-Grundbestandteile:	Destilliertes Wasser, Silber, Ag^+.
Silber-Lösung:	Sobald einer kSw-Suspension Salz zugefügt wird, kippt das kolloidale Silberwasser um und wird zur silbersalzhaltigen Silberlösung.

kSw-Suspension:	Zur Herstellung einer kSw-Suspension (kolloidales Silberwasser) nur reines, entmineralisiertes Wasser verwenden.
kS-Kolloide:	sind heterogen, multiphasisch, unlöslich.
kS-Kolloid-Atome:	15 Atome pro Kolloid.
kS-Partikel:	Partikel aus elementarem Silber.
kSw-Einsatz:	als Antibiotikum und Antimykotikum.
kSw-Ziel:	Abtöten von Viren, Mikroben, Bakterien, Pilzen, Parasiten.
kSw-Anwendung:	innerlich und äusserlich.
kSw-Nebenwirkungen:	Durch kSw-Abusus mit hohen Dosierungen und langer Einnahmezeit kann die Gefahr einer Argyrie (Grauverfärbung der Haut und Schleimhäute) bestehen.
kSw-Qualitätskriterien:	keine Kupferionen, kein Silbernitrat, kein Silbersulfat, kein Silberchlorid, keine chemischen Zusätze (Hefe, Gluten, Farbe, Konservierungsmittel, Beschleuniger etc.), keine Sedimente.
kSw-Stabilität:	wird erreicht durch polymere Fettsäuren und magnetische Stabilisierungsverfahren.
kSw-Beschaffenheit:	Ohne Salze, Elektrolyten, Beschleuniger, anorganische Bestandteile.
kSw-Färbung:	Optimale Farbe ist: neutral bis goldgelb.
kSw-Geschmack:	leicht metallisch, neutral.
kSw-Sedimente:	Hinweis auf Fehler im kSw.
kSw-Farbe:	Wenn grau, dann Fehler im kSw.
kSw-Partikelfärbung:	Wenn graue bis braune Partikel im Glas, Hinweis auf Fehler im kSw.
kSw-Herstellung:	elektrolytisch (chemisch-elektrisch).
kS-Generatoren:	Sollten Qualitätssicherungsnachweis nach EN 10204-3, 1B, EN 10204-2.2 haben (bezogen auf den Produktionsstandard).

48

kS-Stromspannung:	Spannung, 24–41 Volt (abhängig von dem Silbergenerator.
Stromstärke (Mittelwerte):	1-15 mA (abhängig von Stromart und Silbergenerator).
kS-Elektrolyse:	kS-Herstellung durch eine elektrische Spannung, die über einen bestimmten Zeitraum an die Silberelektroden gelegt wird.
kS-Prozess:	Es entstehen dadurch Silberionen und kolloidale Silberpartikel.
kS-Partikelgrösse:	0,001 – 0,01 Mikrometer.
kS-Clustergrösse:	5 – 15 Atome bzw. Ionen pro Partikel.
kS-Kolloide:	Hochreine, extrem kleine, energetisch geladene Silberpartikel.
kSw-Herstellungsdauer:	Dauer des Herstellungsprozesses: 30 – 120 Minuten bei Gleichstrom. 6 – 24 Stunden bei Wechselstrom. Die Prozessdauer ist abhängig von verschiedenen Kriterien (Generatortyp, Stromart, Stromspannung, Stromstärke, Wasserbeschaffenheit, Elektrodenbeschaffenheit, gewünschter kS-Anteil, kS-Konzentration etc.).
kSw-Qualitätsprüfung:	durch Geruch, Geschmack, Aussehen, Farbe, Lichtprüfung.
kSw-Qualitätsparameter:	Neutrale bis goldgelbe Farbe, Geruchlosigkeit, neutraler/leicht metallischer Geschmack, keine Sedimente.
kSw-Reinigung:	Man kann das kSw durch einen handelsüblichen Kaffeefilter giessen, um etwaige Silberoxidpartikel aus dem kolloidalen Silberwasser herauszufiltern. (Silberoxidpartikel sind keine schädlichen Sedimente).
kSw-Lagerbehälter:	Dunkle Glasflaschen (violett oder braun).

kSw-Aufbewahrungsort:	kühl, dunkel, Idealtemperatur: etwa 15 Grad Celsius (Zimmertemperatur).
kSw-Aufbewahrungszeit:	maximal 3-4 Monate ab Herstellungsdatum. (Nach den Angaben der kSw-Hersteller/ Generatorenhersteller).
kSw-Haltbarkeit:	ca. 3–4 Monate. (Nach den Angaben der kSw-Hersteller/Generatorenhersteller).
kSw-Wirkungsweise:	Das kS schaltet durch bestimmte Prozesse lebenswichtige, für die Sauerstoffzufuhr verantwortliche, Enzyme der human-pathogenen Mikroorganismen aus und tötet damit die Viren, Mikroben, Bakterien, Pilze und Parasiten ab, die dann als Gift- und Abfallstoffe über den Urin ausgeschwemmt werden.
kSw-Anwendung:	Bei akuten und chronischen Erkrankungen und zur Prophylaxe.
kSw-Indikationen:	Erkrankungen der Haut, Erkrankungen des Bewegungsapparates, Erkrankungen des Verdauungstraktes, Erkrankungen des Nervensystems, Erkrankungen der Atem-wege, Erkrankungen der Augen und Oh-ren, sonstige Erkrankungen.
kSw-Anwendung:	innerlich und/oder äusserlich.
kSw-Verabreichung:	oral, rektal, vaginal, kutan, subkutan, sub-lingual, topikal, andere.
kSw bei Tieren:	Ähnlich wie beim Menschen.
kSw bei Pflanzen:	Als Pflanzenschutz/Stärkungsmittel.

Anmerkung: Siehe auch die detaillierten Ausführungen, Hinweise und Anweisungen in Teil II, Kapitel II/1.1 ff. dieses Handbuches.

Quick-kSw-Ratgeber:

Kapitel I/2

Wie wirkt und hilft kolloidales Silber?

Viele Menschen haben in der Vergangenheit mit kolloidalem Silberwasser gute Erfahrungen gemacht, wenn es galt, bestimmten Krankheiten vorzubeugen oder zu heilen.

Was in der Vergangenheit galt, gilt wohl auch noch heute, obgleich das kolloidale Silber als bewährtes Heil- und Hausmittel für viele Jahrzehnte quasi „in der Versenkung" verschwunden war, weil die Pharmaindustrie synthetisch hergestellte Antibiotika auf dem Markt geworfen hatte.

Doch nun ist kolloidales Silber wieder zurück auf dem Gesundheitsmarkt der Alternativen Medizin und gewinnt von Jahr zu Jahr mehr Anhänger und Befürworter, denn es scheint den Menschen bei der Prophylaxe und Behandlung von vielerlei Krankheiten zu helfen.

Nur der Anwender von kolloidalem Silber ist in der Lage zu beurteilen, ob ihm das kolloidale Silberwasser tatsächlich geholfen hat, seinen Krankheiten vorzubeugen oder diese erfolgreich zu behandeln. Kolloidales Silberwasser wird von den Anwendern als Vorbeugungsmittel also prophylaktisch, oder als invasiv-bekämpfendes Heilmittel auf vielerlei Art eingenommen, nämlich oral, vaginal, rektal und topikal, also am Ort der körperlichen Störung.

Kolloidales Silberwasser wird in der Alternativen Medizin an Menschen und Tieren bei Krankheiten und Störungen aller Formenkreise eingesetzt.

Eine ausführliche Übersicht über etwa 300 Krankheiten und ihre Behandlung mit kolloidalem Silberwasser in Selbst- oder Fremdmedikation ist in Teil II, Kapitel II/1.1 ff. (als Ausriss) aufgeführt.

Der dort aufgeführte Überblick über die von vielen alternativen Heilkundlern mit kolloidalem Silberwasser behandelten körperlichen Störungen erhebt nicht den Anspruch auf Vollständigkeit und ist keine Zusicherung auf erfolgreiche Selbstbehandlung und keine Aufforderung auf Selbstbehandlung überhaupt.

Die Übersicht über die Anwendungsmöglichkeiten von kolloidalem Silberwasser dient der Erstinformation und ersetzt nicht eine etwaige Behandlung durch einen Arzt oder Heilpraktiker.

Wie wirkt kolloidales Silber:

Biomedizin-Forscher wie Dr. Robert C. Beck, der Erfinder des „Silver Generators" und des „Beck Zappers", und Dr. Robert O. Becker, Autor eines Fachbuches über den Einfluss von kolloidalem Silber in der Knochenchirurgie, führen die Wirkung des kolloidalen Silbers auf die elektrische Frequenz des elektromagnetischen Feldes zurück, welches sich zwischen den Silberatomgruppen bildet und die Silberpartikel umhüllt.

Das dem Körper zugeführte kolloidale Silber wirkt – so postulieren es Dr. Beck, Dr. Becker und andere biomedizinische Forscher – als Katalysator, der dem Körper hochstrukturiertes, mit Silber vernetztes Wasser, auch in die feinsten Kapillargefässe zuführt.

Wirkungsprinzip von kS:

Um die Silberpartikel herum entwickeln sich durch bestimmte frequente Ströme die elektrischen Felder der Silberatomgruppen. Die im kolloidalen Silberwasser vorherrschende Brown'sche Bewegung speist das kollektive magnetische Feld der kolloidalen Silberpartikel.

Die Mikrokolloide im Silberwasser verfügen über eine bestimmte Frequenz und über eine elektromagnetische Polarisierung und nicht zuletzt über bestimmte bio-elektrische Eigenschaften.

Wirkung der Silberionen:

Silberionen sind medizinisch aktive Wirkstoffe im kolloidalen Silber. Silberionen sind verantwortlich für die antimikrobielle Wirkung des kolloidalen Silbers. Silberionen töten Mikroorganismen wie Bakterien und Pilze ab, indem sie – so die Ergebnisse der Alternativen Medizinforschung - deren Energieversorgung blockieren.

Verstärkt wird die Wirkung der Silberionen vermutlich durch die zusätzlich entstehenden Silberradikale. Die Silberionen haben eine antiseptische, antibakterielle und antimikrobielle Wirkung auf die humanpathogenen Keime, weil die Silberionen die Basenpaare in der DNA dieser

Keime binden und damit die Reduplikation, die Reproduzierbarkeit, der pathogenen Keime blockieren. Weiterhin werden die Enzyme der Keime gehemmt bzw. ausgeschaltet, die für die Atmungskette der Mikroorganismen lebensnotwendig sind.

Wirkungserfolge von kS:

Die zumeist in der Schulmedizin angesiedelten Kritiker behaupten, dass es für die Wirksamkeit des angewandten kolloidalen Silbers keine Nachweise gäbe.

Die Vertreter der Alternativen Medizin behaupten dagegen, kolloidales Silber wirke nicht nur gegen virale, bakterielle oder parasitäre Infektionen, sondern auch gegen Krebs, Aids, Borreliose u. a.

Wirkung der kS-Kolloide im Organismus:

Die mit Silber-Generatoren in destilliertem Wasser erzeugten Kolloide dringen – so die herrschende Meinung in der Alternativen Medizin – auf Grund ihrer geringen Grösse in bestimmte Enzyme von einzelligen pathogenen Mikroorganismen (Mikroben, Viren, Bakterien, Pilze, Parasiten) ein und töten diese ab.

Die abgestorbenen Parasiten werden – das ist nachgewiesen – vom Körper abtransportiert und ausgeschieden. Erklärt wird dieser Vorgang des Absterbens der Parasiten mit der Eigenschaft bestimmter Enzyme, die von den Parasiten für den Sauerstoffwechsel benötigt und von den Kolloiden ausgeschaltet werden, wobei – so die Vorstellung der Biomedizin-Forscher – die so genannten „guten und nutzbringenden" (nichtpathogenen) Zellen des Körpers nicht angegriffen werden und vital bleiben.

Wirkung der „Brown'sche Bewegung":

Das kollektive magnetische Feld der kolloidalen Silberpartikel wird durch die so genannte „Brown'sche Bewegung" erzeugt, die wiederum verantwortlich ist für die elektromagnetische Frequenz der im Silberwasser befindlichen Mikrokolloide.

Die Frequenz dieser Mikrokolloide und die elektrische Polarisierung der Kolloide erzeugen durch die negative Aufladung eine bioelektrische Wirkung, die auf die pathogenen Erreger – so die Darstellung des Vorganges durch Dr. Robert C. Beck – durch Ausschaltung eines bestimmten Enzyms einen zerstörerischen Einfluss hat.

Immunsystem und kolloidales Silber:

Nicht erst seit den Forschungen von Dr. Robert C. Beck, dem Nestor der bioelektrischen Alternativ-Medizin, ist bekannt, dass das menschliche (und tierische) Immunsystem durch kolloidales Silber im Körper beeinflusst wird, wobei das Silber in kolloidaler Form und in Wasser gelöst in alle Bereiche des menschlichen Körpers gelangen kann.

Eigenschaften von Elektro-Kolloidalsilber:

An einigen Universitäten im anglo-amerikanischen Sprachraum sollen (randomisierte) klinische Studien die mehrfache Wirksamkeit von kolloidalem Silber (antibakteriell, antibiotisch, antiviral) belegt haben, wobei in den In vitro-Versuchen nachgewiesen wurde, dass das kolloidale, elektrolytisch hergestellte, Silber die spezifischen Respirations-Enzyme, die für die Sauerstoff-Stoffwechsel unabdingbar sind, zerstört und die nichtpathogenen Mikroorganismen nicht angreift.

Anmerkung: Siehe auch die detaillierten Ausführungen, Hinweise und Anweisungen in Teil II, Kapitel II/1.1 ff. dieses Handbuches.

Methoden und Utensilien zur Herstellung von kolloidalem Silberwasser.

Frühere Methoden zur Herstellung von kS:

In der Vergangenheit gab es einige Methoden, um kolloidales Silber herzustellen. Diese Methoden waren:

- **Die mechanische Silberherstellung**

<u>Nachteil:</u>

Das Zermahlen von Silber in den grobschlächtigen Silbermühlen war ineffektiv, weil die erzeugten Silberpartikel für die beabsichtigten therapeutischen Zwecke viel zu groß waren.

- **Die chemische Silberherstellung**

Die Ausfällung von Silber durch chemische Prozesse erzeugte durch die Umwandlung von Silbersalzen in Silbernitrat ein stark wirkendes Silberkolloidal von hoher Konzentration.

Diese Art der Erzeugung von kolloidalem Silber wurde intensiv bis 1938 und auch noch in den Jahren danach praktiziert.

<u>Nachteil:</u>

Die erzeugten Silberpräparate enthielten bis zu 30 % Silberanteil und waren damit hoch toxisch.

- **Die elektrische Silberherstellung**

Eine weitere Möglichkeit, kolloidales Silber zu erzeugen, ist das so genannte „electric arc"-Verfahren, das Lichtbogen-Verfahren.

Hier erzeugt ein Generator zwischen zwei Elektroden einen Lichtbogen, wodurch im destillierten Wasser ein Silberkolloid erzeugt wird.

Nachteil:

Diese Lichtbogenmethode ist zu teuer und zu ineffektiv und ist heute nicht mehr gebräuchlich.

• Die elektrochemische Silberherstellung:

Eine andere Möglichkeit zur Erzeugung von kolloidalem Silber geht auf elektrochemischen Wege vonstatten.

Mit einem speziellen Silbergenerator wird ein bestimmter Strom erzeugt und über zwei Silberelektroden (Anode und Kathode) geleitet.

Diese Silberelektroden befinden sich in einem mit destilliertem Wasser gefüllten Glasgefäss.

Durch den elektrochemischen Prozess werden nun von den Silberelektroden kleinste Silberpartikel abgesondert, die sich mit dem destillierten Wasser zu einem Kolloid verbinden.

• Die Silberherstellung nach Dr. Robert C. Beck:

Der amerikanische Forscher und Erfinder Dr. Robert C. Beck entwickelte in den 90er Jahren des 20. Jahrhunderts den so genannten „Silver Generator".

Das war ein Silbergenerator, der durch einen elektrolytischen Prozess über zwei Silberelektroden in destilliertem Wasser eine hochwertige kolloidale Silberlösung, das „kolloidale Silberwasser", erzeugte.

Dr. Beck betonte in seinen Veröffentlichungen und auf seinen Vortragsreisen immer wieder, dass sein Silbergenerator von jedermann nachgebaut und zur Herstellung von kolloidalem Silber genutzt werden könne und dürfe.

Alle Silbergeneratoren, die heute auf dem Markt sind, basieren auf dem Prinzip des Beck'schen „Silver Generators". Mit einem handelsüblichen Silbergenerator kann sich praktisch jeder sein kolloidales Silberwasser selber herstellen, wobei die Qualität des selbst hergestellten kolloidalen Silberwassers nach bestimmten Kriterien überprüft werden sollte, auf die in anderen Kapiteln dieses Handbuches noch näher eingegangen wird.

Die Utensilien zur Eigenherstellung von kolloidalem Silberwasser:

Um kolloidales Silberwasser zu erzeugen, benötigt man einige Utensilien und Materialien.

★ Anmerkung:

Es kann auch statt des Beck'schen Silbergenerators das gleichwertige Fabrikat eines anderen Herstellers von handelsüblichen Silbergeneratoren verwendet werden. Es gibt ungefähr ein Dutzend Fabrikate auf dem Markt. Zu beachten ist, dass viele Silbergeneratoren mit unterschiedlichen Stromarten, Stromspannungen, Stromstärken und Herstellungszeiten arbeiten.

- Einen Silbergenerator (eine Liste mit Bezugsquellen, können Sie beim Verlag anfordern).

- Einen Glasbehälter mit einem Fassungsvermögen von ca. 500 Milliliter (ml).

- Zwei Silberstäbe als Silberelektroden (Anode und Kathode) mit einem Gehalt von 99,99 % Feinsilber.

- Einen halben Liter entmineralisiertes oder destilliertes Wasser oder entionisiertes purifiziertes Wasser.

- Einen Zeitmesser zur Bestimmung der Herstellungszeit.

- Einen TDS-Meter zur Überprüfung der Qualität des destillierten Wassers.

Der Herstellungsprozess von kolloidalem Silber:

★ Anmerkung:

Die Wirkungsweise eines handelsüblichen Silbergenerators (Gleichstrom-Silbergenerators) nach der Bauanleitung des biomedizinischen Forschers Dr. Robert C. Beck mit 27 Volt Spannung und 3 Stck. 9 Volt-Batterien wird nachfolgend exemplarisch beschrieben.

Der Herstellungsvorgang geht für den Eigenhersteller unter Verwendung des erwähnten Beck'schen Gleichstrom-Silbergenerators mit destilliertem Wasser und 2 Silberelektroden mit 99,99 % Silbergehalt wie folgt vor sich:

- Bei der elektrolytischen Methode nach Dr. Beck wird der im Silbergenerator erzeugte Gleichstrom mit 27 Volt Spannung und 1,5 – 8 Milliampere (mA) über einen Zeitraum von:

- etwa 30 – 120 Minuten (Herstellungszeit bei Gleichstrom ist abhängig von der gewünschten kS-Konzentration)

- durch die erste im destillierten Wasser eingetauchte Silberelektrode (positive Anode) geführt,

- dann in und durch das destillierte Wasser eingeleitet bzw. geleitet

- und wird dann über die andere, im destillierten Wasser eingetauchte, Silberelektrode (negative Kathode) zurück in den Silbergenerator geleitet.

- Dieser Vorgang wiederholt sich bis zum Abbruch oder bis zum eingeplanten Ende des Herstellungsvorganges.

- Die Produktionszeit ist abhängig von der gewählten Stromart, der Stromspannung, der Stromstärke an der positiv geladenen Elektrode, der Qualität der Silberelektroden, der Qualität des verwendeten Wassers und anderen Faktoren.

Der elektrische Herstellungsprozess des kolloidalen Silberwassers wird von einigen Wissenschaftlern als elektro-chemischer, von anderen als elektrolytischer Prozess bezeichnet und führt dazu, dass kleinste Silberpartikel aus den Silberelektroden ausgeleitet bzw. abgestossen werden und das mit Silber angereicherte destillierte Wasser in eine metallische kolloide Suspension, das „kolloidale Silberwasser", verwandeln.

Dieses „kolloidale Silberwasser" wird durch Augenschein einer ersten Qualitätsprobe unterzogen. Dann wird das selbst erzeugte kolloidale Silberwasser auf dunkelgefärbte Glasflaschen gezogen und an einem kühlen, lichtgeschützten Ort bis Verbrauch, bzw. bis zum Ablauf der Mindestdauerzeit gelagert.

Anmerkungen zum kolloidalen Silberwasser:

Das kolloidale Silberwasser sollte von stabiler Beschaffenheit sein, weil sonst die Gefahr besteht, dass sich die Silberpartikel wegen einer kolloiden Instabilität an den Wänden des Glasgefässes niederschlagen.

Auf den Einsatz von so genannten „Stabilisatoren" oder „Beschleunigern" in Form von Silbersalzen sollte bei der eigenen Herstellung von kolloidalem Silberwasser unbedingt verzichtet werden, da eine elektrochemische Reaktion zwischen dem Silber und den chloriden Ionen stattfindet, die zur Bildung von Silberchloriden führen kann.

Diese Silberchloride können bei hoher Konzentration eine irreversible Argyrie, eine Grauverfärbung der Haut, auslösen.

Der Grund für derartige Zusätze (in früheren Zeiten) durch unverantwortliche Hersteller von kolloidalem Silber ist folgender: Das dem destillierten Wasser zugeführte Salz führt zu einem, von den Herstellern gewünschten Effekt: Die sogenannte „Konduktivität", die Leitfähigkeit, des destillierten Wassers verbessert sich, und dadurch wird auch der Herstellungsvorgang verkürzt.

Befinden sich im destillierten Wasser anorganische Bestandteile, hat das auf den elektrochemischen Prozess und auf die medizinisch unbedingt erforderliche Reinheit des kolloidalen Silberwassers negative Auswirkungen, denn die anorganischen Bestandteile lösen einen chemischen Prozess aus, wodurch unerwünschte Silbersalze (löslich oder unlöslich) freigesetzt werden.

Anmerkung: Siehe auch die detaillierten Ausführungen, Hinweise und Anweisungen in Teil III, Kapitel III/1 ff. dieses Handbuches.

Quick-kSw-Ratgeber:
Kapitel I/4

Wie kann ich kolloidales Silber selbst herstellen?

Die eigene Herstellung von kolloidalem Silberwasser ist natürlich unter Beachtung bestimmter Vorgaben möglich. Grundsätzlich sollte bei der eigenen Herstellung von kolloidalem Silberwasser nach den Angaben von seriösen Herstellern und Anbietern von Silber-Generatoren methodisch vorgegangen werden.

Es folgt nun eine kurze Einführung in die Arbeitsabläufe der Herstellung von kolloidalem Silberwasser in eigener Verantwortung. Im praktischen Teil dieses Handbuches ist in Teil III, Kapitel III/1 ff. nachzulesen und auf vielen informativen Abbildungen zu sehen, wie der private Anwender sein kolloidales Silberwasser Schritt für Schritt selbst herstellen kann.

Vorab folgt in kurzen Worten die Herstellungsanleitung von kolloidalem Silberwasser:

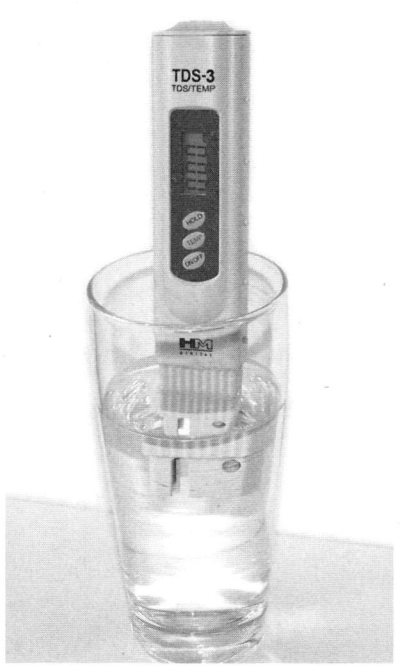

- Einen relativ dunklen Standort für die Herstellung des kolloidalen Silberwassers auswählen.
- Das richtige Wasser (hochreines, destilliertes oder entmineralisiertes Wasser) auswählen.
- Den gewünschten Reinheitsgehalt des destillierten Wassers mit einem TDS-Meter überprüfen.
- Der Messwert, das heißt: der ppm-Anteil des destillierten Wassers, sollte kleiner als 2 ppm sein und idealerweise bei 0 ppm liegen.
- Dem destillierten Wasser keine Beschleuniger (Salze) und/oder andere Bestandteile zugeben.

Bild 1

★ Beachten:

Die Temperatur des destillierten Wassers beeinflusst die Herstellungsdauer und den Anteil des ionischen Silbers in der Lösung. Optimal – so
die Empfehlung einiger Bio-Mediziner und Fachbuchautoren - ist die
Verwendung von dampfdestilliertem Wasser mit einer Temperatur von
50-85 Grad Celsius. Der Anteil der Silberionen steigt – so die Ergebnisse der Forschungen - im Verhältnis zu den gelösten Silberpartikeln.

Bei der Verwendung von destilliertem Wasser mit normalen Temperaturen (ohne Erhitzung), liegt die Temperatur etwa bei 15 Grad Celsius
(Zimmertemperatur), und der elektrolytische Prozess dauert naturgemäß
länger als bei der Verwendung von heißem Wasser; der Anteil der Silberionen aber sinkt im Verhältnis der gelösten Silberpartikel. (Siehe auch
die ausführlichen Tabellen in Teil III, Kapitel III/1 ff).

- Die richtige Menge (0,2–0,5 Liter) des destillierten Wassers in einem feuerfesten Glas aufkochen.

- Das abgekochte Wasser ca. eine halbe Stunde stehen lassen,
  um erreichte Temperatur von 100 auf 50-85 Grad Celsius abzusenken.

- Das leicht abgekühlte Wasser während der Herstellungsvorganges von kS in einem feuerfesten Glas auf ein Teelicht-Stövchen
  stellen, damit das destillierte Wasser in der Zeit der Elektrolyse
  nicht abkühlt.

- Für die Zubereitung nur ein Glasgefäß verwenden.

- Optimalen Silbergenerator auswählen.

- Absolut reines Silber in Stäbchenform mit einem zertifizierten
  Reinheitsgehalt von 99,99 % einkaufen und verwenden.

- Optimale (geringste/höchste) Stromspannung nach Werksangabe einstellen.

- Optimale Erzeugungszeit wählen: Zwischen (30 – 120 Minuten
  bei Gleichstrom, 6 – 24 Stunden bei Wechselstrom) nach
  Werksangabe des Silbergeneratorherstellers einstellen.

Auf die Verfärbung der Silberstäbe achten; diese dunkle Oxidschicht
sollte während des Herstellungsprozesses mehrmals mit einem Tuch
von den Silberstäben vorsichtig abgewischt bzw, abgeputzt werden. Der

Grund ist: Die Oxidablagerung hat negativen Einfluss auf den elektrolytischen Vorgang.

Die Konzentration der Silberpartikel im hergestellten kolloidalen Silberwasser kann der private Hersteller nur durch Augenschein einschätzen; eine genaue Analyse mit Bestimmung des ppm-Wertes ist nur im Labor möglich.

Auf die Färbung (transparent-goldgelb) des zubereiteten Silberwassers achten. Die gold-gelbe Färbung ist ein Hinweis auf eine Konzentration des ppm-Anteils höher als 15 ppm und die Größe der Silberpartikel.

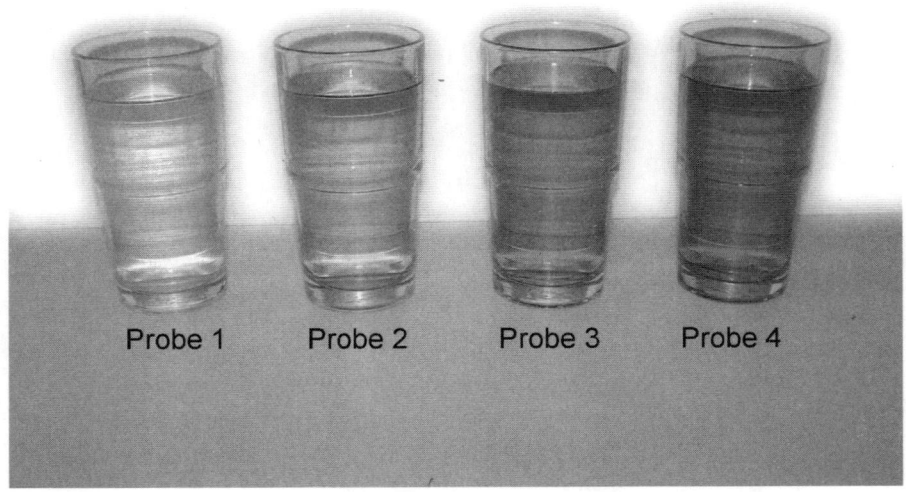

Probe 1   Probe 2   Probe 3   Probe 4

Die farbige Abbildung von Bild 2 kann im Internet eingesehen werden:
http://www.indigo-naturprodukte.de/grafik/probe.jpg   Bild 2

Probe 1 = 00 ppm   Probe 3 = 25 ppm
Probe 2 = 05 ppm   Probe 4 = 50 ppm

Das fertige kolloidale Silberwasser auf dunkle lichtgeschützte Fläschchen ziehen.

- Die Fläschchen mit kolloidalem Silberwasser an einem dunklen Ort (Kammer, Schrank) lagern.

- Auf die richtige Lagertemperatur achten.

- Auf die maximale Lagerzeit von kolloidalem Silberwasser achten.

- Abgelaufenes kolloidales Silberwasser entsorgen.

Anmerkung: Siehe auch die detaillierten Ausführungen, Hinweise und Anweisungen in Teil III, Kapitel III/1 ff. dieses Handbuches.

Quick-kSw-Ratgeber:

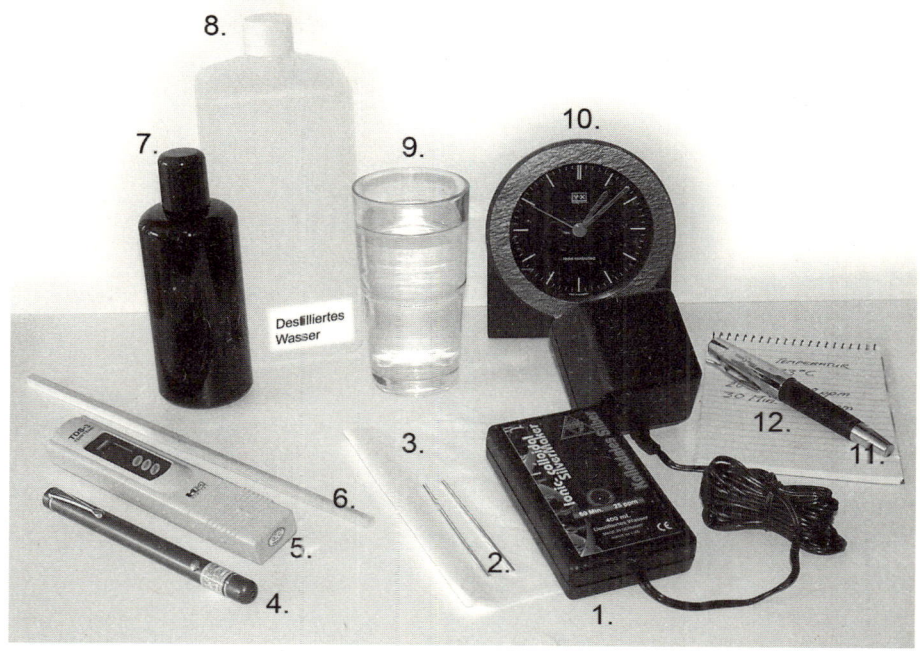

Eild 3

Folgendes Equipment wird für eine professionelle Herstellung von Silberwasser benötigt:

1. Silbergenerator zur Herstellung von ionisch- kolloidalem Silber.
2. Zwei Silberstäbe aus 99,99 % Feinsilber.
3. Tuch zur Säuberung der Silberstäbe.
4. Laserpointer.
5. TDS-Meter.
6. Holzstab.
7. Eine (oder mehrere) dunkle Flaschen zur Aufbewahrung des Silberwassers.
8. Destilliertes Wasser.
9. Glas.
10. Uhr.
11. Schreibstift.
12. Block.

Quick-kSw-Ratgeber:
Kapitel I/5

Wie kann ich kolloidales Silberwasser qualitativ überprüfen?

Die relevanten Herstellungsparameter für die Eigenherstellung von kolloidalem Silberwasser sind vom selbst produzierenden privaten Anwender genau zu beachten, damit er am Ende seiner Bemühungen auch tatsächlich ein qualitativ hochwertiges und wirksames kolloidales Silberwasser zu sich nimmt.

Die nachfolgenden Ausführungen dienen in diesem Quick-ksW-Ratgeber nur der Erstinformation des Lesers. In Teil III, Kapitel III/1 ff. ist die Herstellung und die Qualitätsüberprüfung des selbst hergestellten kolloidalen Silberwassers detailliert mit vielen Abbildungen dargestel t.

Auf folgende Parameter sollte der selbst produzierende Anwender bei der Herstellung seines kolloidalen Silberwassers achten:

- Die Wasserqualität.
- Die Gefäßbeschaffenheit.
- Die Silberqualität.
- Der Silbergenerator.
- Die Stromart.
- Die Stromspannung.
- Die Stromstärke.

- Die Lichtverhältnisse.
- Die Produktionsdauer.
- Die Größe der Silberpartikel.
- Die Anteile des kolloidalen Silbers.
- Die Farbe des Silberkolloids.
- Die Herstellungstemperatur.

Die eigene Prüfung des kolloidalen Silberwassers durch den Hersteller und/oder Anwender sollte nach der Produktion durch die Abgleichung von mehreren visuellen und gustatorischen Qualitätskriterien (sehen und schmecken) durchgeführt werden.

Durch Prüfung der Farbe:

Optimal ist eine transparente bis gold-gelbe Farbe. Schlecht ist eine grau-schwarze Verfärbung (damit sind **nicht** die Elektrodenablagerungen gemeint).

Durch Prüfung auf Bodensedimente:

Schlecht sind graue Ablagerungen auf dem Boden des Glasgefässes.

Durch Prüfung der Elektrodenablagerungen:

An einer der Silberelektroden wird ein Gas abgesondert und ein dunkler bis schwarzer Belag abgeschieden, der so genannte „Anodenschlamm", der während und nach Beendigung des Herstellungsprozesses mit einem Tuch vorsichtig abgewischt werden sollte.

Durch Prüfung der Ablagerungen auf der Oberfläche des kolloidalen Silberwassers:

Ein paar Silberoxidpartikel kann man mit einem herkömmlichen Kaffeefilter herausfiltern.

Durch Prüfung mit einem Laser-Pointer:

Ist der Strahlverlauf der Lichtquelle im hergestellten kolloidalen Silberwasser sichtbar, ist kolloidales Silberwasser entstanden.

Durch Prüfung mit einer Taschenlampe:

Dazu ist in einen Karton ein rundes Loch zu schneiden, der Karton ist vor das mit kolloidalem Silberwasser gefüllte Glasgefäss zu stellen. Sodann ist der Karton von der anderen Seite des Glasgefässes mit der Taschenlampe zu beleuchten. Ist der Strahlverlauf der Lichtquelle im hergestellten kolloidalen Silberwasser als Lichtkegel sichtbar, ist kolloidales Silberwasser entstanden.

Qualitative Charakteristika von kolloidalem Silberwasser bei der Herstellung durch externe, gewerbliche Hersteller:

Für das in Deutschland nicht zugelassene Heilmittel „kolloidales Silber- wasser" gibt es zur Zeit keine gesetzlich vorgeschriebenen, von der Pharmaindustrie oder von Kleinherstellern aufgestellten und allgemein gültigen Qualitätsstandards, die weltweit Verwendung finden und bei der Herstellung von kolloidalem Silber angewendet und/oder überprüft wer- den können.

Einige Hersteller von kolloidalem Silberwasser haben jedoch eine infor- melle Liste über Qualitätsstandards bei der Herstellung von kolloidalem Silberwasser aufgestellt und in Umlauf gebracht.

Die Parameter dieser externen Qualitätsstandards stellen sich auf dieser Liste wie folgt dar:

Beständigkeit und Gleichgewicht des kolloidalen Silberwassers:

Kolloidales Silberwasser wird unter Anwendung von elektrischen Metho- den in destilliertem Wasser hergestellt und ist der Sache nach instabil und unbeständig.

Das führt unter Umständen dazu, dass einige Hersteller dem kolloidalem Silberwasser bestimmte Stabilisatoren oder/und Beschleuniger zugeben, um der Gerinnung und dem Niederschlag der Silberpartikel vorzubeu- gen.

Ein Hinweis: „Vor Gebrauch bitte schütteln" verrät nichts gutes, da es sich bei dem so in den Verkehr gebrachten kolloidalen Silberwasser of- fensichtlich nicht mehr um ein funktionierendes Kolloidalsystem handeln kann.

Grösse der kolloidalen Silberpartikel:

Je kleiner die Silberpartikel im kolloidalen Silberwasser sind, umso grö- ßer ist die Gesamtoberfläche des (wirksamen) Silbers. Diese Oberfläche erhöht wiederum die chemische Reaktion des erzeugten Silbers. Kleins- te Silberpartikel sind also wünschenswert.

Verteilung der Silberpartikel:

Die Verteilung der Silberpartikel im kolloidalen Silberwasser hat großen Einfluss auf die Fähigkeit einer Suspension, die Partikel in einer separaten und dispersiven Form zu halten, um das unerwünschte Zusammenklumpen oder Gerinnen der Silberpartikel zu verhindern.

Keimtötende Effektivität und Wirkung:

In Labors durchgeführte In vitro-Experimente (unter Laborbedingungen in Petrischalen durchgeführt) zeigten auf, dass die keimtötende Eigenschaft des kolloidalen Silberwassers von folgenden Parametern abhängt:

Je stärker die Konzentration des Silbers, umso größer ist die keimtötende Wirkung des kolloidalen Silberwassers.

Je kleiner die Silberpartikel, umso größer ist die keimtötende Wirkung des kolloidalen Silberwassers.

Die Verwendung von Stabilisatoren oder/und Beschleunigern in Form von Salzen und andere physikalische Einflüsse beeinflussen die keimtötende Wirkung des kolloidalen Silberwassers negativ.

Antibiotische Effektivität und Wirkung:

Kolloidales Silber wirkt im menschlichen Körper, der eine hoch komplexe Ansammlung und ein Zusammenwirken von Proteinmolekülen, Aminosäuren, Enzymen, Anti-Körpern, Elektrolyte etc. darstellt.

Kolloidales Silber wirkt im menschlichen Körper in interaktiven Prozessen und in bestimmten Dosierungen und entfaltet in Haut, Blut, Muskeln, Gewebe und Organen eine antibiotische, antibakterielle Wirkung.

Chemische Reaktionen im menschlichen Körper:

Silber reagiert auf das Hydrochlorid im menschlichen Körper, insbesondere in den Bauchorganen, wobei die Gefahr besteht, dass kolloidales Silber in eine silberchloride, ionische Lösung umgewandelt wird und dadurch für den Menschen kein nützliches Kolloid mehr darstellt.

Um unerwünschte chemische Reaktionen zu vermeiden, sollte das kolloidale Silber im Silberwasser bestimmte Konzentrationen nicht überschreiten.

Konzentration von Silber in kolloidalem Silberwasser:

Die Konzentration von Silber im kolloidalen Silberwasser wird in Teilen per Millionen, im angloamerikanischen Raum mit „parts per million", Kurzbezeichnung „ppm", gemessen. Die Angabe „parts per million" bezieht sich auf die Anzahl der Wirkstoffanteile auf 1 Million Lösungsanteile.

Der Wert ppm ist ein Vergleichsmaß und leitet keine direkte Aussage über die Menge des im Silberwasser enthaltenen kolloidalen Silbers ab.

Siehe auch die speziellen Tabellen in Teil III, Kapitel III/1 ff.

Empfohlene Tagesdosis von kolloidalem Silber:

Die empfohlene Dosis Silber wird von der EPA als „Reference Dose" (RFD) bezeichnet und kennzeichnet den täglichen, mit der Nahrung und dem Trinkwasser zu sich genommenen Höchstwert an Silber, der selbst bei lebenslanger Einnahme zu keinen gesundheitlichen Risiken und Schädigungen führen soll.

Der aktuelle RFD (empfohlene Dosis) von oral eingenommenem Silber beträgt nach den Empfehlungen der EPA („Enviroment Protection Agency") 5 Mikrogramm (µg) pro Kilogramm Körpergewicht pro Tag.

Nach den EPA-Ermittlungen sollte ein Erwachsener von 75 kg Körpergewicht nicht mehr als 350 Mikrogramm (µg) Silber täglich zu sich nehmen, basierend auf den Werten des RFD (Reference Dose) von 5 Mikrogramm (µkg) pro Kilo pro Tag.

Anmerkung: Siehe auch die detaillierten Ausführungen und Tabellen in Teil III, Kapitel III/1 ff. dieses Handbuches.

TEIL II

Kolloidales Silber und die Anwendung am Menschen

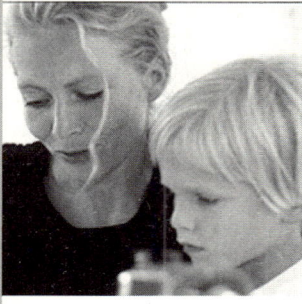

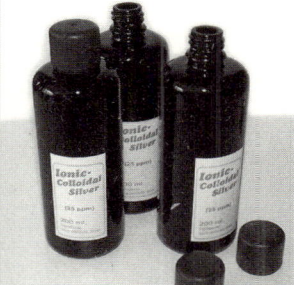

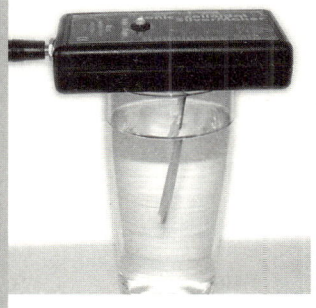

Großer kSw-Ratgeber:

Kapitel II/1

Kolloidales Silber und die Anwendung am Menschen

Die Befürworter von kolloidalem Silber als Heilmittel, das sind Heilkundler und Anwender, sind der festen Überzeugung, dass eine Reihe von körperlichen Störungen und Krankheiten des Menschen durch die Gabe von kolloidalem Silber als Lösung oder Salbe positiv behandelt oder vollständig geheilt werden können.

In der spezifischen Primär- und Sekundärliteratur stösst man auf ausführliche und detaillierte Listen mit Krankheiten, gegen die kolloidales Silber eingesetzt werden kann.

Einige biomedizinische Forscher, wie zum Beispiel der US-amerikanische Dr. Robert C. Beck, der Entdecker des „Silver Generators" und des „Beck-Zappers", vertraten und vertreten die Auffassung, dass kolloidales Silber die „Wundermedizin" der Zukunft sei. Diese Auffassung wird von den Gegnern des kolloidalen Silberwassers nicht geteilt, denn diese behaupten genau das Gegenteil.

Für den Leser dieses Handbuches sei daher folgendes angemerkt: Viele der nachfolgend aufgeführten Krankheiten bergen hohe Gefährdungspotentiale in sich.

Die nachstehende, auszugsweise Aufstellung von menschlichen Krankheiten, gegen die kolloidales Silberwasser nach der Meinung vieler Befürworter und Anhänger bis zur Remission helfen soll, ist daher nur informativ zu verstehen.

Der Leser dieses Handbuches und der Anwender von kSw sollte beim Auftreten einer dieser oder auch von anderen, nicht aufgeführten Krankheiten unverzüglich Ärzte, Kliniken oder/und Heilpraktiker aufsuchen, um eine Diagnose, ggfs. eine Differentialdiagnose und schließlich eine medizinische Behandlung seiner gesundheitlichen Störungen zu erhalten.

Die fett und gesperrt ausgedruckten Krankheiten (zum Beispiel **Adenitis**) sind unverzüglich einem Arzt und/oder dem Gesundheitsamt zu melden, da es sich hier zum Teil um meldepflichtige, hoch ansteckende, hoch akute Krankheiten handelt, die zum Teil eine Quarantäne erfordern und die auf jeden Fall unbedingt ärztlich behandelt werden müssen.

Abszess (Abscessus)
Abscessus (Abzess)
Adenitis (Lymphknotenentzün-
dung)
Acne vulgaris (Akne-Hautausschlag)
Adenovirus 5
Akne-Hautauschlag (Acne vulgaris)
Allergien
Angina (Halsentzündung)
Angina tonsilitis (Mandelentzün-
dung)
Aphten (Mundausschlag
Arthritis (Gelenkentzündung)
Arthrose
Askariden (Wurmbefall)
Asthma
Augenentzündung (Ophthalmie)
Augenlidentzündung (Blepharitis)
Bindehautentzündung (Konkunktivitis)
Blepharitis (Augenlidentzündung)
Blähungen (Flatulenz)
Blähungen (Meteorismus)
Blasenentzündung (Zystitis)
Blasenentzündung (chronische)
Blutparasitenbefall
Blutparasitenbefall
Blutstillung (Hämorrhagie)
Blutungen (Hämorrhagie)
Blutvergiftung (Sepsis)
Borreliose (Borrelia-Erkrankung)
Bordetella pertussis
Borreliose (Lyme-Krankheit)
Brand (Gagrän)
Brandwunden
Bromidrosis
Bronchialkatarrh (Bronchitis)
Bronchitis (Bronchialkatarrh)
Brustdrüsenentzündung (Mastitis
nonpuerperalis)
Burn-out-Syndrom (Erschöpfungszu-
stand)
Candida Albicans
Cholera
Cholangitis (Gallenblasenentzün-
dung)
Cholezystitis (Gallenblasenentzün-
dung)

Chronische Müdigkeit
Chronische Polyarthritis (Rheuma)
Combustico (Verbrennungen)
Colon irritabable (Reizdarm)
Congelatio (Erfrierung)
Crusta lactae (Milchschorf)
Darmbeschwerden
Darmirritationen
Dekubitus (Wundliegen)
Dermatitis
Dermatitis solaris (Sonnenbrand)
Diabetes
Diarrhoe (Durchfall)
Dickdarmentzündung
Dünndarmentzündung (Enteritiden)
Dysmenorrhoe
Durchfall (Diarrhoe)
Eierstockentzündung (Oophori-
tis)
Eileiterentzündung (Salpingitis)
Eitrige Hautinfektion (Impetigo)
Eitrige Sinustiden
Ekzema (Ekzeme)
Ekzeme (Ekzema)
Emphysema
Enteritiden (Dünndarmentzündung)
Entzündungen
Entzündungen des Gehörganges
Erfrierung (Congelatio)
Erkältung (Grippaler Infekt)
Erschöpfung
Erschöpfungszustand (Burn-out-
Syndrom)
Erschöpfungszustand (Neurasthe-
nie)
Febris (Fieber)
Fibromyalgie (Muskelschmerzen,
chronisch)
Fieber (Febris)
Fieberhafte Infektionen
Fieberlippenbläschen (Herpes sim-
plex febrilis)
Flatulenz (Blähungen)
Furunculus (Furunkel)
Furunkel (Furunculus)
Furunkulosis
Fußpilz

76

Gallenblasenentzündung (Cholangitis)
Gallenblasenentzündung (Cholezystitis)
Gangrän (Brand)
Gastritis (Magenschleimhautentzündung)
Gelenkentzündung (Arthritis)
Gerstenkorn (Hordeulum)
Gesichtsschmerzen
Geschwüre
Gesichtsschmerzen (Trigeminusneuralgie)
Gingivitis (Zahnfleischentzündung)
Gomerulonephritis (Nierenbeckenentzündung)
Gonococcus (Neisseria gonorrhöeae)
Gonorrhoe (Tripper)
Grippaler Infekt (Erkältung)
Grippe (Influenza epidemica)
Gürtelrose (Herpes zoster)
Halsschmerzen
Halsentzündung (Angina)
Halsentzündung (Pharingitis)
Halsentzündung (Tonsilitis)
Halsschmerzen
Haemophilus-Influenza
Hämorrhagie (Blutungen)
Hämorrhagie (Blutstillung)
Hämorrhoidalbeschwerden
Hämorrhoiden
Harnröhrenentzündung
Harnwegsinfektionen
Harnöhrenentzündung (Urethitis)
Hautausschlag
Hautjucken (Pruritus)
Hautkrebs,
Hautpilz
Hautrisse
Hauttuberkulose (Lupus)
Heiserkeit (Raucedo)
Heiserkeit (Rausitas)
Heliosis (Sonnenstich)
Hepatitis
Herpes buccalis (Wangen)
Herpes facialis (Gesicht)
Herpes genitalis (Geschlechtsorgane)
Herpes labiales (Lippenbläschen)

Herpes nasalis (Nase)
Herpes simplex febrilis (Fieberlippenbläschen)
Herpes zoster (Gürtelrose)
Heuschnupfen (Rhinitis allergica)
Hirnhautentzündung (Meningitis)
Hordeulum (Gerstenkorn)
Hornhautverletzungen (Auge)
Husten (Tussis)
Immunschwäche
Impetrigo (Eitrige Hautinfektion)
Infektionen
Influenza epidemica (Grippe)
Insektenbisse
Insektenstiche
Juckreiz am After (Pruritus ani)
Katarrh
Keratitis (Hornhautentzündung)
Keuchhusten (Pertussis)
Kindbettfieber
Kinderlähmung (Polio)
Kolitis
Konkunktivitis (Bindehautentzündung)
Kupferfinnen (Rosazea)
Laryngitis (Rachen / Kehlkopfentzündung)
Lebensmittelvergiftung
Legionärskrankheit (Legionella pneumophilia)
Legionella pneumophilia (Legionärskrankheit)
Lepra
Leukorrhoe (Weißfluss)
Lippenbläschen (Herpes labialis)
Lippenbläschen Herpes simplex)
Lungenentzündung (Pneumonie)
Lupus (Hauttuberkulose)
Lymphangitis (Lymphgefässentzündung)
Lymphgefässentzündung (Lymphangitis)
Lymphknotenentzündung (Adenitis)
Madenwurmerkrankung
Magenschleimhautentzündung (Gastritis)
Malaria

Mandelentzündung (Angina tonsilitis)
Masern (Morbili)
Mastitis nonpuerperalis (Brustdrüsen-
entzündung)
Meningitis (Hirnhautentzündung)
Meniere'sche Krankheit
Meteorismus (Blähungen)
Milchschorf (Crusta lactae)
Mittelohrentzündung (Otitis media)
Morbili (Masern)
Mumps (Parotitis epidemica)
Mundausschlag (Aphten)
Mundgeruch
Mundschleimhautentzündung (Sto-
matitis simplex)
Muskelschmerzen, chronisch (Fibro-
myalgie)
Mykosen (Pilzbefall)
Myxovirus-Influenza
Nachtschweiss
Nagelpilz
Nagelfalzentzündung (Paronychie)
Nahrungsmittelallergien
Nasenkatarrh
Nasenschleimhautentzündung (Rini-
tis)
Nebenhodenentzündung
Nebenhöhlenentzündung (Sinusitis)
*Nierenbeckenentzündung (Gome-
rulonephritis)*
Nervöse Darmbeschwerden
Nervöse Magenbeschwerden
Nervöse Unterleibsbeschwerden
Nesselsucht (Urtikaria)
Neuralgien
Neurasthenie (Erschöpfungszustand)
Neurodermitis
Offene Beine (Ulcus cruris)
Ohrenreißen
Oophoritis (Eierstockentzündung)
Ophthalmie (Augenentzündung)
Otitis media (Mittelohrentzündung)
Oxyuren (Wurmbefall)
Papageienkrankheit
Paradontitis
Paradontitis (eitrige)
Paratyphus
Paronychie (Nagelfalzentzündung)
Parotitis epidemica (Mumps)

persistierende Bronchitis
Pertussis (Keuchhusten)
*Pharingitis (Rachen
/Kehlkopfentzündung)*
Pharingitis (Halsentzündung)
Phlegmone
Pilzbefall (Mykosen)
Pneumonie (Lungenentzündung)
Polio (Kinderlähmung)
Prostataadenom (Prostatavergrö-
ßerung)
Prostatabeschwerden
Prostatavergrößerung (Prostataa-
denom)
Pruritus (Hautjucken)
Psychisch bedingte Durchfälle
Psoriasis (Schuppenflechte)
Pruritus ani (Juckreiz am After)
Rachen-Kehlkopfentzündung
Raucedo (Heiserkeit)
Rausitas (Heiserkeit)
Reise- und Seekrankheit
Reizdarm (Colon irritable)
Rheuma (Chronische Polyarthritis)
Ringelröteln
Ringwürmer
Rhinitis allergica (Heuschnupfen)
Rhinitis (Nasenschleimhautentzün-
dung)
Rippenfellentzündung
Rosazea (Kupferfinnen)
Röteln (Rubeola)
Rubeola (Röteln)
Ruhr
Samonelleninfektion
Salmonellenvergiftung
Salpingitis (Eileiterentzündung)
Scarlatina (Scharlach)
Seborrhoe (vermehrte Talgabson-
derung)
Sepsis (Blutvergiftung)
Scharlach (Scarlatina)
Schnittwunden
Schürfwunden
Schnupfen
Schuppenflechte (Psoriasis)
Schuppung
Schweissbildung, übermässig
Sinusitis (Nebenhöhlenentzündung)

Sodbrennen
Sommerdurchfälle,
Sonnenbrand (Dermatitis solaris)
Sonnenstich (Heliosis)
Soor-Pilzerkrankungen
Spulwurmerkrankung
Sprue
Staphylokokkeninfektion
Stomatitis simplex (Mundschleim-
hautentzündung)
Strahlenpilzerkrankung
Streptokokkeninfektion
Streptomykose
Stressgastritis
Schnitt- und Schürfwunden
Sonnenbrand
Syphilis
Talgabsonderung (Seborrhoe)
Tetanus (Wundstarrkrampf)
therapieresistente Infektionen
Tinnitus
Tonsilitis (Halsentzündung)
Tränensackentzündung
Trigeminusneuralgie (Gesichts-
schmerzen)
Tripper (Gonorrhoe)
Tuberkulose
Tussis (Husten)

Typhus
Ulcus cruris (offene Beine)
Ulcus cruris (Unterschenkelge-
schwür)
Unterschenkelgeschwür (Ulcus cru-
ris)
Urethritis (Harnröhrenentzündung)
Urtikaria (Nesselsucht)
Varizellen (Windpocken)
Verbrennungen (Combustico)
vermehrte Talgabsonderung (Se-
borrhoe)
Veruca (Warzen)
Warzen (Veruca)
Weißfluss (Leukorrhoe)
Windpocken (Varizellen)
Wunden
Wundliegen (Dekubitus)
Wundstarrkrampf (Tetanus)
Wurmbefall (Askariden)
Wurmbefall (Oxyuren)
Zahnbelag (Plaques)
Zahnfleischbluten
Zahnfleischentzündung (Gingivitis)
Zahnfleischschwund
Zeckenbiss
Zystitis (Blasenentzündung)

Kolloidales Silberwasser wird in der Alternativen Medizin und in der Selbstbehandlung gegen Krankheiten angewendet, die durch Immunschwäche, durch Infektionen und durch Parasitenbefall ausgelöst werden.

Es wird in akuten und chronischen Fällen, auch vorbeugend (prophylaktisch) und reinigend angewendet, hat jedoch – wie alle natürlichen und synthetischen Heilmittel – seine Grenzen.

Kolloidales Silber und seine Grenzen:

Bei gravierenden körperlichen und seelischen Störungen, akut oder chronisch, sollte nicht einfach kolloidales Silber angewendet werden, ohne den Hintergrund der Erkrankung zu kennen. Es ist unbedingt ratsam, einen Arzt oder Heilpraktiker aufzusuchen, bevor man mit einer Selbstmedikation und der Einnahme oder Anwendung von kolloidalem Silber beginnt. Auf medizinischen Rat und medizinische Hilfe sollte nicht verzichtet werden, dafür ist der Komplex Gesundheit und Krankheit für medizinische Laien viel zu unübersichtlich und nicht überschaubar.

Großer kSw-Ratgeber:
Kapitel II/2

Beschreibung der äußeren und inneren Anwendung mit kolloidalem Silberwasser

In der Eigenanwendung von kolloidalem Silberwasser erscheint es ratsam, die Art der Vorgehensweise ein wenig zu systematisieren, ähnlich wie ein Arzt oder Heilpraktiker vorgeht, wenn er die Anamnese, also die medizinische Vorgeschichte einer Krankheit, nach den Angaben seines Patienten durchführt.

Der nachstehende Erhebungsbogen (Anwender-Report) soll es dem Anwender von kolloidalem Silber ermöglichen, vor einer Selbstbehandlung bzw. vor einem Besuch bei einem Arzt oder Heilpraktiker die wesentlichen und wichtigen Daten und Angaben seiner Anamnese zu dokumentieren.

Diese Annamese ist für die Stellung der Diagnose und für die weitere Behandlung der vom Arzt oder Heilpraktiker festgestellten körperlichen und/oder seelischen Störung des Patienten von großer Bedeutung.

Die Anamnese ist Bestandteil der Krankenakte, die der Arzt oder Heilpraktiker für und über den Patienten führt, um auch in späteren Zeiten, nach Abschluß der laufenden Behandlung, die relevanten Daten des Patienten und seine Krankengeschichte mit den verordneten Medikamenten und Therapien schnell bei der Hand zu haben.

Der nachfolgende Erhebungsbogen ist ähnlich aufgebaut und liefert dem Anwender von kolloidalem Silberwasser, seinem Arzt bzw. seinem Heilpraktiker aussagefähige Daten über Art und Umfang der körperlichen Störungen, vorhandene Diagnosen, bereits früher eingeleitete Heilmaßnahmen, verschriebene Medikamente und gibt Auskunft über die bisherige Anwendung mit kolloidalem Silberwasser.

Weiterhin kann man dem Erhebungsbogen des Anwenders entnehmen, ob und mit welchen Geräten er sein kolloidales Silberwasser selbst hergestellt hat.

Erhebungsbogen (Anwender-Report):

Name des Anwenders: .... **Alter:** ....

Vorgeschichte: ....

....

....

Beschreibung der Krankheit: ....

....

....

Zustand der Krankheit: ☐ akut

☐ chronisch

☐ sonstiges

Beschreibung der Symptome:

....

....

....

Beschreibung der Beschwerden:

....

....

....

Ärztliche Diagnosen:

....

....

....

Diagnose des Heilpraktikers: ....

Krankenhausunterlagen: ....

Blutbild erstellt: ☐ ja ☐ am (Datum) .... ☐ nein

Blutbild überprüft: ☐ ja ☐ am (Datum) .... ☐ nein

Behandlung mit kS/kSw:

Markennahme des verwendeten kSw: ....

Eigenherstellung des kSw: ....

Behandlung mit kSw begonnen: am .... Tag ....

Behandlung mit kSw beendet: am .... Tag ....

Konzentration des kSw in ppm:

☐ 05 ppm ☐ 15 ppm ☐ 20 ppm
☐ 25 ppm ☐ 30 ppm ☐ 40 ppm
☐ 50 ppm ☐ 80 ppm ☐ 100 ppm

Verdünnung des kSw auf ppm: ....

Dosierung des kSw: ml. ....

Anwendung:

Anwendungsform des kS/kSw: ☐ innerlich ☐ äußerlich ☐ sonstiges

Art der Anwendung von kS/kSw: ☐ Lösung ☐ Tropfen ☐ Sa be

☐ Spray ☐ sonstiges

Art der Anwendung von kS/kSw: ☐ oral ☐ rektal

☐ vaginal ☐ topikal

Dauer der Anwendung mit kS/kSw: ☐ .... Tage ☐ .... Wochen

☐ .... Monate ☐ .... Jahre

Tägliche Dosis an kS/kSw: ....

Menge des eingenommenen kSw in ml: ....

Menge des eingenommenen kS in mg: ....

Prophylaktische Einnahme von kS/kSw: ....

Prophylaktische Dosis von kS/kSw: ....

Dauer der prophylaktischen Anwendung: ....

Nebenwirkungen: ....

Aufgetretene Nebenwirkungen: ....

In der Behandlung akuter Symptome: ....

In der Behandlung chronischer Symptome: ....

In der Prophylaxe: ....

Herstellungsprozess des kS/kSw:

Verwendeter Silbergenerator: ....

Verwendete Stromart: ☐ Gleichstrom   ☐ Wechselstrom

Verwendete Stromspannung: ☐ ....   ☐ keine Angaben

Verwendete Stromstärke: ☐ ....   ☐ keine Angaben

Verwendete Silberart/Silberqualität: ☐ 99,99 %   ☐ keine Angaben

Verwendetes Wasser: ☐ destilliertes Wasser ☐ gereinigtes Wasser

               ☐ keine Angaben

Dauer des Herstellungsprozesses: .... ☐ (Minuten) .... ☐ (Stunden)

Sonstige Angaben: ....

....
(Ort/Datum)   *(Unterschrift)*

Innere und äußere Anwendung von ksW:

Die Beschreibung der äußeren und inneren Anwendung mit kolloidalem Silberwasser bei einigen ausgewählten Krankheiten und körperlichen Störungen verschiedener Formenkreise kann angesichts der großen Anzahl möglicher Formen der Beschwerden nur exemplarischen Charakter haben. Es ist ratsam und dringend erforderlich, vor einer Selbstbehandlung mit kolloidalem Silberwasser einen Arzt oder Heilpraktiker aufzusuchen und gemeinsam die Behandlung abzustimmen.

Zur Information:

Eine Lösung von 40 ppm Silberwasser auf einem Teelöffel (5 ml), entspricht einer Silbereinnahme von 200 µg Silber.

Die gleiche Silbermenge (200 µg) nehmen Sie ein, wenn Sie Silberwasser mit 1 ppm in einem Glas mit 200 ml einnehmen.

Eine ausführliche Umrechnungstabelle finden Sie auf der Seite 211.

Erkrankungen im Bereich des Auges:

Entzündungen:

Anwendung mit kSw (äusserlich):

1 Teelöffel kSw mit 25 ppm zum Spülen des Auges morgens, mittags, abends.

Alternativ: 5 Tropfen kSw mit 25 ppm mit Pipette morgens, mittags, abends in das Auge applizieren.

oder mit dem Inhalt 1 Teelöffels mit 25 ppm dreimal am Tag das Auge spülen.

Anwendung mit kSw (innerlich):

2-3 Teelöffel kSw täglich mit 25 ppm vor dem Essen einnehmen.

Ermüdung:

<u>Anwendung mit kSw (äusserlich):</u>

1 Teelöffel kSw mit 25 ppm zum Spülen des Auges morgens und abends.

Alternativ: 5 Tropfen kSw mit 25 ppm mit Pipette morgens und abends in das Auge applizieren.

oder mit dem Inhalt 1 Teelöffels mit 25 ppm dreimal am Tag das Auge spülen.

Erkrankungen im Bereich der Atemwege:

Erkältung:

<u>Anwendung mit kSw (innerlich):</u>

1-2 Teelöffel kSw zweimal täglich mit 30 ppm in sublingualer Technik einnehmen.

<u>Anwendung mit kSw (äusserlich):</u>

Alternativ: 5 Tropfen kSw mit 40-50 ppm mit Pipette morgens, mittags, abends in die Nase und (wenn nötig) in die Augen applizieren.

Grippe:

<u>Anwendung mit kSw (innerlich):</u>

1-2 Esslöffel kSw dreimal täglich mit 30 ppm in sublingualer Technik einnehmen.

Halsentzündung/Heiserkeit:

<u>Anwendung mit kSw (innerlich):</u>

1-2 Esslöffel kSw zweimal täglich mit 30 ppm zum Gurgeln.

2 Teelöffel kSw mit 25 ppm morgens, mittags, abends in sublingualer Technik einnehmen.

Husten:

<u>Anwendung mit kSw (innerlich):</u>

2 Teelöffel kSw mit 25 ppm morgens, mittags, abends in sublingualer Technik einnehmen. Gfs.: 1-2 Esslöffel kSw zweimal täglich mit 30 ppm zum Gurgeln.

Stirn- und Nebenhöhlenentzündung:

<u>Anwendung mit kSw (innerlich):</u>

2-3 Teelöffel kSw zweimal täglich mit 30 ppm in sublingualer Technik einnehmen.

<u>Anwendung mit kSw (äusserlich):</u>

5 Tropfen kSw mit 40-50 ppm mit Pipette morgens, mittags, abends örtlich auftragen und gut einreiben.

Mandelentzündung:

<u>Anwendung mit kSw (innerlich):</u>

2 Esslöffel kSw zweimal täglich mit 30 ppm zum Gurgeln.

1 Teelöffel kSw mit 25 ppm morgens, mittags, abends in sublingualer Technik einnehmen.

Schnupfen:

<u>Anwendung mit kSw (innerlich):</u>

2-3 Teelöffel kSw zweimal täglich mit 25 ppm mit Flüssigkeit zum Gurgeln einsetzen.

<u>Anwendung mit kSw (äusserlich):</u>

Alternativ: 5 Tropfen kSw mit 25 ppm mit Pipette morgens, mittags, abends in die Nase und (wenn nötig) in die Augen applizieren.

Mundentzündungen:

<u>Anwendung mit kSw:</u>

2-3 Teelöffel kSw täglich morgens, mittags und abends mit 25-30 ppm als Mundspülung einsetzen,

2-3 Teelöffel kSw täglich morgens, mittags und abends mit 40-50 ppm in sublingualer Technik einnehmen,

5 Tropfen kSw mit 25-30 ppm örtlich morgens, mittags und abends auf die Zunge applizieren und im Mund behalten, dann ausspeien.

Zahnfleischentzündungen:

Anwendung mit kSw:

2-3 Teelöffel kSw täglich morgens, mittags und abends mit 25-30 ppm in einer kombinierten Technik aus Gurgeln, Mundspülen und „Zähne-ziepsen" einsetzen.

Erkrankungen im Bereich der Haut:

Abzess:

Anwendung mit kSw (äusserlich):

5 Tropfen kSw mit 25 ppm am Entzündungsort morgens, mittags, abends auftragen und vorsichtig einreiben.

Anwendung mit kSw (innerlich):

3-4 Teelöffel kSw täglich mit 25 ppm in sublingualer Technik vor dem Essen einnehmen.

Hautausschlag:

Anwendung mit kSw (äusserlich):

5 Tropfen kSw mit 50 ppm am Entzündungsort morgens, mittags, abends auftragen und vorsichtig einreiben.

Anwendung mit kSw (innerlich):

1-2 Teelöffel kSw täglich mit 25 ppm sublingual vor dem Essen einneh-men.

Furunkel:

Anwendung mit kSw (äusserlich):

5 Tropfen kSw mit 30-50 ppm am Entzündungsort morgens und abends auftragen und vorsichtig einreiben, alternativ eine mit 10-30 ppm getränkte Kompresse/Binde applizieren.

Anwendung mit kSw (innerlich):

1-2 Teelöffel kSw täglich morgens und abends mit 5 ppm in sublingualer Technik vor dem Essen einnehmen.

Fusspilz:

Anwendung mit kSw (äusserlich):

5 Tropfen kSw mit 50 ppm örtlich morgens und abends auftragen und einreiben.

Anwendung mit kSw (innerlich):

1-2 Teelöffel kSw täglich morgens und abends mit 5 ppm in sublingualer Technik vor dem Essen einnehmen.

Nagelpilz:

Anwendung mit kSw (äusserlich):

Die befallenen Partien der Füsse oder Hände einmal täglich über einen Zeitraum von 21 Tagen in einer Suspension aus kolloidalem Silberwasser mit 30-50 ppm wässern und baden.

Anwendung mit kSw (innerlich):

1-2 Teelöffel kSw täglich morgens und abends mit 5 ppm in sublingualer Technik vor dem Essen einnehmen.

Hautjucken:

Anwendung mit kSw (äusserlich):

5 Tropfen kSw mit 25-30 ppm örtlich morgens, mittags und abends auftragen und vorsichtig einreiben.

1-2 Teelöffel kSw täglich morgens und abends mit 5 ppm in sublingualer Technik vor dem Essen einnehmen.

Hautpilz:

Anwendung mit kSw (äusserlich):

5 Tropfen kSw mit 25-30 ppm örtlich morgens, mittags und abends auftragen und vorsichtig einreiben.

Anwendung mit kSw (innerlich):

1-2 Teelöffel kSw täglich morgens und abends mit 5 ppm in sublingualer Technik vor dem Essen einnehmen.

Neurodermitis:

Anwendung mit kSw (innerlich):

1-2 Esslöffel kSw täglich morgens und abends mit 5 ppm in sublingualer Technik vor dem Essen einnehmen.

Anwendung mit kSw (äusserlich):

10 Tropfen kSw mit 25-30 ppm örtlich morgens, mittags und abends auftragen und vorsichtig einreiben,

Psoriasis:

Anwendung mit kSw (innerlich):

1-2 Esslöffel kSw täglich morgens und abends mit 5 ppm in sublingualer Technik vor dem Essen einnehmen.

Anwendung mit kSw (äusserlich):

5 Tropfen kSw mit 25-30 ppm örtlich morgens, mittags und abends auftragen und vorsichtig einreiben.

Erkrankungen im Bereich des Urogenitaltraktes:

Harnröhrenentzündung:

Anwendung mit kSw (innerlich):

1-2 Esslöffel kSw täglich morgens, mittags und abends mit 25-30 ppm in sublingualer Technik vor dem Essen einnehmen.

Anwendung mit kSw (äusserlich):

5 Tropfen kSw mit 25-30 ppm örtlich morgens, mittags und abends auftragen und vorsichtig einreiben.

Prostatabeschwerden:

Anwendung mit kSw (innerlich):

1-2 Esslöffel kSw täglich morgens, mittags und abends mit 25-30 ppm in sublingualer Technik vor dem Essen einnehmen.

Nierenbeckenentzündung:

Anwendung mit kSw (innerlich):

3-4 Esslöffel kSw täglich morgens, mittags und abends mit 25-30 ppm in sublingualer Technik vor dem Essen einnehmen.

Erkrankungen im Bereich des Verdauungstraktes:

Darmentzündung:

Anwendung mit kSw (innerlich):

3-4 Esslöffel kSw täglich morgens, mittags und abends mit 25-30 ppm in sublingualer Technik vor dem Essen einnehmen.

Durchfall:

Anwendung mit kSw (innerlich):

2-3 Esslöffel kSw täglich morgens, mittags und abends mit 25-30 ppm in sublingualer Technik vor dem Essen einnehmen.

Magenbeschwerden:

Anwendung mit kSw (innerlich):

5-6 Esslöffel kSw täglich morgens, mittags und abends mit 25-30 ppm in sublingualer Technik vor dem Essen einnehmen.

Erkrankungen im Bereich der Muskeln und Weichteile:

Gelenkschmerzen:

Anwendung mit kSw (innerlich):

1-2 Esslöffel kSw täglich morgens und abends mit 25-30 ppm in sublingualer Technik vor dem Essen einnehmen.

Anwendung mit kSw (äusserlich):

5 Tropfen kSw mit 25-30 ppm örtlich morgens, mittags und abends auftragen und vorsichtig einreiben.

Gesichtsreissen:

Anwendung mit kSw (äusserlich):

5 Tropfen kSw mit 25-30 ppm örtlich morgens, mittags und abends auftragen und vorsichtig einreiben.

Muskelschmerzen:

Anwendung mit kSw (innerlich):

2-3 Esslöffel kSw täglich morgens und abends mit 25-30 ppm in sublingualer Technik vor dem Essen einnehmen.

Anwendung mit kSw (äusserlich):

5 Tropfen kSw mit 25-30 ppm örtlich morgens, mittags und abends auftragen und vorsichtig einreiben.

Rheumatische Beschwerden:

Anwendung mit kSw (innerlich):

2-3 Esslöffel kSw täglich morgens, mittags und abends mit 25-30 ppm in sublingualer Technik vor dem Essen einnehmen.

Anwendung mit kSw (äusserlich):

5 Tropfen kSw mit 25-30 ppm örtlich morgens, mittags und abends auftragen und vorsichtig einreiben.

Andere Erkrankungen und körperliche Störungen:

Erschöpfungszustände:

Anwendung mit kSw (innerlich):

2-3 Esslöffel kSw täglich morgens und abends mit 25-30 ppm in sublingualer Technik vor dem Essen einnehmen.

Fieber:

Anwendung mit kSw (innerlich):

2-3 Esslöffel kSw täglich morgens, mittags und abends mit 25-30 ppm in sublingualer Technik vor dem Essen einnehmen.

Anwendung mit kSw (äusserlich):

5 Tropfen kSw mit 25-30 ppm im Brustbereich örtlich morgens, mittags und abends auftragen und vorsichtig einreiben.

Schwächezustände:

Anwendung mit kSw (innerlich):

2-3 Teelöffel kSw täglich morgens, mittags und abends mit 25-30 ppm in sublingualer Technik vor dem Essen einnehmen über einen Zeitraum von 21-28 Tagen.

Hinweis zur kombinierten Behandlung (Blutreinigung und kolloidales Silberwasser):

An dieser Stelle weisen wir auf die Anwendung der Beck-Protokolle und die mögliche Therapiekombination von Blutelektrifizierung und Silberkur wie folgt hin:

Die Kur mit kolloidalem Silberwasser kann durch eine vorgeschaltete Blutelektrifizierung mit dem Beck-Zapper intensiviert werden, denn Dr. Robert C. Beck empfiehlt in seinen Beck-Protokollen die Kombination der vorgenannten Heilmethoden.

Sofern Blutzapper und kolloidales Silber in Kombination angewendet werden, sollte der Anwender erst die Blutreinigung mit dem Beck-Zapper durchführen und einige Zeit danach mit der Silberkur beginnen.

Mit der innerlichen oder/und äußerlichen Anwendung von kolloidalem Silberwasser ist während oder nach Beendigung der Blutelektrifizierung mit dem Beck-Zapper zu beginnen und über den geplanten und thera-peutisch erforderlichen Zeitraum der Silbertherapie fortfahren.

Zu beachten ist, dass bei Durchführung der Blutreinigung mit dem Beck-Zapper und der anschließenden Einnahme von kolloidalem Silberwasser die Dosierungen des kSw reduziert werden sollten.

Großer kSw-Ratgeber:
Kapitel II/3

Dosierung des kolloidalen Silberwassers

★ Anmerkung:

In Deutschland ist kolloidales Silber ein zulassungspflichtiges Heilmittel, also ein Medikament bzw. ein Arzneimittel im Sinne des AMG (Arzneimittelgesetzes). Es darf daher nur von zugelassenen Pharmaunternehmen, medizinischen Labors, Apotheken und tierärztlichen Labors hergestellt und für den Fremdgebrauch und die Anwendung (an Menschen und Tieren) vertrieben werden.

Dem privaten Anwender von kolloidalem Silber ist es jedoch nicht untersagt, kolloidales Silber bzw. kolloidales Silberwasser für den eigenen Gebrauch herzustellen und/oder an sich anzuwenden.

An anderen Menschen, Tieren und Pflanzen darf kolloidales Silber bzw. kolloidales Silberwasser ausschliesslich zu experimentellen Zwecken eingesetzt und angewendet werden.

☞ Zu beachten ist für den Anwender folgendes:

Das kolloidale Silber sollte nicht über einen langen Zeitraum und nicht exzessiv eingenommen werden, denn eine übermässig-permanente Dosierung kann zu Ver-und Entgiftungsproblemen führen.

Der Anwender sollte sich beim Auftreten von gesundheitlichen Problemen und körperlichen Störungen unverzüglich an einen Arzt, Heilpraktiker oder eine Klinik wenden.

Das kolloidale Silberwasser sollte möglichst immer nüchtern genommen werden.

Konzentration von Silber in kolloidalem Silberwasser:

Die Konzentration des Silbers im kolloidalen Silberwasser wird in Teilen per Millionen, im angloamerikanischen Raum mit „parts per million", Kurzbezeichnung „ppm", gemessen. Die Angabe „parts per million" bezieht sich auf die Anzahl der Wirkstoffanteile auf 1 Million Lösungsanteile. Der Wert ppm ist ein Vergleichsmaß und leitet keine direkte Aussage über die Menge des im Silberwasser enthaltenen kolloidalen Silbers ab.

(Siehe dazu die ausführliche Tabelle auf der Seite 211).

In der weltweiten Alternativen Medizin rund um das kolloidales Silber gibt es – wie auch in anderen Disziplinen – verschiedene Auffassungen, wie, wann, wie oft, wie lange, in welchen Dosierungen und in welchen Konzentrationen kolloidales Silber eingenommen werden sollte.

In diesem Handbuch sind aus den zahllosen Dosierungsvorschlägen, die in der Alternativen Silbermedizin kursieren, in der Praxis vorherrschende Angaben über die Dosierung von kolloidalem Silber aufgeführt, wobei an dieser Stelle keine Gewähr für die Richtigkeit und Unbedenklichkeit der nachfolgend aufgeführten Dosierungsangaben übernommen wird.

Dosierungen von kolloidalem Silberwasser bei einer Silberkur:

A. Niedrige Dosierungen:

Einnahme:	einmal täglich.
Einnahmetermin:	morgens vor dem Essen.
Dosierung:	10–20 ml kolloidales Silberwasser einmal täglich mit 10-20 ppm kS.
Entspricht in etwa:	10-20 ml je Einnahme.
Entspricht in etwa:	10–20 ml kolloidales Silberwasser täglich.
Anwendungsdauer:	etwa 7–10 Tage bei akuten Beschwerden.
Anwendungsdauer:	etwa 14–30 Tage bei chronischen Beschwerden.
Anwendungsdauer:	etwa 90 Tage bei der Prophylaxe.
Anwendungspause:	nach Ablauf der Anwendung bzw. Prophylaxe.

B. Mittlere Dosierungen:

Einnahme:	zweimal täglich.
Einnahmetermine:	morgens und abends vor dem Essen.
Dosierung:	30 – 40 ml kolloidales Silberwasser zweimal täglich mit 20-30 ppm kS.
Entspricht in etwa:	30-40 ml je Einnahme.
Entspricht in etwa:	60-80 ml kolloidales Silberwasser täglich.
Anwendungsdauer:	etwa 7-10 Tage bei akuten Beschwerden.
Anwendungsdauer:	etwa 14–30 Tage bei chronischen Beschwerden.
Anwendungsdauer:	etwa 90 Tage bei der Prophylaxe.
Anwendungspause:	nach Ablauf der Anwendung bzw. Prophylaxe.

C. Hohe Dosierungen:

Einnahme:	dreimal täglich.
Einnahmetermine:	morgens, mittags, abends vor dem Essen.
Dosierung:	50-60 ml kolloidales Silberwasser dreimal täglich mit 30-40 ppm kS.
Entspricht in etwa:	50-60 ml je Einnahme.
Entspricht in etwa:	150-180 ml kolloidales Silberwasser täglich.
Anwendungsdauer:	etwa 3-5 Tage bei akuten Beschwerden.
Anwendungsdauer:	etwa 7-10 Tage bei chronischen Beschwerden.
Anwendungsdauer:	keine Indikation für eine Prophylaxe.
Anwendungspause:	nach Ablauf der Anwendung.

D. Höhere Dosierungen:

Einnahme:	dreimal täglich
Einnahmetermine:	morgens, mittags, abends vor dem Essen.
Dosierung:	60–70 ml kolloidales Silberwasser dreimal täglich mit 50-60 ppm kS.

Entspricht in etwa:	60-70 ml je Einnahme.
Entspricht in etwa:	180-210 ml kolloidales Silberwasser täglich.
Anwendungsdauer:	etwa 3-5 Tage bei akuten Beschwerden.
Anwendungsdauer:	keine Indikation bei chronischen Beschwerden.
Anwendungsdauer:	keine Indikation für eine Prophylaxe.
Anwendungspause:	nach Ablauf der Anwendung.

E. Sehr hohe Dosierungen:

Einnahme:	dreimal täglich.
Einnahmetermine:	morgens, mittags, abends vor dem Essen.
Dosierung:	70-80 ml kolloidales Silberwasser täglich mit 70-80 ppm kS.
Entspricht in etwa:	70-80 ml je Einnahme.
Entspricht in etwa:	210-240 ml kolloidales Silberwasser täglich.
Anwendungsdauer:	etwa 3-5 Tage bei akuten Beschwerden.
Anwendungsdauer:	keine Indikation bei chronischen Beschwerden.
Anwendungsdauer:	keine Indikation für eine Prophylaxe.
Anwendungspause:	nach Ablauf der Anwendung.

Anmerkungen zu Konzentration und Tagesdosis von kS:

Wird kolloidales Silberwasser angewendet (bei Erwachsenen oder Kindern), sollte bei der eingenommenen Tagesdosis von kolloidalem Silber folgendes beachtet werden:

Die empfohlene Dosis Silber wird von der EPA als „Reference Dose" (RFD) bezeichnet und kennzeichnet den täglichen, mit der Nahrung und dem Trinkwasser zu sich genommenen Höchstwert an Silber, der selbst bei lebenslanger Einnahme zu keinen gesundheitlichen Risiken und Schädigungen führen soll. Der aktuelle RFD (empfohlene Dosis) von oral eingenommenem Silber beträgt nach den Empfehlungen der EPA

(„Enviroment Protection Agency") 5 Mikrogramm (µg) pro Kilogramm Körpergewicht pro Tag.

Nach den EPA-Ermittlungen sollte ein Erwachsener von 75 kg Körpergewicht nicht mehr als 350 Mikrogramm (µg) Silber täglich zu sich nehmen, basierend auf den Werten des RFD (Reference Dose) von 5 Mikrogramm (µkg) pro Kilo pro Tag.

Die empfohlene Dosis von oral eingenommenem kS bei Kindern sollte sich in etwa nach dem Körpergewicht und einer Dosis von 5 Mikrogramm pro kg Körpergewicht täglich richten, wobei die Dosis – je nach Alter, Gewicht und Konstitution des Kindes – mit einem Abzug von 30-50 % entsprechend verringert werden sollte.

Anmerkung: Siehe auch die detaillierten Ausführungen und Tabellen in Teil III, Kapitel III/1 ff. dieses Handbuches.

Großer kSw-Ratgeber:
Kapitel II/4

Beschreibung der Risiken und Nebenwirkungen von kolloidalem Silber

Risiken bei der Einnahme von kS:

Die konservative Schulmedizin rät wegen beträchtlicher Risiken und unbelegtem Nutzen von der Einnahme und/oder Anwendung von bestimmten Silberpräparaten, kolloidalem Silber und Nahrungsergänzungsmitteln, die kolloidales Silber enthalten, dringend ab und verweist auf angeblich/tatsächlich vorhandene Nebenwirkungen und Risiken wie irreversible Argyrie, Geschmacksstörungen, Geruchsempfindlichkeiten, zerebrale Krampfanfälle und Missbildungen bei Neugeborenen.

Dazu führt die Schulmedizin folgendes aus:

Graue Schleimhautverfärbung:

Die Verfärbung der Haut und der Schleimhäute durch eine Argyrie ist irreversibel und kann nicht behandelt werden. Die graue Hautverfärbung bleibt dem Träger der Argyrie das ganze Leben lang erhalten. Zusätzlich zur Argyrie können bei Silberabusus (Missbrauch) durch die Einnahme von sehr hohen Silberdosen erhebliche neurologische und internistische Körperschäden auftreten.

Argyrie-Fall:

In der klinischen Literatur ist ein Fall bekannt, wo einer Patientin über einen Zeitraum von 9 Jahren insgesamt 124 Gramm Silbernitrat verabreicht wurden. Das führte zu einer schweren, irreversiblen Argyrie mit der typischen Grauverfärbung der Haut und Schleimhäute und zu ausgeprägten neurologischen Symptomen.

Das der Patientin verabreichte Silbernitrat (es war kein kolloidales Silber) neigte dazu, sich mit Schwefel im Verhältnis zum anorganischen Ag_2S zu verbinden, was zu den beschriebenen neurologischen Störungen und zu Ablagerungen von Schwefelkörnchen im Körpergewebe und in den Nervenzellen geführt haben soll.

Argyrie, leichte:

Wenn Menschen dauerhaft den Einwirkungen von Silber ausgesetzt sind, zum Beispiel die Bergleute in den Silberminen oder die Benutzer von Silberbestecken, kann es durch den Dauergebrauch zu einer Argyrie in leichter, abgeminderter Form kommen, die auch mit Grauverfärbungen der Haut einhergehen kann.

Argyrie, schwere:

Durch die länger andauernde orale (innere) oder topikale (örtliche, äussere) Einnahme von Silberpräparaten kann es nach Aussagen der Schulmedizin zu einem irreversiblen Phänomen kommen, das als „Argyrie" bezeichnet wird.

Argyrie ist eine schwere und nicht behandelbare Schiefergrau-Verfärbung der Schleimhäute und der Haut und wird verursacht durch die Einlagerung von Silbersalzen in den Organen des menschlichen Körpers, wodurch es – wie erwähnt – zu schweren Organ- und Hautschäden kommen kann.

Ob nicht nur die in bestimmten Silberlösungen enthaltenen toxischer Silbersalze, sondern auch die in kolloidalem Silberwasser enthaltener Silberionen und Silberradikale bei Missbrauch eine schwere Argyrie verursachen können, ist leider noch nicht durch randomisierte klinische Studien (randomisiert: aus einer Gesamtheit von Studien ausgewählt) nachgewiesen worden.

Argyriestudien:

In einigen der einschlägigen Argyriestudien wird konstatiert, dass bereits die Einnahme einer einzigen Dosis von 4 Gramm Silber zu einer Argyrie geführt haben soll; andere Studien erwähnen ungleich höhere Initialeinnahmen von Silber. In den Studien wird auf Silbernitrat abgehoben, nicht auf kolloidales Silber, dass nach Auffassung der kS-Befürworter im Gegensatz zu Silbernitrat über keine (oder fast keine) Nebenwirkungen verfügen soll.

Argyrie-Warnung der FDA:

Weil nicht alle der vor 1938 zugelassenen Silberpräparate aus „true colloidal silver", sondern zum Teil aus chemisch erzeugtem Silber hergestellt worden waren, (wobei die Größe der Silberpartikel, die Wirksamkeit des Silberkolloids und die Toxizität von Präparat zu Präparat stark schwankten), stufte die FDA aus diesem Grund bestimmte Silberpräparate mit stark ätzenden Konzentrationen als „not safe", als „nicht sicher", ein und warnte die Anwender vor dem Auftreten von Nebenwirkungen, insbesondere vor der Argyrie, wobei in den Statements der FDA nicht dezidiert zum Ausdruck kam, dass nicht das „kolloidale Silber", sondern Silbernitratpräparate von der Warnung betroffen waren.

Anmerkung: Siehe auch die detaillierten Ausführungen und Tabellen in Teil III, Kapitel III/1 ff. dieses Handbuches.

Großer kSw-Ratgeber:
Kapitel II/5

Silber in der Naturheilkunde und in der Homöopathie

Die Schamanen der Vorzeit, die Alchimisten des Mittelalters und die Esoteriker der Neuzeit verbanden und verbinden mit dem Edelmetall „Silber" magische Heilkräfte und metaphysische Eigenschaften.

Silber – so sagten die griechischen Heilkundler – sei von Hypnos und Morpheus dazu ausersehen, in den schlafenden Menschen grosse Dinge zu vollbringen, denn es wirke tief auf das Unbewusste des Menschen ein, schlösse die Türen der Seele auf und versetze die verborgenen Kräfte in den Stand, die regenerativen Prozesse der Heilung im kranken Menschen einzuleiten.

Silber ist daher nicht nur für die griechischen Heilkundigen, sondern auch für ihre Apologeten, die Schamanen, Medizinmänner, Alchimisten und nicht zuletzt für die Vertreter der Alternativen Medizin, ein universelles Lebenselixier, ein nie versiegender Jungbrunnen für Seele, Körper und Geist.

Schon Paracelsus, der universelle Heiler, prägte den Satz: „Silber ist das beste Heilmittel für das Gehirn!"

Silber in der Naturheilkunde:

Seit vielen Jahrzehnten wenden Naturheilkundler (Ärzte, Heilpraktiker Heiler etc.) bestimmte silberhaltige und nichtsilberhaltige Präparate als Einzel- oder Kombinationspräparate in der Alternativen Medizin und der Naturheilkunde an, um bestimmte Krankheiten und Störungen zu lindern oder gar zu heilen.

Es gibt eine Reihe von bewährten und wirksamen naturheilkundlichen Präparaten und Silberpräparaten, die als Ergänzungsmittel mit ihren Zusammensetzungen und Indikationen nachfolgend aufgeführt werden:

„Argentum metallicum und Natrium muriaticum":

Ist eine Präparatkombination, die in der Silbertherapie (auch) als Ergänzungsmittel gegen seelische Störungen bei Kleinkindern eingesetzt wird.

„Betulas alba" (Birke):

Unterstützt mit seiner entgiftenden Wirkung (als Tee genossen) die Ausscheidungskraft von Silber, wirkt durch indirekte und direkte Drainagewirkung über das Immunsystem auf die Nieren.

„Bryophyllum argento cultum":

Wird aus der Pflanze Keimzumpe gewonnen und wirkt als Schlafmittel.

„Calcium carnonicum und Silber":

Ist eine Präparatkombination, die in der Silbertherapie (auch) als Ergänzungsmittel gegen seelische und körperliche Entwicklungsstörungen bei Kleinkindern und Kindern eingesetzt wird.

„Calcium carbonicum":

Wird (auch) als Ergänzungsmittel in der Silbertherapie bei der Behandlung von Angstzuständen eingesetzt.

„Chamomilla comp".:

Sind Fieberzäpfchen auf Silberbasis zur Anwendung bei Kindern.

„Iscador M. c. Argentum":

Ist ein aus der Apfelmistel gewonnenes Präparat und wird in der Silbertherapie (auch) als Ergänzungsmittel bei der Behandlung von Nervenleiden und in der Tumortherapie eingesetzt.

„Levico comp".:

Ist ein arsenhaltiges Mineralwasser und wird in der Silbertherapie in bestimmten Potenzen (auch) als Ergänzungsmittel bei der Behandlung von Angst- und Erschöpfungszuständen eingesetzt.

„Silicea, Quarz und Silber":

Ist eine Präparatekombination, die in der Silbertherapie (auch) als Ergänzungsmittel gegen Nervenstörungen bei Kindern eingesetzt wird.

„Viscum album":

Ist ein aus der Mistel gewonnenes Präparat und wird in der Silbertherapie (auch) als Ergänzungsmittel bei der Behandlung von Nervenleiden und in der Tumortherapie eingesetzt.

Silber in der Homöopathie:

Die klassische Homöopathie hält in drei Potenzgruppierungen eine Reihe von so genannten „Potenzen" (Dilutionen, Verdünnungen) bereit, um bestimmte Wirkstoffe in bestimmten Verdünnungen (Potenzen) in den Gesundungsprozess einfliessen zu lassen.

Die Tiefpotenzen (D6/D12):

Besitzen organotrope anregende Wirkung, fördern die Respiration, stärken das vegetative Nervensystem.

Die Mittelpotenzen (D12/D15):

Wirken allgemein ausgleichend auf seelische Prozesse ein, haben funktiotrope Wirkung; Potenzstufe der Wahl, insbesondere zu Beginn einer Silbertherapie.

Die Hochpotenzen (D20/D30):

Besitzen konstitutiotrope Wirkung, sind Fieber senkend, beeinflussen Haut- und Nervensystem, steigern die Ausscheidungen.

Homöopathische Silberpräparate:

Es gibt eine Reihe von bewährten und wirksamen homöopathischen Silberpräparaten, die nachfolgend mit ihren Potenzen und Indikationen aufgeführt werden:

„Argentum und Rohrzucker":

Amp.; Glob.;

Argentum metallicum D 5; Saccharum, Sacchari D 9.

Indikationen:

Für die Anregung, bei Erschöpfungs- und Verkrampfungszuständen.

„Bryophyllum comp".:

Amp.; Glob.,

Argentum metallicum D5; Bryophyllum D3; Uterus bovi D5.

Indikationen:

Bei Unruhe- und Erregungszuständen, hysterischen Zuständen, PMS.

„Bryophyllum Argentum cultum":

Dil.; Amp.; D2/D3.

Mit Silber gedüngte Keimzumpe.

Indikationen:

Bei Angstzuständen, hysterischen Zuständen, Schlafstörungen.

„Bryophyllum Argentum cultum":

Rh.; Dil.;

Ohne Alk.

Indikationen:

Bei Angstzuständen, hysterischen Zuständen, Schlafstörungen.

„Cerebretik":

Dil.;

Argentum nitr.; Argentum coll.; Tabac. in spagirischer Zubereitung.

Indikationen:

Bei Migränezuständen, Nervenschwäche, Schlafstörungen, zur Beruhigung.

„Meta Kaveron":

Kava-Kava D2; Mandragora D6; Argentum nitr. D5; Sumb. mosch. D2.

Indikationen:

Nervöse Organstörungen, Erregungs- und Erschöpfungszustände.

„Neu-regen":

Dil.;

Arg. nitr. D6; Chin. D4; Con. D4; Nux. vom. D4; Staph. D6; Avea sat.; Ginseng; Kava-Kava.

Indikationen:

Bei geistigen und körperlichen Erschöpfungszuständen.

„Robinia comp".:

Amp.; Glob.;

Arg. nitr. D5; Natr. phas. D9; Tabac. D5; Robinia D3; Nux. vom. D 9.

Indikationen:

Bei neurotischen Magenstörungen, Gastritis, Sodbrennen.

„Somucupin":

Dil.

Arg. nitr. D4; Aurum chlor. D4; Coff. D10; Staph. D4; Zinc. val. D5; Aven sat.; Esch. cal.; lac. vir.

Indikationen:

Bei Ein- und Durchschlafstörungen.

„Trienoct".:

Dil.;

Arg. nitr. D4; Ars. jod. D4; Caust. D4; Rhus. arom. D4; Sabal ser. D2; Zinc. val. D5; Hyper.; Plant. maj.

Indikationen:

Bei Reizblase, Inkontinenz, Bettnässen.

Weitere Ergänzungsmittel in der Silbertherapie aus der mineralischen Gruppe sind zum Beispiel gediegenes Silber auf Arsen, Dyskrasit (natürliches Antimonerz), Silber-Antimon.

Anmerkung: Die Bezugsquellen sind in Teil VI, Kapitel VI/1 detailliert aufgeführt.

KAPITEL II/6

Kolloidales Silber und die Anwendung an Tieren

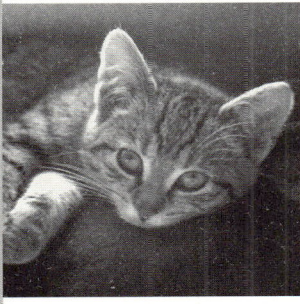

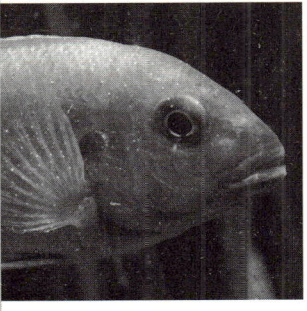

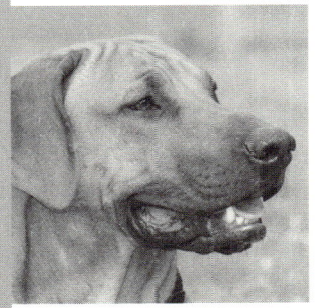

Großer kSw-Ratgeber:
Kapitel II/6

Kolloidales Silber und die Anwendung an Tieren

In den Tierarzt- und Tierheilpraktikerpraxen tauchen vorwiegend Halter von Tieren auf, die sich angesichts der zunehmend verbreiteten Tierkrankheiten große Sorge um ihre Tiere machen. Auch der Tierarzt und Tierheilpraktiker wird – wie sein humanmedizinischer Kollege – bei Tieren mit körperlichen (und psychischen) Störungen und Krankheiten aller Formenkreise konfrontiert.

In der alternativen Tierheilkunde hat kolloidales Silber bei Tierärzten, Tierheilpraktikern und Tierhaltern seit vielen Jahren in den verschiedensten Darreichungsformen seinen festen therapeutischen Platz eingenommen, insbesondere bei der schonenden Behandlung von Infektionskrankheiten und bei Parasitenbefall.

Zunehmend greifen die Tiermediziner zu Mitteln der Alternativen Tiermedizin, insbesondere zum kolloidalen Silberwasser, das als universelles Allzweckheilmittel immer häufiger gegen folgende Tierkrankheiten eingesetzt wird:

Adenitis equorum (Druse)

Afterjucken (Pruritus ani)

Akuter Pilzbefall

Allergien

Atemnot

Aspergillose (Schimmelpilzvergiftung)

Asthma

Atemwegserkrankungen

Augenausfluss

Augenentzündung

Befall mit Giardien

Bindehautentzündung (conjunctivitis)

Bisswunde

Blasenentzündung (Zystitis)

Borreliose

Bronchitis

Candidiasis (Hefepilzbefall)

Candidose (Hefepilzbefall)

Chronische Darmentzündung (occidiosis)

Coryza contagiosa (Druse)

Dämpfigkeit (Lungenemphysem)

Diarrhoe (Durchfall)

Diarrhoe (Escherichia coli-Befall)

Druse (Coryza contagiosa)

Druse (Adenitis equorum)

Durchfall (Diarrhoe)

Entzündete, juckende Augen

Eosinofiel granulom

Erkrankungen der Atem- und Luftwege

Escherichia coli-Befall (Diarrhoe)

Euterentzündung (Mastitis)

Federrupfen

Feline Parvovirose (Katzenseuche)

Fellprobleme

Flohallergie

Französische Mauser (Rennerkrankheit)

Furunkel

Gangrän

Gastritis

Geflügelpest (Vogelgrippe)

Gelenkentzündung (occidiosis)

Geschwür

Haarkleidprobleme

Hautgeschwür

Hautkrankheiten

Hautpilz (Mikrosporie)

Hautprobleme mit Juckreiz

Hefepilzbefall (Candidose)

Hefepilzbefall (Candidiasis)

Hopserkrankheit (Rennerkrankheit)

Hufrehe

Hundebandwurm

Hundetyphus (Leptospirose)

Husten

Infektionen

Insektenbisse

Insektenstiche

Jungtaubenkrankheit)

Kälbergrippe

Katzenleukämie

Katzenleukose

Katzenschnupfen (Rhinitis)

Katzenseuche (Feline Parvovirose)

Katzenseuche (Panleukopenie)

Kontaktallergie

Körpergeruch

Kratzwunde

laufende Nase

Leptospirose (Stuttgarter Hundeseuche)

Leptospirose (Hundetyphus)

Luftsackmykose

Lungenemphysem (Dämpfigkeit)

Maleus (Rotz)

Mastitis (Euterentzündung)

Mauke

Maulentzündung

Maulinfektionen

Mikrosporie (Hautpilz)

Miliaire dermatitis

Mondblindheit

Mundentzündung

Mundgeruch

Mundschleimhautentzündung

Nageltritt

Niesen

Nierenentzündung

Offene Wunden

Ohrenentzündungen (otitis externa)

Ornithose (Papageienkrankheit)

Panleukopenie (Katzenseuche)

Papageienkrankheit (Psittakose)

Papageienkrankheit (Ornithose)

Parasitenbefall

Parvovirusbefall bei Kaninchen

Pferdegrippe

Pilzbefall

Protozoenmyelitis

Psittakose (Papageienkrankheit)

Rennerkrankheit (Französische Mauser)

Rennerkrankheit (Hopserkrankheit)

Rhinitis (Katzenschnupfen)

Rotz (Maleus)

Schimmelpilzvergiftung (Aspergillose)

Schleimhautgeschwür

Schürfwunden

Sommerekzem

Staupe

Strahlfäule

Stuttgarter Hundeseuche (Leptospirose)

Uterusinfektionen

Verdauungsbeschwerden

Vogelgrippe (Geflügelpest)

Vogelschnupfen

Vorhautkatarrh

Wunde

Zahnfleischentzündung

Zeckenbiss

Zwingerhusten

Zystitis (Blasenentzündung)

Eine Reihe der aufgeführten Tierkrankheiten wird von den Tierärzten und Tierheilpraktikern professionell mit kolloidalem Silberwasser behandelt. Das kolloidale Silberwasser wird ins Futter oder ins Trinkwasser gemischt; das lästige orale Verabreichen von Pillen und Tabletten kann bei dieser Methode entfallen, es sind auch keine nervtötenden und mühsamen Anstrengungen mehr nötig, um die Tiere mit Medikamenten und Heilmitteln oral zu versorgen.

Dabei ist jedoch folgendes zu bedenken: Das ins Trinkwasser gegebene kolloidale Silberwasser wird naturgemäss verdünnt; insofern müsste die Dosierung dem Verdünnungsverhältnis angepasst werden, um zu wirken.

Wird das kolloidale Silberwasser dem Futter der Tiere beigemengt, besteht die Gefahr, dass das kolloidale Silberwasser in verhältnismäßig kurzer Zeit an Wirksamkeit verliert; auch hier müsste die Dosis entsprechend erhöht werden.

In der weltweiten Alternativen Tiermedizin rund um das kolloidale Silber gibt es – wie auch in anderen Disziplinen – verschiedene Auffassungen und Glaubensrichtungen, wie, wann, wie oft, wie lange, in welchen Dosierungen und in welchen Konzentrationen kolloidales Silber an Tieren angewendet werden sollte.

In diesem Handbuch sind aus den zahllosen Dosierungsvorschlägen, die in den Anwenderkreisen kursieren, vorherrschende Angaben über die Dosierung von kolloidalen Silber in der Behandlung von Tieren aufgeführt, wobei an dieser Stelle keine Gewähr für die Richtigkeit und Unschädlichkeit der nachfolgend aufgeführten Dosierungsangaben übernommen wird.

Bei der Bemessung der richtigen Dosis des kolloidalen Silberwassers in der Behandlung von mittelgrossen Tieren kann als Faustformel die Dosierung für Kleinst- und Kleinkinder gelten.

Hinweis:

Kolloidales Silberwasser ist ein zulassungspflichtiges Heilmittel; das gilt auch für die Behandlung an Tieren.

Eine erste allgemeine Behandlung mit kolloidalem Silberwasser gegen Krankheiten bei Tieren aller Grössen könnte so aussehen:

Kleine Tiere

kSw-Dosierung:

2,5 – 3 ml kSw mit 4 – 13 ppm zweimal täglich in die Kehle applizieren oder in die Nahrung oder ins Trinkwasser mischen.

Faustformel für die Bemessung der kSw-Menge:

0,25 Milliliter (ml) pro kg Körpergewicht.

Dauer der Behandlung zwischen 3-14 Tagen nach der Schwere der Erkrankung.

Mittlere Tiere:

kSw-Dosierung:

4-5 ml kSw mit 4 – 23 ppm zweimal täglich in die Kehle applizieren oder in die Nahrung oder ins Trinkwasser mischen.

Faustformel für die Bemessung der kSw-Menge:

0,30 Milliliter (ml) pro kg Körpergewicht.

Dauer der Behandlung zwischen 3-14 Tagen nach der Schwere der Erkrankung.

Größere Tiere:

kSw-Dosierung:

8-10 ml kSw mit 18-28 ppm zweimal täglich in die Kehle applizieren oder in die Nahrung oder ins Trinkwasser mischen.

Faustformel für die Bemessung der kSw-Menge:

0,20 Milliliter (ml) pro kg Körpergewicht.

Dauer der Behandlung zwischen 3-14 Tagen nach der Schwere der Erkrankung.

Großtiere:

kSw-Dosierung:

28 – 30 ml kSw mit 28-48 ppm zweimal täglich in die Kehle applizieren oder in die Nahrung oder ins Trinkwasser mischen.

Faustformel für die Bemessung der kS-Menge:

0,10 Milliliter (ml) pro kg Körpergewicht.

Dauer der Behandlung zwischen 3-14 Tagen nach der Schwere der Erkrankung.

Fische:

Aquarianer stellen häufig die Frage, ob kolloidales Silberwasser auch in den Aquarien eingesetzt werden kann.

Dazu ist folgendes zu sagen: Es besteht bei Gabe von kolloidalem Silberwasser in Aquarien die Gefahr einer auftretenden Neurotoxizität. Diese ruft bei tropischen Fischen, die sehr empfindlich sind, allergische Reaktionen hervor, wenn die Silber-Konzentrationen ein bestimmtes

Maß überschreiten. Hier sollte der Aquarianer besser einen Ozongenerator einsetzen und das Wasser im Aquarium „ozonisieren".

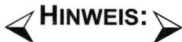 **HINWEIS:**

Bei Silber-Konzentrationen von 1,5 – 4,2 µg/Liter Wasser kann es unter Umständen zum Exitus der im Aquarium befindlichen tropischen Zierfische kommen. Daher sollte die Silberkonzentration immer unter 1,5 µg/Liter Wasser liegen, solange nicht feststeht, wie hoch die Silberkonzentration sein darf, um die Zierfische nicht zu gefährden.

Hautkrankheiten:

kSw-Dosierung:

4-5 ml kSw (1 Teelöffel) mit 5-6 ppm auf 30-40 Litern jeden 2. Tag.

Prophylaxe:

kSw-Dosierung:

4-5 ml kSw (1 Teelöffel) mit 5-6 ppm auf 30-40 Litern in 10 Tages-Intervallen.

Vögel:

Eine allgemeine Behandlung mit kolloidalem Silberwasser gegen Krankheiten bei Vögeln aller Grössen könnte so aussehen:

Kleinstvögel:

kSw-Dosierung:

7 Tage lang 6-8 Tropfen kolloidales Silberwasser mit 1-2 ppm, zweimal täglich in die Kehle applizieren oder in die Nahrung oder ins Trinkwasser mischen.

Faustformel für die Bemessung der KWS-Menge:

0,1 Milliliter (ml) pro 100 g Körpergewicht.

Kleine Vögel:

kSw-Dosierung:

0,5-1 ml kSw mit 3-4 ppm zweimal täglich in die Kehle applizieren oder in die Nahrung oder ins Trinkwasser mischen.

Faustformel für die Bemessung der kSw-Menge:

0,25 Milliliter (ml) pro kg Körpergewicht.

Dauer der Behandlung zwischen 3-14 Tagen nach der Schwere der Erkrankung.

Mittlere Vögel:

kSw-Dosierung:

1,5 – 2 ml kSw mit 4-5 ppm zweimal täglich in die Kehle applizieren oder in die Nahrung oder ins Trinkwasser mischen.

Faustformel für die Bemessung der kSw-Menge:

0,25 Milliliter (ml) pro kg Körpergewicht.

Dauer der Behandlung zwischen 3-14 Tagen nach der Schwere der Erkrankung.

Große Vögel:

kSw-Dosierung:

2,5-3 ml kSw mit 5-6 ppm zweimal täglich in die Kehle applizieren oder in die Nahrung oder ins Trinkwasser mischen.

Faustformel für die Bemessung der kSw-Menge:

0,50 Milliliter (ml) pro kg Körpergewicht.

Dauer der Behandlung zwischen 3-14 Tagen nach der Schwere der Erkrankung.

Tauben:

Bei Vögeln, insbesondere bei Tauben, tritt vermehrt eine Krankhet auf, die als „Jungtierkrankheit" bezeichnet wird.

Dagegen wurde anscheinend mit gutem Erfolg kolloidales Silberwasser eingesetzt, denn die Verbände des Brieftaubensports melden erste, vielversprechende und positive Ergebnisse.

In den letzten Tauben-Saisons griffen die Züchter zur Selbsthilfe und desinfizierten ihre Taubenschläge mit kolloidalem Silberwasser (gesprüht) und bekämpften damit erfolgreich die grassierende Jungtaubenkrankheit und akuten Pilzbefall bei Jung- und Reisetauben.

Jungtaubenkrankheit:

kSw-Dosierung:

Innerlich:

2-3 ml kSw mit 5-6 ppm zweimal täglich in die Kehle applizieren oder in die Nahrung oder ins Trinkwasser mischen.

Alternativ:

Innerlich:

1-2 Esslöffel kSw mit 25-30 ppm je Liter Trinkwasser.

Bei Kühen:

Euterentzündungen:

kSw-Dosierung:

Äusserlich:

5 Tage lang 10 Esslöffel kolloidales Silberwasser mit 35 ppm auf 5 Liter lauwarmes Wasser geben und auf den Euter applizieren.

Innerlich:

Dann 7 Tage lang 3-5 Esslöffel kolloidales Silberwasser mit 30 ppm 2-mal täglich im Trinkwasser zu verabreichen.

Bei Kälbern:

Kälber (Kälbergrippe):

kSw-Dosierung:

Äusserlich:

4 Tage lang 8 Esslöffel kolloidales Silberwasser mit 20 ppm auf 5 Liter lauwarmes Wasser geben und auf das Fell applizieren.

Innerlich:

Dann 7 Tage lang 3 Esslöffel kolloidales Silberwasser mit 15 ppm 2 mal täglich im Trinkwasser zu verabreichen.

Bei Pferden:

Abszessbehandlung:

kSw-Dosierung:

Innerlich:

5 Tage lang 100 ml kolloidales Silberwasser mit 40 ppm auf 4 Liter, 2 mal täglich im Trinkwasser zu verabreichen.

Fieber:

kSw-Dosierung:

Innerlich:

5 Tage lang 100 ml kolloidales Silberwasser mit 40 ppm auf 4 Liter, 2 mal täglich im Trinkwasser zu verabreichen.

Protozoenmyelitis:

kSw-Dosierung:

Innerlich:

7 Tage lang 30 ml kolloidales Silberwasser mit 35 ppm auf 4 Liter, 2 mal täglich im Trinkwasser zu verabreichen.

Bei Hunden :

Durchfall:

kSw-Dosierung:

Innerlich:

5-7 Tage lang 3-mal täglich 1-2 Esslöffel kSw mit 25-30 ppm je kg Körpergewicht im Trinkwasser zu verabreichen.

Maulinfektion:

kSw-Dosierung:

Innerlich:

7 Tage lang 3-5 Teelöffel kolloidales Silberwasser mit 25 ppm, 2-mal täglich im Trinkwasser zu verabreichen.

Wunden:

kSw-Dosierung:

Äusserlich:

7 Tage lang 8-15 Tropfen kolloidales Silberwasser mit 20 ppm auf die Wunden applizieren.

Innerlich:

Dann 7 Tage lang 3-5 Teelöffel kolloidales Silberwasser mit 15 ppm 2-mal täglich im Trinkwasser zu verabreichen.

Bei Katzen:

Katzen-Parasiten:

Giardien sind einzellige Parasiten, die sich vornehmlich im Dünndarm ihrer Wirtstiere (Tiere und Menschen) aufhalten und hartnäckige Diarrhöe (Durchfall) erzeugen. Es werden vornehmlich junge Katzen und Katzenwelpen von den Giardien befallen, die nur mit speziellen Untersuchungsverfahren nachzuweisen sind. Eines dieser Verfahren trägt den Namen ELISA.

Die Behandlung mit kolloidalem Silberwasser gegen die Giardien bei Katzen sieht folgendermaßen aus:

kSw-Dosierung:

Innerlich:

10 Tage lang 50 ppm kolloidales Silberwasser, 2-mal täglich im Trinkwasser zu verabreichen.

Faustformel für die Bemessung der kS-Menge:

0,5 Milliliter (ml) pro kg Körpergewicht.

Katzenseuche:

kSw-Dosierung:

Innerlich:

Vorbeugend täglich 1-2 Teelöffel kSw mit 25-30 ppm im Trinkwasser zu verabreichen. Tierarzt aufsuchen.

Faustformel für die Bemessung der kS-Menge:

0,3 Milliliter (ml) pro kg Körpergewicht.

Katzenschnupfen:

kSw-Dosierung:

Innerlich:

Bei akuter Erkrankung 3-mal täglich 1-2 Teelöffel kSw mit 25-30 ppm im Trinkwasser zu verabreichen.

Vorbeugend täglich 1-2 Teelöffel kSw mit 25-30 ppm im Trinkwasser zu verabreichen. Tierarzt aufsuchen.

Faustformel für die Bemessung der kS-Menge:

0,3 Milliliter (ml) pro kg Körpergewicht.

Bei Augenkrankheiten (conjunctivitis) von vielen Tierarten:

Bindehautentzündung:

Treten bei Tieren bestimmte, durch Infektion hervorgerufene Krankheiten auf, wie die Bindehautentzündung (conjunctivitis), ist die Gabe von kolloidalem Silberwasser angezeigt.

Die Behandlung mit kolloidalem Silberwasser gegen Bindehautentzündung (conjunctivitis) bei Tieren sieht folgendermaßen aus:

kSw-Dosierung:

Äusserlich:

5-7 Tage lang mehrmals täglich 2-3 Tropfen kSw mit 25-30 ppm ins Auge träufeln.

5-7 Tage lang mehrmals täglich das entzündete Auge mit 5-7 ml kSw auswaschen.

Das Resultat der Behandlung von bakteriellen Infektionen ist augenscheinlich, wobei nach 1-3 Tagen der Juckreiz gemindert wird und die Augenentzündungen, das heisst: die Wiederherstellung der befallenen Augenpartie, in etwa 1 Woche abgeschlossen sein sollte.

Bei Ohrenkrankheiten/Ohrenentzündungen

(otitis externa) von vielen Tierarten:

Ohrentzündung:

Treten bei Tieren bestimmte, durch Infektion hervorgerufene Krankheiten auf, wie die Ohrenentzündungen (otitis externa), ist die Gabe von kolloidalem Silberwasser angezeigt.

Die Behandlung mit kolloidalem Silberwasser gegen Ohrenentzündungen (otitis externa) bei Tieren sieht folgendermaßen aus:

kSw-Dosierung:

Äusserlich:

7 Tage lang 3-mal täglich drei Tropfen kolloidales Silberwasser mit 25-30 ppm in den Gehörgang träufeln.

Das Resultat der Behandlung von bakteriellen Infektionen ist augenscheinlich, wobei nach 1-3 Tagen der Juckreiz gemindert wird und die Ohrentzündungen, das heisst: die Wiederherstellung der befallenen Ohrenpartie, in etwa 1 Woche abgeschlossen sein sollte.

Innerlich:

3-5 Tage lang 2-ml täglich (morgens und abends) 2-3 ml kSw mit 20-25 ppm (je kg/Körpergewicht) im Trinkwasser verabreichen.

Äußerliche Anwendung bei Tieren:

Ist das Fell-, Haut oder Federkleid von Tieren von Krankheiten betroffen, empfiehlt es sich, wie folgt vorzugehen:

Federrupfen:

kSw-Dosierung:

Äußerlich:

Das kSw (Konzentration: 25-30 ppm) wird 3-mal täglich großflächig auf die zu behandelnde Partie des Tieres aufgetragen, aufgesprüht oder mit kSw-getränkten Binden, Kompressen oder Verbänden (die am besten fixiert werden sollten) so lange appliziert, bis die Symptome der Erkrankung nicht mehr auftreten.

Geschwüre:

kSw-Dosierung:

Äußerlich:

Das kSw (Konzentration: 25-30 ppm) wird 3-mal täglich großflächig auf die zu behandelnde Partie des Tieres aufgetragen, aufgesprüht oder mit kSw-getränkten Binden, Kompressen oder Verbänden (die am besten fixiert werden sollten) so lange appliziert, bis die Symptome der Erkrankung nicht mehr auftreten.

Hautpilz:

kSw-Dosierung:

Äußerlich:

Das kSw (Konzentration: 25-30 ppm) wird 3-mal täglich großflächig auf die zu behandelnde Partie des Tieres aufgetragen, aufgesprüht oder mit kSw-getränkten Binden, Kompressen oder Verbänden (die am besten fixiert werden sollten) so lange appliziert, bis die Symptome der Erkrankung nicht mehr auftreten.

Innerlich:

3-5 Tage lang 2-ml täglich (morgens und abends) 2-3 ml kSw mit 20-25 ppm (je kg/Körpergewicht) im Trinkwasser verabreichen.

Kontaktallergie:

kSw-Dosierung:

Äußerlich:

Das kSw (Konzentration: 25-30 ppm) wird 2-mal täglich großflächig auf die zu behandelnde Partie des Tieres aufgetragen, aufgesprüht oder mit kSw-getränkten Binden, Kompressen oder Verbänden (die am besten fixiert werden sollten) so lange appliziert, bis die Symptome der Erkrankung nicht mehr auftreten. Allergene Auslöser ausschalten.

Sommerekzeme:

kSw-Dosierung:

Äußerlich:

Das kSw (Konzentration: 25-30 ppm) wird 3-mal täglich großflächig auf die zu behandelnde Partie des Tieres aufgetragen, aufgesprüht oder mit kSw-getränkten Binden, Kompressen oder Verbänden (die am besten fixiert werden sollten) so lange appliziert, bis die Symptome der Erkrankung nicht mehr auftreten.

Wunden:

kSw-Dosierung:

Außerlich:

Mit der kSw (Konzentration: 25-30 ppm) wird mehrmals täglich die zu behandelnde Wunde des Tieres gereinigt und ausgewaschen. Morgens und abends sollten mit kSw-getränkten Binden, Kompressen oder Verbänden (die am besten fixiert werden sollten) so lange appliziert werden, bis die Symptome der Erkrankung nicht mehr auftreten.

Innerlich:

3-5 Tage lang 2-mal täglich (morgens und abends) 2-3 ml kSw mit 20-25 ppm (je kg/Körpergewicht) im Trinkwasser verabreichen.

Zeckenbiss:

kSw-Dosierung:

Äußerlich:

Mit der kSw (Konzentration: 25-30 ppm) wird die Bissstelle desinfiziert.

Innerlich:

3-5 Tage lang 2-mal täglich (morgens und abends) 2-3 ml kSw mit 25-30 ppm (je kg/Körpergewicht) im Trinkwasser verabreichen.

◁ HINWEIS: ▷

Werden Tiere mit kolloidalem Silberwasser behandelt, ist folgendes zu bedenken:

Die Anwendung von kolloidalem Silberwasser bei Tieren muss hinsichtlich der Konzentration, Menge, Häufigkeit und der Applikationsmethode immer der vorgefundenen Erkrankung und dem Zustand der Tiere angepasst werden.

Die angegebenen kSw-Dosierungen sind nur ein Anhalt; die Dosierungen müssen der Schwere der zu behandelnden Erkrankung, dem Gewicht und dem Zustand der Tiere unbedingt angepasst werden; ggfs. ist ein Tierarzt oder Tierheilpraktiker einzuschalten.

Kolloidales Silber bleibt auch bei Tieren etwa 3-4 Tage in der Blutbahn. Auch bei Tieren gibt es die „Herxheimer Reaktion", das heisst: Die mit kolloidalem Silberwasser behandelten Tiere können müde oder träge wirken, nämlich mit eingeschränktem Reaktionsvermögen, wenn in der Ausschwemmungsphase der Behandlung die abgestorbenen Parasiten über den Urin aus dem Körper des Tieres ausgeschieden werden.

Auch für Tiere gilt der Grundsatz:

Nicht gleichzeitig Vitamin C und kolloidales Silberwasser verabreichen. Das führt zu Irritationen. Und: Tiere haben keine Vernunft, sie sind Instinkt gesteuert; aus diesem Grunde lecken sie ihre eiternden Wunden mitsamt der applizierten Silbersalbe oder dem Silberwasser ab. Um den Tieren die störenden und unförmigen Halskrausen zu ersparen, sprüht der Tierarzt die Wunden mit kolloidalem Silber-Spray ein, wobei die antibiotische Wirkung unverzüglich einsetzt.

Forschung und Tierversuche:

Nun kommen wir zu einem Thema, das nicht ohne Brisanz ist: Zu den Tierversuchen unter Anwendung von kolloidalem Silber und anderen Silberpräparaten.

In zahlreichen In vivo-Versuchen, (also Versuche am lebenden Objekt) und In vitro-Experimenten (in der Petrischale), testeten Wissenschaftler die Anwendung und Auswirkung von kolloidalem Silber, Silbernitraten und Silber an Tieren aller Gattungen.

Der Fachwelt bekannt sind die so genannten „Dog Studies" und die „Rabbit-Studies", die in den USA an lebenden Tieren (Hunden und Kaninchen) durchgeführt wurden.

Im Verlauf dieser In vivo-Versuche wurden den Hunden und Kaninchen verschiedene Silberpräparate verabreicht, um die Wirkung von kolloidalem Silber, Silbernitraten, Silberproteinen und Silber auf den tierischen Organismus zu testen und zu untersuchen.

Das führte im Endeffekt soweit, dass den Versuchstieren (Hunde und Kaninchen) letale, also tödlich wirkende Konzentrationen von Silbernitrat und Silberproteinen verabreicht wurden, so dass die Tiere schließlich starben.

Es ist in der einschlägigen Fachliteratur bekannt, dass Hunde nach Injektionen mit Silberproteinen in Dosen von 500 Milligramm (mg) bis ca. maximal 2,0 Gramm verendet sind.

Wenn man die für einen Hund tödliche (letale) Dosis von Silber einem Menschen verabreichen wollte, um diesen vom Leben in den Tod zu befördern, müsste man einem 75 kg schweren Menschen, der etwa fünfmal so schwer wie ein 15 kg schwerer Hund ist, etwa 10 Gramm Silber verabreichen, nämlich die fünffache Menge.

In einer zweiten Versuchsreihe wurde den Tieren ein elektrolytisch erzeugtes kolloidales Silberwasser in verschieden hohen Dosen verabreicht, um u. a. festzustellen, ob und wie lange die Versuchstiere gegen Infektionskrankheiten bzw. Infekte immun wurden und wie lange dieser Schutz anhielt.

Weiterhin wurden an den Tieren In vivo Versuchsreihen mit dem Präparat „Electrargol" und kolloidalem Silber durchgeführt um herauszufinden, ob das kolloidale Silber in der Lage war, bestimmte Bakterien wie Streptokokken und Leukozyten zu zerstören, um dadurch das hohe Fieber der Versuchstiere herunterzubringen.

Die Ergebnisse dieser Tierversuche an Hunden und Kaninchen fanden Eingang in die humanmedizinische Forschung; ob die Resultate dieser Tierversuche auch ihren Weg in die Tiermedizin und in die Praxen der Tierärzte gefunden haben, wäre noch zu überprüfen.

In zahlreichen In vivo-Tierversuchen wurde der Resorptionsweg und der Resorptionsanteil des zugeführten Silbers bei Mäusen, Affen und Hunden untersucht. Dabei stellte man fest, das Silber nicht nur über den Verdauungstrakt, sondern auch über die Lunge und die Atemwege resorbierbar war. Das den Versuchstieren verabreichte Silber wurde fast vollständig (zwischen 90-98%) nach etwa 2-4 Tagen wieder ausgeschieden.

Behandlungscheckliste für Tiere:

Besitzer: ....

Wohnort: ....

Telefon: ....

Angaben zum Tier:

Tierart: ....

Rasse: ....

Farbe: ....

Geschlecht: ....

Alter: ....

Beschwerden: ....

Hauptsymptome:

Wann entstanden: ....

Zeitliches Auftreten: ....

Körperliche Ursachen: ....

Auslöser: ....

Verschlimmerung: ....

Verbesserung: ....

Aussehen: ....

Psychische Symptome:

Träge: ....

Unruhig: ....

Aggressiv: ....

Reizbar: ....

Ängstlich: ....

Schreckhaft:: ....

Eifersüchtig: ....

Ursachen:

Physische Symptome:

Beschwerden:

Jucken: ....

Absonderungen: ....

Entzündungen: ....

Beläge: ....

Ausschläge: ....

Rötungen: ....

Schuppungen: ....

Schwellungen: ....

Zittern: ....

Schwäche: ....

Gerüche: ....

Ausdruck: ....

Appetit: ....

Verlangen: ....

Verstopfung: ....

Durchfall: ....

Erbrechen: ....

Übelkeit: ....

Aufstoßen: ....

Ursachen:

Nebensymptome:

Orte der Symptome: ....

Augen: ....

Ohren: ....

Nase: ....

Mund/Rachen: ....

Hals: ....

Verdauungstrakt: ....

Geschlechtsorgane: ....

Atmungsapparat: ....

Bewegungsapparat: ....

Haut, Haare: ....

Federn, Pelz: ....

Sonstige Angaben:

Appetit: ....

Ernährung: ....

Abneigungenen: ....

Verträglichkeiten: ....

Durst- und Trinkverhalten: ....

Fieber: ....

Blutungen: ....

Erbrechen: ....

Schlafverhalten: ....

Gemüt: ....

Vorgeschichten: ....

Verletzungen: ....

Operationen: ....

Röntgenaufnahmen: ....

Blutuntersuchungen: ....

Impfungen: ....

Tierarzt/Tierklinik: ....

Tierheilpraktiker: ....

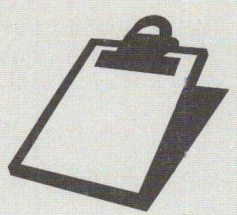

KAPITEL II/7

Kolloidales Silber und die Anwendung an Pflanzen

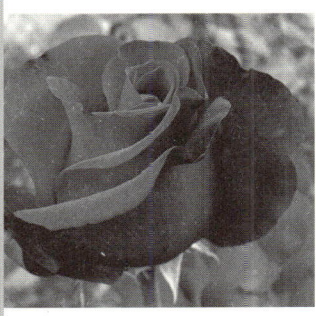

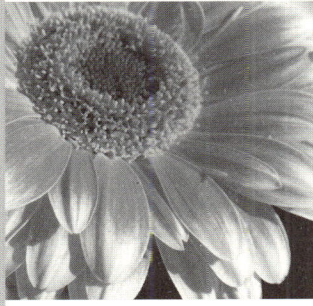

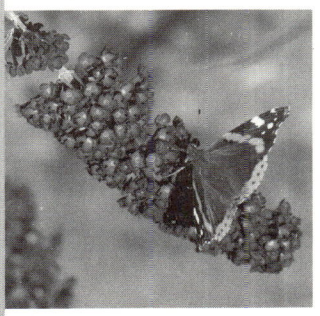

Großer kSw-Ratgeber:
Kapitel II/7

Kolloidales Silber und die Anwendung an Pflanzen

Seit vielen Jahren wird im Garten- und Landschaftsbau, in den Baum- und Pflanzenschulen, in den Gärtnereien, im Obstanbau, im Gemüse- anbau, im Blumenhandel und n den vielen Millionen Privathaushalten kolloidales Silberwasser als mildes, aber wirksames Pflanzenschutz- und Pflanzenstärkungsmittel eingesetzt, weil es aufgrund seiner Be- schaffenheit, seiner Anwendungsmöglichkeiten und seiner Ungiftigkeit das ideale Mittel ist, um Pflanzen zu schützen, zu stärken und zu kon- servieren.

Insbesondere der biologische Zweig der aufgezählten Gewerbebereiche schätzt das kolloidale Silberwasser als Ersatz für die chemischen Mittel, die in der Vergangenheit als „chemische Keulen" großflächig und ton- nenweise zum „Schutz und zur Stärkung" vieler Pflanzen eingesetzt worden sind.

Die Phytopathologie:

Die Lehre von den Pflanzenkrankheiten, die Phytopathologie, beschäf- tigt sich mit den Pflanzenschädlingen und der Bekämpfung der als Pilze, Bakterien oder Viren auftretenden Schädlinge.

Pflanzenkrankheiten werden unterschieden in florale Krankheiten mit nicht parasitärem Ursprung und in florale Krankheiten, die durch Parasi- ten (Schmarotzer) hervorgerufen werden, die wiederum ihren Ursprung in der umgebenden Pflanzen– und Tierwelt haben.

Pflanzenkrankheiten können verursacht werden durch ungünstige Um- weltbedingungen und Umwelteinflüsse (Klima, Witterung, Bodenverhält- nisse, Bodenbeschaffenheit, Nährstoffmangel, physikalische oder/und chemische Umstände, Lichtmangel, Lichtüberschuss, schädliche Immis- sionen etc.).

Pflanzenkrankheiten können jedoch auch durch pflanzliche Erreger (Pa- rasitäre Pflanzen wie Mistel, Orobranche, Kleeseide etc.) und durch pa- rasitäre floralpathogene Mikroorganismen wie Viren, Bakterien, Pilze) verursacht werden. Dazu kommen noch die Pflanzenschädlinge aus dem Tierreich, insbesondere die Insekten (Käfer, Läuse, Larven, Schmetterlinge etc.).

Pflanzenkrankheiten befallen die Natur-, Kultur- und Nutzpflanzen gleichermaßen; sie siedeln auf Wirtspflanzen, befallen die umgebende Flora und rufen dort verheerende Schäden hervor.

Pflanzenschutz und Pflanzenstärkung:

Es gilt also, die Nutz- und Kulturpflanzen, denn um die geht es in diesem Kapitel, vor den vielfältigen Pflanzenkrankheiten und Pflanzenschädlingen zu schützen und die Pflanzen zu stärken.

- Ziel des Pflanzenschutzes ist es, vorrangig die Pflanzenschädlinge aller Art zu vernichten.

- Ziel der Pflanzenstärkung ist es, die Widerstandsfähigkeit der Kultur- und Nutzpflanzen gegen Schadorganismen sowie den Schutz der Pflanzen vor nicht parasitären Beeinträchtigungen zu verbessern.

Bestimmungszweck eines kS-Pflanzenstärkungsmittels ist die Erhöhung der Widerstandsfähigkeit der Pflanzen gegen Schadorganismen sowie der Schutz der Pflanzen vor nicht parasitären Beeinträchtigungen und die Verwendung an abgeschnittenen Zierpflanzen außer an Anbaumaterial.

In Experimenten mit Silberkonzentrationen von 5 Milligramm (mg) starben die behandelten Pflanzen ab; (es handelte sich hier um Lupinen). Ein Beweis für die unzweifelhaft vorhandene Phytotoxizität des experimentell verwendeten Silbers in bestimmten Konzentrationen.

Eine Studie der AGES (Austrian Agency for Health and Food Safety) über den Einfluss von kolloidalem Silber als Pflanzenschutzmittel ergab interessante Bonituren (Abschätzungen, Einstufungen), die der nachfolgenden Tabelle zu entnehmen sind.

						Tabelle 1
über						
getestete Bonitäts- Boniturstufen laut Boniturschlüssel:						
Mittelstufen/Boniturschlüssel:	**0**	**1**	**2**	**3**	**3,5**	**4**
Variante 4, 3,4:	-	-	-	2 Pflanzen	7 Pflanzen	1 Pflanze
10 Pflanzen insgesamt:						
Prozentuale Versuchsanteile:				20 %	70 %	10 %

> **Verwendetes Mittel:**
>
> Behandlung mit Silver, Colloidal;
> Konzentration: 0,04 %

> **Ergebnis der Mitteltestung nach 6 Wochen:**
>
> **Boniturschlüssel:**
> 0 = ohne Symptome.
> 1 = Verbräunung des Blattgewebes nahe der Schnittstelle und der Blattadern.
> 2 = Verbräunung von 2- 3 weiteren Blättern und der Triebspitze.
> 3 = Verbräunung und Neuaustrieb.
> 3,5 = Verbräunung der halben Pflanze ohne Neuaustrieb.
> 4 = Verbräunung des gesamten Triebes. Pflanze tot.

Der Versuch an den Pflanzen wurde mit einem **(nicht-homöopathischen)** Pflanzenschutzmittel/Pflanzenstärkungsmittel vorgenommen, dass eine Konzentration von 0,04 % kolloidalen Silber, also eine relativ hohe Konzentration, enthielt.

Es wurden insgesamt 10 Pflanzen über einen Zeitraum von sechs Woche getestet. Das Ergebnis zeigte nach Abschluss des Testlaufes, dass 1 Pflanze einging, 7 Pflanzen zum Teil verbräunten und 2 Pflanzen verbräunte Blätter und Triebspitzen aufwiesen. Das führte zu dem Schluß, dass die verwendete Silberkonzentration von 0,4 % zu stark und damit für den erwünschten Zweck eher schädlich gewesen war.

Ein homöopathisches Pflanzenstärkungsmittel sollte aus diesem Grund auch nur homöopathische kS-Dosen enthalten.

In den folgenden Dosierungsvorschlägen ist daher auch nur von einem Pflanzenstärkungsmittel mit 0,4 – 1,0 ppm in 4-facher Verdünnung die Rede.

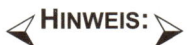 **HINWEIS:**

Die Schweizer Firma MIGROS vertreibt ein Pflanzenschutzmittel auf der Basis von kolloidalem Silber, wobei hier nicht bekannt ist, wie hoch die Konzentration des kS in diesem Pflanzenschutzmittel ist.

Im Garten- und Landschaftsbau, in den Baum- und Pflanzenschulen, in den Gärtnereien, im Obstanbau, im Gemüseanbau, im Blumenhandel und in den vielen Millionen Privathaushalten werden jeden Tag unzählige Kultur- und Nutzpflanzen von Parasiten und Schmarotzern befallen, die eine Reihe von Pflanzenkrankheiten auslösen.

Zunehmend greifen die mit der Aufzucht und der Pflege von Kultur- und Nutzpflanzen betrauten Personen zu Mitteln des Alternativen Pflanzenschutzes, insbesondere zum kolloidalen Silberwasser, das als universelles Allzweckschutz- und Stärkungsmittel immer häufiger gegen eine Reihe von Pflanzenkrankheiten eingesetzt wird.

Nachstehend erfolgt eine auszugsweise Auflistung der in der Gärtnerpraxis häufig vorkommenden Pflanzenkrankheiten, die natürlich keinen Anspruch auf Vollständigkeit und Ausführlichkeit erheben kann, denn dafür ist das Gebiet der Phytopathologie viel zu umfangreich.

Auflistung von Pflanzenkrankheiten:

A

Anthraknose (Ringfleckenkrankheit), (Verursacher: Pilze), befällt u.a. Rosen.

Apfelmehltau (Verursacher: Podispshaera leucotricha), befällt u.a. Apfelbäume.

Apfelmosaik (ApMv), (Verursacher: Pilze), befällt u.a. Apfelbäume.

Apfelschorf (Verursacher: Schorfpilz, Venturia inaequalis), befällt u.a. Apfelbäume.

B

Bakterieller Birnenbrand (Verursacher: Bakterien), befällt u.a. Birnbäume.

Bakterienbrand (Verursacher: Bakterien), befällt u.a. Steinobstbäume.

Bakterienkrebs (Verursacher: Bakterien), befällt u.a. Oleander.

Baumkrebs (Verursacher: Bakterien), befällt u.a. Zier- und Obstbäume.

Berostung (Verursacher: Rostpilz), befällt u.a. Zier- und Nutzpflanzen.

Birnengitterrost (Verursacher: Rostpilz), befällt u.a. Birnbäume.

Bakterienkrebs (Verursacher: Nectria), befällt u.a. Oelander, Rosen, Pelargonien.

Bakterienbrand (Verursacher: Nectria), befällt u.a. Steinobstbäume, Laubgehölze.

Baumkrebs (Verursacher: Pilz Nectria), befällt u.a. Obstbäume und andere Pflanzen.

Birnengitterrost (Verursacher: Pilz Gymnosporangium sabinae), befällt u.a. Birnbäume.

Birnenschorf (Verursacher: Pilze), befällt u.a. Birnenbäume.

Blattfäule (Verursacher: Pilz Phona exigua), befällt u.a. Zier- und Nutzpflanzen.

Blattflecken (Verursacher: Pilz Rhynchosporium), befällt u.a. Gerste.

Blattflecken (Verursacher: Bakterien, Pilze), befällt u.a. Rhododendron.

Blattfleckenpilz (Verursacher: Bakterien, Pilze), befällt u.a. Efeu, Balkon- und Zimmer-pflanzen.

Botrytis (Verursacher: Pilz Botrytis cinera), befällt u.a. Erdbeeren.

Braunfäule (Verursacher: Pilze), befällt u.a. Kartoffel und Tomaten.

Braunfäule (Verursacher: Pilz Diplocarpon mespili), befällt u.a. Quitte und Weißdorn.

Braunrost (Verursacher: Rostpilz), befällt u.a. Gerste.

Buchsbaumkrebs (Verursacher: Pilz Volutella boxi), befällt u.a. Buchsbäume.

Buchsbaumrost (Verursacher: Rostpilz), befällt u.a. Buchsbäume.

Buchsbaumtriebsterben (Verursacher: Pilz Cylindro cladium), befällt u.a. Buchsbäume

C

Camararia-Befall (Verursacher: Pilz Cameraria ohridella), befällt u.a. Kastanien.

Chlorosen (Verursacher: pH-Wert stimmt nicht), befällt u.a. Rhododendron.

D

Dürrflecken-Krankheit (Verursacher: Pilze), befällt u.a. Tomaten.

E

Ebereschenpilz (Verursacher: Pilze), befällt u.a. Ebereschen.

Echter Mehltau (Oidium) (Verursacher: Diverse Pilze), befällt u.a. Apfelbäume, Obst-bäume, Zier- und Nutzpflanzen, Winterroggen.

Eisenmangelchlorosen (Ursache: pH-Wert stimmt nicht)

Eschenmosaik (CLRV), (Verursacher: Pilze), befällt u.a. Eschen.

F

Falscher Mehltau (Verursacher: Diverse Pilze), befällt u.a. Zier- und Nutzpflanzen.

Falscher Mehltau (Verursacher: Diverse Pilze), befällt u.a. Fingerkraut (Potentilla), Blu-me, Gemüse, Getreide.

Felsenbirnenpilz (Verursacher: Rostpilz), befällt u.a. Birnbäume.

***Feuerbrand** (meldepflichtig!) (Verursacher: Bakterien), befällt u.a. Zier- und Nutzpflanzen.*

Feuerdornschorf (Verursacher: Bakterien), befällt u.a. Feuerdorn.

Fliederbrand (Verursacher: Bakterien), befällt u.a. Flieder nach Verletzungen.

Fliegenschmutzkrankheit (Verursacher: Pilze), befällt u.a. Apfelbäume.

Fliegenschmutz (Verursacher: Pilz Schizothyrium pomi), befällt u.a. Apfelbäume.

Flugbrand (Verursacher: Bakterien), befällt u.a. Gerste.

Frosttrocknis befällt u.a. Arizonazypresse.

Frucht-Monilia (Verursacher: Pilze), befällt u.a. Monilia.

Fusarium-Welke (Verursacher: Virus), befällt u.a. Tomaten.

G

Grauschimmel (Verursacher: Grauschimmelpilz), befällt u.a. fast alle Nutzpflanzen.

Grauschimmel (Verursacher: Pilz Botrytis cinerea), befällt u.a. Erdbeeren.

Gurkenmosaik (Verursacher: Virus), befällt u.a. Schattengrün (Dickmännchen).

H

Hallimasch (Verursacher: Hutpilz), befällt u.a. Zier- und Nutzpflanzen.

Hexenringe (Verursacher: Hut- und Ständerpilze), befällt u.a. Zierrasen.

J

Johanniskrautrost (Verursacher: verschiedene Rostpilze), befällt u.a. Johanniskraut.

K

Kabatina (Verursacher: Pilze), befällt u.a. Lebensbäume, Wacholder, Zypressen.

Kalkchlorosen (Ursache: pH-Wert stimmt nicht).

Kastanienminiermotte (Verursacher: Motte), befällt u.a. Kastanien.

Kirschfruchtfäule (Verursacher: Bakterien), befällt u.a. Sauer- und Zierkirschenbäume.

Kirschentriebspitzendürre (Verursacher: Pilze), befällt u.a. Sauer- und Zierkirschenbäume.

Kirschlorbeer-Krankheit (Verursacher: Bakterium Pseudomonas syrinae), befällt u.a Kirschlorbeer.

Korkwurzel-Krankheit (Verursacher: Pilze), befällt u.a. Tomaten.

Knollenfäule (Verursacher: Pilze), befällt u.a. Kartoffel, Tomaten.

Knospenverbräunung (Verursacher: Pilze), befällt u.a. Rhododendron.

Knospensterben (Verursacher: Pilze), befällt u.a. Rhododendron.

Kräuselkrankheit (Verursacher: Pilz Taphina deformans), befällt u.a. Aprikosen, Pfirsiche, Mandelbäumchen.

Krautfäule (Verursacher: Pilz Phytophthora infestans), befällt u.a. Kartoffeln, Tomaten.

M

Mahonirost (Verursacher: Rostpilz), befällt u.a. Mahoni.

Malvenrost (Verursacher: Pilz), befällt u.a. Malven.

Monilia-Fruchtfäule (Verursacher: Pilz Monilia fructigena), befällt u.a. Obstbäume.

Monilia-Krankheit (Verursacher: Pilz Monilia fructigena und Pilz Monilia laxa), befällt u.a. Steinobstbäume.

Monilia-Triebspitzendürre (Verursacher: Pilz Monilia laxa), befällt u.a. Obstbäume.

N

Narrenkrankheit (Verursacher: Pilz Taphrina pruni), befällt u.a. Pflaumen, Traubenkirschen.

Narrentaschen (Verursacher: Pilz Taphrina pruni), befällt u.a. Pflaumenbäume.

O

Obstbaumkrebs (Verursacher: Viren), befällt u.a. Obstbäume.

Ölfleckenkrankheit (Verursacher: Bakterien), befällt u.a. Efeu, Begonien.

Ohrläppchenkrankheit (Verursacher: Pilz Exobasidium japonicum), befällt u.a Azaleen, Rhododendren.

P

Pflaumenrost (Verursacher: Rostpilz Tranzschelia discolor), befällt u.a. Pflaumenbäume.

Pflaumenrost (Verursacher: Rostpilz Tranzschelia pruni spinosae), befällt u.a. Pflaumenbäume.

Pilzbefall (Verursacher: Pilz Giugnardia desculi), befällt u.a. Kastanien.

Polsterschimmel (Verursacher: Pilz Monilia fructigena und Pilz Monilia laxa), befällt u.a. Obstbäume.

Phytophthora-Welke (Verursacher: Pilz Phytophthora), befällt u.a. Rhododendron.

Pyconostysanus azalae (Verursacher: Pilze), befällt u.a. Rhododendron.

Q

Quittenpilz (Verursacher: Pilz Gymnosporangium sabinae), befällt u.a. Quitten.

R

Regenflecken (Verursacher: Pilz Gloedes pomigena), befällt u.a. Apfelbäume.

Regenfleckenkrankheit (Verursacher: Pilze), befällt u.a. Apfelbäume.

Ringfleckenkrankheit (Anthraknose) (Verursacher: Pilze), befällt u.a. Rosen.

Rhododendron-Knospensterben (Verursacher: Pilz Pycnosty sanus azalar), befällt u.a. Rhododendren.

Rosenrost (Verursacher: Pilz Diplocarpon rosae), befällt u.a. Rosen.

Rost (Verursacher: Rostpilz Phragmidium mucronatum), befällt u.a. Bäume, Sträucher, Nutz- und Zierpflanzen.

Rost (Verursacher: Rostpilz Phragmidium mucronatum), befällt u.a. Bäume, Sträucher, Nutz- und Zierpflanzen.

Rost (Verursacher: Rostpilz Spaerotheca pannosa), befällt u.a. Bäume, Sträucher, Nutz- und Zierpflanzen.

Rostmilbe (Verursacher: Gallmilbe), befällt u.a. Tomaten.

Rotbuchenmosaik (BMV) (Verursacher: Pilze), befällt u.a. Rotbuchen.

Roter Brenner (Verursacher: Pilze), befällt u.a. Amarylis.

Rußtau (Verursacher: Schwarzpilze nach Schädlingsbefall), befällt u.a. Zier- und Nutzpflanzen.

S

Samtflecken-Krankheit (Verursacher: Pilz), befällt u.a. Tomaten.

Septoria-Blattflecken (Verursacher: Pilz), befällt u.a. Flammenblume (Phlox).

Schlechtwetterchlorosen (Ursache: pH-Wert stimmt nicht)

Schokoladenfleckenkrankheit (Verursacher: Pilze), befällt u.a. Dicke Bohnen, Puffbohnen.

Schönwetterpilz (Verursacher: Mehltaupilz), befällt u.a. Zier- und Nutzpflanzen.

Schorf (Verursacher: Pilze), befällt u.a. Obstbäume.

Schrotschusskrankheit (Verursacher: Pilz Clasterosporium carpophilum und das Bakterium Pseudomonas syringae), befällt u.a. Kirschbäume und anderes Steinobst.

Schrotschusskrankheit (Verursacher: Pilz Trochila lauro cerasi), befällt u.a. Kirschlorbeer.

Schwarzbeinigkeit (Verursacher: Virus Erwinia carotova), befällt u.a. Kartoffeln.

Spitzendürre (Verursacher: Pilze), befällt u.a. Pfirsichbäume, Mandelbäumchen.

Sprühflecken-Krankheit (Verursacher: Pilz Blumeriella jaapii), befällt u.a. Kirschbäume.

Stachelbeermehltau (Verursacher: Pilze), befällt u.a. Stachelbeeren.

Stängelälchen (Verursacher: Bakterien, Pilze), befällt u.a. Dicke Bohnen, Puffbohnen.

Stängelfäule (Verursacher: Bakterien, Pilz Phona exigua), befällt u.a. Pelargonien.

Sternrußtau (Verursacher: Pilze), befällt u.a. Rosen.

Stockälchen (Verursacher: Bakterien, Pilze), befällt u.a. Dicke Bohnen, Puffbohnen.

Streifenkrankheit (Verursacher: Bakterien, Pilze), befällt u.a. Gerste.

T

Taschenkrankheit (Verursacher: Pilz Taphrina pruni), befällt u.a. Pflaumenbäume.

Tjuja-Schuppenbräune (Verursacher: Pilz Didymascella thujina), befällt u.a. Lebensbäume.

W

Wacholderrost (Verursacher: Rostpilz), befällt u.a. Wacholder.

Walnussbakteriose (Verursacher: Bakterien), befällt u.a. Walnussbaum.

Weichfäule (Verursacher: Bakterien), befällt u.a. Knollen und Zwiebeln.

Weiße Fliege (Verursacher: Mottenschildlaus, Roßtaupilze), befällt u.a. Nutzpflanzen.

Weissdorngitterrost (Verursacher: Rostpilz), befällt u.a. Weissdorn.

Weissdornpilz (Verursacher: Pilze), befällt u.a. Weissdorn.

Welke (Verursacher: Bakterien), befällt u.a. Rhododendron.

Wurzelfäule (Verursacher: Pilze), befällt u.a. Zimmer- und Topfpflanzen.

Wurzelkropf (Verursacher: Bakterien), befällt u.a. Rosen und Pelargonien.

Pflanzenschutz:

Um die in der vorstehenden Aufstellung aufgelisteten Pflanzenkrankheiten und ihre Erreger und Verursacher wirksam bekämpfen zu können, sind bestimmte Konzentrationen von kolloidalem Silber im Gießwasser und bestimmte Intervalle der Behandlung und spezifische Behandlungstechniken erforderlich, die zum Teil von den Maßgaben der milderen (im folgenden Abschnitt beschriebenen) Pflanzenstärkungsmethoden abweichen.

Neben der Behandlung mit kSw sollten daher begleitend einige notwendige Maßnahmen wie folgt durchgeführt werden, um die Pflanzen nachhaltig von ihren Krankheiten und den verursachenden Schmarotzern zu befreien:

Arbeitsschritte:

Befallene (infizierte) Blätter und totes Laub entfernen und entsorgen. (Vernichten: Verbrennen, nicht kompostieren).

Herbstlaub entfernen und entsorgen. (Vernichten: Verbrennen, nicht kompostieren).

Vertrocknete Knospen entfernen und entsorgen. (Vernichten: Verbrennen, nicht kompostieren).

Befallene Früchte und befallenes Obst entfernen und entsorgen. (Vernichten: Verbrennen, nicht kompostieren).

Befallene (infizierte) Äste herausschneiden, entfernen und entsorgen. (Vernichten: Verbrennen, nicht kompostieren).

Betroffene (infizierte) Pflanzenteile herausschneiden, entfernen und entsorgen. (Vernichten: Verbrennen, nicht kompostieren).

Betroffene Pflanzen entfernen und entsorgen. (Vernichten: Verbrennen, nicht kompostieren).

Schimmel und Schädlinge händisch entfernen und entsorgen. (Vernichten: Verbrennen).

Befallene Baumteile weiträumig wegschneiden, ausfräsen und mit Wundmaterial verschließen.

Oberste Erdschicht entfernen und entsorgen. Nicht kompostieren.

Gesunde Pflanzenteile:

Besprühen, besprayen mit 50 ppm kolloidalem Silberwasser.
Intervalle: Einmal in der Woche.
Begießen mit Gießwasser (200 ml mit 50 ppm auf 10 Liter Gießwasser).
Intervalle: Einmal im Monat.

Betroffene Pflanzenteile:

Besprühen, besprayen mit 50 ppm kolloidalem Silberwasser.
Intervalle: Einmal in der Woche.
Begießen mit Gießwasser (200 ml mit 50 ppm auf 10 Liter Gießwasser).
Intervalle: Einmal im Monat.

Befallene Pflanzenteile:

Besprühen, besprayen mit 50 ppm kolloidalem Silberwasser.
Intervalle: Einmal in der Woche.
Begießen mit Gießwasser (200 ml mit 50 ppm auf 10 Liter Gießwasser).
Intervalle: Einmal im Monat.

Gefährdete Pflanzenteile:

Besprühen, besprayen mit 50 ppm kolloidalem Silberwasser.
Intervalle: Einmal in der Woche.
Begießen mit Gießwasser (200 ml mit 50 ppm auf 10 Liter Gießwasser).
Intervalle: Einmal im Monat.

Kräftigung und Stärkung von Pflanzen nach Eingriffen:

Oberirdische Pflanzen und Pflanzenteile:
Besprühen, besprayen mit 50 ppm kolloidalem Silberwasser.
Intervalle: Einmal in der Woche
Begießen mit Gießwasser (200 ml mit 50 ppm auf 10 Liter Gießwasser).
Intervalle: Einmal im Monat.

Hinweis bei Befall durch Feuerbrand:

Es besteht Meldepflicht wegen der extremen Ansteckungsgefahr.
Die befallenen und entfernten Pflanzenteile sind nach der Feuerbrand-
verordnung zu vernichten.
Schnittwerkzeug, Behälter, Hände, Kleidung sind nach Beendigung der
Arbeit zu desinfizieren.

Pflanzenstärkungsmittel:

Bei der Herstellung und Anwendung von Pflanzenstärkungsmitteln aus
kolloidalem Silberwasser sind folgende Parameter bzw. Kriterien von
Bedeutung:

(Muster)-Benennung der Mittelkategorie:

Homöopathisches, hoch potenziertes „kolloidales Wasser" im Verhältnis
von weniger als 1 ppm (parts per million).

Anwendungsbereiche für das kS-Pflanzenstärkungsmittel:

Zur Pflege, Kräftigung und Stärkung aller Kulturpflanzen und Beseitigung von floral-pathogenen Keimen.

Vorgeschriebene Haltbarkeit des Pflanzenstärkungsmittels:

Bis 3 Monate nach der Herstellung. (Bezogen auf das Herstellungsdatum). Die Haltbarkeit ist von Fabrikat zu Fabrikat unterschiedlich.

Beabsichtigte Wirksamkeit des kS-Pflanzenstärkungsmittels:

Das kS-Pflanzenstärkungsmittel ist auch ein Pflanzenschutzmittel und hat direkte Wirkung auf Schadorganismen oder Krankheitserreger.

Verwendete Wirkstoffe im kS-Pflanzenstärkungsmittel:

Homöopathische anorganische Wirkstoffe (kolloidales Silber in Aqua purificata) in sehr stark verdünnter (potenzierter) Form. Das Trägermedium ist Wasser (H^2O).

Vorlage einer Laboranalyse:

Es sollte eine aktuelle Analyse eines anerkannten Labors über das kS-Pflanzenstärkungsmittel eingeholt worden sein und vorliegen.

Anwendungshäufigkeit des kS-Pflanzenstärkungsmittels:

Ganzjährig bei Zimmerpflanzen und Schnittpflanzen.

Während der Wachstums- und Vegetationsperiode bei Gartenpflanzen und anderen Kulturpflanzen.

Anwendungsgebiete des kS-Pflanzenstärkungsmittels:

Stärkung aller Kulturpflanzen und Bekämpfung von floral-pathogenen Keimen.

Zweckmäßigkeit des kS-Pflanzenstärkungsmittels:

- Für den ökologischen Landbau geeignet.
- Für den Zierpflanzenbau geeignet.
- Für den Garten- und Landschaftsbau geeignet.
- Für den Hobbygartenbau geeignet.

Beabsichtigte Wirkung des Pflanzenstärkungsmittels:

- Aktiviert den Pflanzenstoffwechsel von Kulturpflanzen.
- Erhöht die Widerstandsfähigkeit von Kulturpflanzen.
- Verlängert die Frischheit von Schnittpflanzen.
- Bekämpft floral-pathogene Keime.

Wirkstoffaufnahme aus dem Pflanzenstärkungsmittel:

- Über die Kapillarwurzeln.
- Über die Wurzelrinde.
- Über die Blätter und Nadeln.
- Über Stiele und Blüten.
- Durch Sprühen oder Giessen.

Bekämpfende Wirkung des kS-Pflanzenstärkungsmittels:

Das kS-Pflanzenstärkungsmittel zerstört die floral-pathogenen Mikroorganismen, die einzelligen Keime. Durch die Einwirkung des kolloidalen Silbers werden bestimmte Enzyme beeinflusst, hier durch die Blockierung des Sauerstoff-Metabolismus (Stoffwechsel), was in kurzer Zeit zum „Absterben" der floral-pathogenen Keime führt.

Bemerkenswert bei diesem Vorgang ist folgendes Phänomen:

Das im kS-Pflanzenstärkungsmittel enthaltene kolloidale Silber zerstört ausschliesslich die pathogenen Keime und nicht die lebenswichtigen einzelligen Mikroorganismen mit ihren lebenswichtigen, vitalen Zellenenzymen. Das scheint daran zu liegen, dass das kolloidale Silber nur auf die Angriffsstellen der floral-pathogenen Keime einwirkt.

Wachstumswirkung des Pflanzenstärkungsmittels:

Durch das kolloidale Silber wird der Zellstoffwechsel der Pflanzen insgesamt positiv beeinflusst. Dadurch wird eine wachstumswirkende Wirkung erzeugt.

Dosierung von kS-Pflanzenstärkungsmittel:

Liegen vom Hersteller keine detaillierten Angaben über die Dosierung des kS-Pflanzenstärkungsmittels vor, kann man nach folgender Faustformel der Gärtner verfahren:

Faustformel:

Dem Gießwasser für Garten- und Zimmerpflanzen werden je 100 Milliliter (ml) Wasser 1,5 Esslöffel (15 ml) kS-Pflanzenstärkungsmittel zugegeben und gut verrührt.

Das ist auf den Liter Gießwasser eine kS- Pflanzenstärkungsmittel-Gabe von 150 ml.

- 1 Gießkanne mit 5 Litern Inhalt müsste demzufolge eine kS-Pflanzenstärkungsmittel-Gabe von 0,75 Liter erhalten.

- 1 Gießkanne mit 10 Litern Inhalt müsste demzufolge eine kS-Pflanzenstärkungsmittel-Gabe von 1,50 Liter erhalten.

Die Herstellerempfehlungen für die Dosierung von (kS-Pflanzenstärkungsmittel) variieren zwar stark, können aber im Mittel wie folgt umgesetzt werden:

Dosierempfehlung für Bäume und Sträucher:

Im Sprühverfahren:

250 ml (kS-Pflanzenstärkungsmittel) auf 1 Liter Wasser gut untermischen.
Pflanze und Boden gut benetzen.

Im Gießverfahren:

250 ml (kS-Pflanzenstärkungsmittel) auf 1 Liter Wasser gut untermischen.
Pflanzen kräftig angießen.

Dosierempfehlung für Garten- und Zimmerpflanzen:

Im Sprühverfahren:

125 ml (kS-Pflanzenstärkungsmittel) auf 1 Liter Wasser gut untermschen.
Pflanze und Boden gut benetzen.

Im Gießverfahren:

125 ml (kS-Pflanzenstärkungsmittel) auf 1 Liter Wasser gut untermischen.
Pflanzen kräftig angießen.

Dosierempfehlung für Schnittpflanzen:

Im Gießverfahren:

62,5 ml auf 1 Liter Wasser gut untermischen.
kS-Pflanzenstärkungsmittel bei Sonnenuntergang in das Pflanzenwasser geben.

Anwendungshäufigkeit des Pflanzenstärkungsmittels:

An Bäumen und Sträuchern:

Während der Wachstums- und Vegetationsperiode:

ab Frühjahr bis Herbst.

sollte man das kS-Pflanzenstärkungsmittel regelmäßig in Abständen von 4 Wochen anwenden.

Es kann abwechselnd gegossen und gesprüht werden.

Das lichtempfindliche kS-Pflanzenstärkungsmittel entweder nach Sonnenuntergang oder in der Dämmerung einsetzen.

Grund:

Kolloidales Silber verträgt kein Sonnen- und Tageslicht.

An Zierpflanzen:

Während der Wachstums- und Vegetationsperiode:

Ab Frühjahr bis Herbst das kS-Pflanzenstärkungsmittel regelmäßig in Abständen von 2 Wochen anwenden. Es kann abwechselnd gegossen und gesprüht werden, wobei das lichtempfindliche kS-Pflanzenstärkungsmittel entweder nach Sonnenuntergang oder in der Dämmerung eingesetzt werden sollte, da kolloidales Silber kein Sonnen- und Tageslicht verträgt.

An Schnittpflanzen:

Bei Bedarf tägliche Anwendung des kS-Pflanzenstärkungsmittels, wobei das lichtempfindliche kS-Pflanzenstärkungsmittel entweder nach Sonnenuntergang oder in der Dämmerung eingesetzt werden sollte, da kolloidales Silber kein Sonnen- und Tageslicht verträgt.

Anwendungszeitpunkt des kS-Pflanzenstärkungsmittel

Das lichtempfindliche kS-Pflanzenstärkungsmittel sollte entweder nach Sonnenuntergang oder in der Dämmerung eingesetzt werden, da kolloidales Silber kein Sonnen- und Tageslicht verträgt.

Lagerung:

Aufbewahrungsort: Dunkel (lichtgeschützt), kühl und nicht unter -1 Grad und über + 40 Grad lagern. Keine Gefässe aus Aluminium, Stahl oder Kunststoff, sondern lichtgeschützte dunkelfarbene Glasflaschen verwenden. Nicht im Kühlschrank und fern von elektrischen Geräten aufbewahren, da sonst die Wirksamkeit beeinträchtigt wird.

Aussagen

Schädliche Wirkungen des kS-Pflanzenstärkungsmittels:

Es sollten keine schädlichen Auswirkungen auf die Gesundheit von Mensch und Tier, das Grundwasser oder den Naturhaushalt zu erwarten oder bekannt sein.

Informationen zum Verbleib in der Umwelt und zu Wirkungen auf den Naturhaushalt:

Das kS-Pflanzenstärkungsmittel sollte im unmittelbaren Anwendungsbereich der behandelten Pflanzen verbleiben und sollte keine negativen Auswirkungen auf die Umwelt haben.

Das kS-Pflanzenstärkungsmittel wird von der behandelten Pflanze aufgenommen und entfaltet dort seine Wirkung.

Es sollte keine Auswirkungen auf den Naturhaushalt haben.

Informationen zu Wirkungen auf Mensch und Tier:

Das kS-Pflanzenstärkungsmittel sollte keine schädlichen Auswirkungen auf den menschlichen oder tierischen Organismus haben.

Das kS-Pflanzenstärkungsmittel sollte – bei sachgerechter Herstellung - nicht toxisch sein, sondern aus natürlichen Inhaltsstoffen wie Aqua destillata, Aqua purificata und Argentum (kolloidale Ag-Partikel mit weniger als 1 ppm) bestehen.

Haltbarkeit des kS-Pflanzenstärkungsmittels:

Das in verschraubbaren Behältnissen von 1-5 Liter Inhalt abgefüllte Pflanzenstärkungsmittel ist eine homöopathische Flüssigkeit mit einer Haltbarkeit von 3 Monaten nach Herstellungsdatum. (Haltbarkeit variiert nach Herstellerangaben).

Zweck des kS-Pflanzenstärkungsmittels:

Das kS-Pflanzenstärkungsmittel dient der Gesunderhaltung und Qualitätssicherung von Pflanzen und Pflanzenerzeugnissen durch die systematische Anwendung von vorbeugenden Maßnahmen und durch die Bekämpfung von schädlichen floral-pathogenen Mikroorganismen (Keimen) durch prophylaktische oder/und angreifende Maßnahmen.

Anwendungsgebiete des kS-Pflanzenstärkungsmittels:

Das kS-Pflanzenstärkungsmittel wird von vielen Herstellern in drei Darreichungsformen hergestellt, vertrieben und angewendet:

- Für Bäume und Sträucher.

- Für Garten- und Zimmerpflanzen.

- Für Schnittpflanzen.

Mischungsverhältnis des kS-Pflanzenstärkungsmittels:

Das kS-Pflanzenstärkungsmittel ist in einer geeigneten Sprühflasche oder Gießkanne mit Wasser in folgenden Mischungsverhältnissen zu verdünnen:

Bäume und Sträucher:

im Verhältnis 1 : 4

Ein Teil Ag (kS-Pflanzenstärkungsmittel) auf vier Teile Wasser.

Garten + Zimmerpflanzen:

im Verhältnis 1 : 8

Ein Teil Ag (kS-Pflanzenstärkungsmittel) auf acht Teile Wasser).

Schnittpflanzen:

Im Verhältnis 1 : 16

Ein Teil Ag (kS-Pflanzenstärkungsmittel) auf sechzehn Teile Wasser.

Anwendungstipp für das kS-Pflanzenstärkungsmittel:

Stamm, Äste, Stängel, Blätter und Umgebungserdreich der Pflanze sind wegen der Lichtempfindlichkeit des kS-Pflanzenstärkungsmittels vorzugsweise nach Sonnenuntergang oder in der Dämmerung mit dem zubereiteten Gemisch vorsichtig, aber nachhaltig zu besprühen oder zu begießen, wobei darauf geachtet werden sollte, die Blüten zu schützen und nicht zu besprühen.

Wirkungsweise:

Das kS-Pflanzenstärkungsmittel sollte nicht toxisch sein, sondern aus natürlichen Wirkstoffen bestehen und folgende Wirkung entfalten:

- Erhöhung der Widerstandsfähigkeit der Pflanzen gegen Schadorganismen.

- Das kS-Pflanzenstärkungsmittel wirkt als Keimhemmer und hemmt die Ansiedlung von schädlichen (nichtparasitären) Keimen.

Schutz der Pflanzen vor nichtparasitären Beeinträchtigungen:

Das kS-Pflanzenstärkungsmittel sollte als Keimbekämpfer wirken und vorhandene schädliche (nichtparasitäre und parasitäre) Keime bekämpfen.

Für die Anwendung an abgeschnittenen Zierpflanzen außer Anbaumaterial:

Das kS-Pflanzenstärkungsmittel sollte positiv auf die Haltbarkeit und Frischedauer von abgeschnittenen Pflanzen einwirken.

Folgende (Muster)-Erklärung des Herstellers von kS- Pflanzenstärkungsmitteln sollte vorliegen:

Hiermit versichere ich, dass das kS- Pflanzenstärkungsmittel bei bestimmungsgemäßer und sachgerechter Anwendung oder als Folge einer solchen Anwendung keine schädlichen Auswirkungen, insbesondere auf die Gesundheit von Mensch und Tier, das Grundwasser und den Naturhaushalt hat. Es entspricht damit den Anforderungen des § 31 Abs. 1 Nr. 1 des Pflanzenschutzgesetzes.

Dieser zwingende (Muster)-Hinweis des Herstellers von kS- Pflanzenstärkungsmittel sollte ebenfalls vorliegen:

Das kS-Pflanzenstärkungsmittel ist zur Anwendung im Landbau, Haus- und Kleingartenbereich zugelassen.

Vorgeschriebene Kennzeichnung der Behältnisse von kS- Pflanzenstärkungsmitteln:

Auf den äußeren Umhüllungen (Etiketten) des kS-Pflanzenstärkungsmittels sollte folgender (beispielhafter) Muster-Hinweis stehen:

(Muster)-Kennzeichnung nach §§ 14 und 14 Chemikaliengesetz:

Das kS-Pflanzenstärkungsmittel wird aus zwei natürlich vorkommenden Stoffen (Aqua destillata und Argentum mit <1,00 ppm) als Gemisch hergestellt, wobei eine Silbersuspension entsteht, die weder in die Kategorie „Gefährliche Stoffe" noch in die Kategorie „Biozid-Wirkstoffe" einzuordnen ist.

Das kS-Pflanzenstärkungsmittel wird entsprechend der Rechtsverordnung nach §§ 13 und 14 Chemikaliengesetz verpackt und gekennzeichnet, wobei die Inhaltsstoffe auf den Behältnissen, äußeren Umhüllungen, Packungsbeilagen und Gebrauchsanweisungen angegeben werden.

Nachweis der erforderlichen Zulassungsnummer des kS- Pflanzenstärkungsmittels:

Die amtliche Zulassungsnummer des kS- Pflanzenstärkungsmittels sollte auf dem Etikett vermerkt sein sowie der Name und die Anschrift des Zulassungsinhabers.

Überprüfung der Grenzwertigkeit für das kS-Pflanzenstärkungsmittel:

Die exakte Bestimmung der Silbermenge im Pflanzenstärkungsmittel sollte durch ein zugelassenes Labor vorgenommen werden mit Angabe der angewandten Methode für die Analyse von gelöstem Silber, die eingesetzten Messgeräte, das Messprinzip und das angewandte Verfahren.

Unbedenklichkeitsnachweis für das kS- Pflanzenstärkungsmittel:

Der amtliche Unbedenklichkeitsnachweis für das kS- Pflanzenstärkungsmittel sollte vorliegen.

Relevante Angaben für Mensch und Tier:

(bezüglich des kS- Pflanzenstärkungsmittels)

Die deutsche Trinkwasseraufbereitungsverordnung (TrinkWV) weist Silberpräparate als Konservierungsmittel für Trinkwasser aus.

Silber wird in § 11 Teil 3a der TrinkWV als zulässiger Aufbereitungsstoff (zur Konservierung in Kleinanlagen) aufgeführt.

In § 11 Teil 3a der TrinkWV wird der Hinweis aufgeführt, dass ein Gebrauch im Ausnahmefall erfolgen kann.

Für einen solchen Ausnahmefall ist der Grenzwert auf 0,08mg/l (0,7 mmol/m³) festgesetzt.

Relevante Angaben für Pflanzen:

Silber kommt im natürlichen Erdreich zwischen 0,01 mg/kg und 5 mg/kg, im Mittel mit 0,1 mg/kg, vor.

Der Silbergehalt in einigen ausgewählten Pflanzen stellt sich wie folgt dar:

- In Karotten: 4 – 74 Mikrogramm/kg
- In Spinat: 9 – 232 Mikrogramm/kg
- In Pilzen: bis zu 31,4 mg/kg; im Mittel mit 8,5 mg/kg

Was ist ein kS-Pflanzenstärkungsmittel?

Das (Muster)-kS-Pflanzenstärkungsmittel ist eine konzentrierte Suspension aus (meistens 1,00 Liter Aqua destillata und 0,40 - 1,00 ppm Silberkolloiden (Argentum), wobei ein feinstrukturiertes kolloidales Silberwasser entsteht. Der Anteil der Silberkolloide schwankt von Hersteller zu Hersteller und von Fabrikat zu Fabrikat.

Die Silber-Suspension ist eine Aufschwemmung feinstverteilter fester Schwebestoffe (Argentum) in einer Flüssigkeit (Aqua destillata, Aqua purificata).

Das kS-Pflanzenstärkungsmittel ist i.d.R eine homöopathische Suspension und wird in drei Mischungsverhältnissen (für Bäume und Sträucher, für Garten- und Zimmerpflanzen, für Schnittpflanzen) angewendet.

Wirkungsweise des Pflanzenstärkungsmittels:

Das im kS-Pflanzenstärkungsmittel enthaltene kolloidale Silber wirkt auf und in der Pflanze als Katalysator.

- Die Hauptfunktion des katalytischen Prozesses ist eine Feinstrukturierung des applizierten flüssigen Pflanzenstärkungsmittels auf und in der Pflanze.

- Die Pflanze nimmt die feinstrukturierten Bestandteile des kolloidalen Silberwassers auf.

- Die Hauptfunktion dieses Vorgangs ist die Versorgung der Pflanze mit feinstofflichen Silberionen.

- Im kolloidalen Silberwasser des kS-Pflanzenstärkungsmittels vollzieht sich ein physikalischer Vorgang, die so genannte „Brown'sche Molekularbewegung".

Diese „Brown'sche Bewegung" entsteht durch die Bewegungen der kolloidalen Silberpartikel im so genannten „kollektiven magnetischen Feld" der Pflanze.

Die Einwirkungen der „Brown'schen Bewegung" auf die Pflanze sind folgende:

- Die Mikrokolloide im Silberwasser des kS-Pflanzenstärkungsmittels werden negativ aufgeladen.

- Diese negative Ladung entsteht durch die frequenzbedingte elektrische Polarisierung.

Die dadurch entstehenden bio-elektrischen Eigenschaften des aus Silberwasser bestehenden kS-Pflanzenstärkungsmittels wirken sich vielfältig und positiv auf die Pflanze wie folgt aus:

- Das kolloidale Silberwasser des kS-Pflanzenstärkungsmittels wird von der Pflanze aufgenommen und entfaltet dort seine Wirkung.

Durch die oszillierenden Silberpartikel des kS-Pflanzenstärkungsmittels werden folgende Wirkungen erzielt:

- Die Ansiedlung von nichtparasitären Keimen auf der Pflanze wird gehemmt.

- Vorhandene nichtparasitäre und parasitäre Keime auf und in der Pflanze werden bekämpft.

- Das Wachstum der Pflanze wird gestärkt.

- Die Lebensdauer der Pflanze wird verlängert.

- Die Widerstandskraft der Pflanze wird verstärkt.

- Die Haltbarkeit der abgeschnittenen Pflanze wird verlängert.

- Die „Frischhaltedauer" der abgeschnittenen Pflanze wird verlängert.

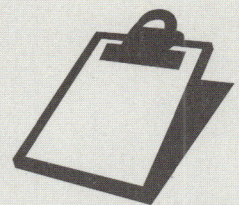

TEIL III

DAS PRAKTISCHE KSW-ANWENDERHANDBUCH

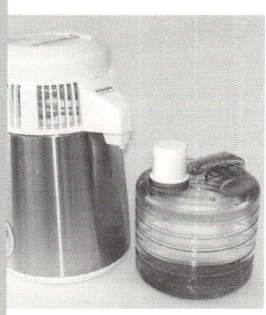

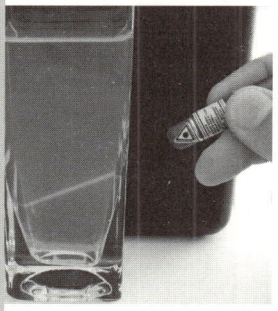

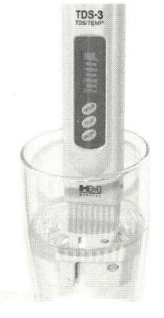

kSw-Anwenderhandbuch:

Kapitel III/1

Der geniale Dr. Robert C. Beck

Dr. Robert C. Beck, einer der Nestoren der Silbermedizin, richtet in seinem dritten Protokoll der ganzheitlichen Alternativmedizin die nachfolgende Aufforderung an die Anwender seiner Therapie:

„Make your own ionic/colloidal silver".

Mit der Erfindung seines „Silver Generators" schuf Dr. Robert C. Beck nach seiner festen Überzeugung eine moderne, umfassende und seit vielen Jahrtausende bekannte und angewendete Therapiemethode zur Behandlung von vielfältigen Krankheiten: Die Silbertherapie mit (kolloidalem) Silberwasser.

Dr. Beck war zu seiner Zeit ein bekannter Forscher und anerkannter Erfinder von energetischen elektromedizinischen Geräten; er war der Erfinder des „Elektro-encephalographen", des EEG-Gerätes, und eines Gerätes gegen Ängste, Depressionen und Schlaflosigkeit, das er bereits 1983 entwickelt und als „Brain Tuner" auf den Markt gebracht hatte.

Er hatte also bereits einige funktionierende elektromedizinische Therapiegeräte entwickelt und anwenden lassen, als er 1993 seinen ‚Blut-Zapper" und in den Jahren darauf seinen „Magnet-Pulser" baute und anwendete.

Doch Dr. Beck wollte nicht nur einzelne Therapiegeräte bauen; ihm schwebte auch die Einbeziehung von althergebrachten medizinischen Methoden vor, die er in sein elektromedizinisches Gesamtkonzept integrieren wollte, und so stiess er bei seinen Recherchen auf die heilende Kraft des Silbers und insbesondere des „kolloidalen Silbers".

Dr. Beck prägte den Begriff vom „Zweiten Immunsystem" für das kolloidale Silber und dessen Wirkung auf die körperlichen Vorgänge im Menschen; auch schien ihm die „Silbertherapie" mit kolloidalem Silber für alle erkrankten Menschen besser geeignet zu sein als teure schulmedizinische Medikationen, denn fünf Liter selbst zubereitetes Silberwasser kosteten in der Eigenherstellung nur einige Cent.

Dr. Robert C. Beck, der biomedizinische Forscher, bereicherte die Alternative Medizin um einige alternative Therapieansätze, die „Beck Protokolle", und einige bemerkenswerte elektromedizinische Geräte. Er machte unter anderem folgende Erfindungen:

Seine 1. Erfindung als Student der Physik im Jahre 1947 war die elektronische Photo-Blitz-Einheit.

Seine 2. Erfindung als promovierter Ingenieur im Jahre 1983 war die Black Box", genannt der „Brain Tuner BT1".

Seine 3. Erfindung im Jahre 1992 war der „Colloidal Silver Maker CSM" (Silber Generator).

Seine 4. Erfindung im Jahre 1994 war der „Plant Growth Stimulator PGS"; (Tarnbezeichnung: „Blood Cleaner BC/Blood Zapper/Blut Zapper").

Seine 5. Erfindung im Jahre 1995 war der „Magnetic Pulse Generator" MPG (Magnet Pulser).

Seine 6. Erfindung im Jahre 1996 war der „Colloidal Ionic Water Generator" (Ozon Generator).

Seine 7. Erfindung im Jahre 1997 war der „Brain Tuner BT-5".

Seine 8. Erfindung im Jahre 1997 war der „Brain Tuner BT-6". (Ein Gerät mit 256 Frequenzen, in Deutschland zugelassen als medizinisches Gerät gegen Depressionen, Angst, Schlaflosigkeit).

Seine 9. Erfindung im Jahre 1997 war der „Bio Tuner BT-7", auch bekannt als „Cranial Electrical Stimulator".

Seine 10. Erfindung als Ingenieur im Jahre 1998 war der „Bio Tuner" (Combi Zapper+Blood Cleaner/Silver Generator).

Seine 11. Erfindung im Jahre 1999 war schließlich der „Magnetic Resonance Tuner MRT".

Seine 12. Erfindung im Jahre 1999 war der „MRT Magnetic Pulse Tuner".

Seine 13. Erfindung im Jahre 2000 war der „Magnet Resonanz Tuner" (MRT).

Seine 14. Erfindung im Jahre 2001 war der „Super Thumper".

Seine 15. Erfindung im Jahre 2002 war der „High Intensive Pulsed Magnetic Generator".

Seine 16. Erfindung im Jahre 2002 war der „Magnetic Field Pulser".

kSw-Anwenderhandbuch:

Kapitel III/2

Der Silbergenerator nach Dr. Robert C. Beck

Dr. Beck vertrat die Auffassung, dass kolloidales Silber die elektromagnetischen Eigenschaften des menschlichen Körpers positiv beeinflusst und gestörte elektrospezifische Potentiale regeneriert; er ignorierte – so hat es den Anschein – warnende Hinweise auf mögliche Schwermetallvergiftungen bei den Anwendern.

Es hat weiter den Anschein, dass Dr. Robert C. Beck einen ursächlichen Zusammenhang zwischen niedrigen Silberanteilen und auftretenden Krankheiten und körperlichen Missempfindungen nicht ausschloss. Das brachte ihn zu der Erkenntnis, dass bei Absinken des körperimmanenten Silberanteils von etwa 0,001 % eine Fehlfunktion, eine Beeinträchtigung, des körpereigenen Immunsystems eintreten müsse.

Wie kam denn Dr. Beck überhaupt auf die Idee, einen „Silver Generator" zu erfinden? Seine Version ist folgende: Dr. Beck erwachte eines Tages nach einem unruhigen Schlaf und grübelte über einige Fragen nach, die ihn nicht losließen: Wie kann ich kolloidales Silber preisgünstig und einfach zu Hause herstellen und damit die teuren Antibiotika ersetzen?

Er fand heraus, dass im Handel pures Silber mit einem Reinheitsgehalt von 99,99 % in Form von dünnen und handlichen Silberstangen angeboten wurde, das als Basismaterial für die Herstellung von ionisch/kolloidalem Silber verwendet werden konnte.

Dr. Beck entwickelte ein kleines Gerät, das von drei 9-Volt-Batterien mit Strom versorgt wurde; mit diesem Gerät wollte Dr. Beck seinen Kunden ermöglichen, kolloidales Silber herzustellen.

Wenn er einen bestimmten Strom durch destilliertes Wasser sandte, im dem sich kleine Silberstangen befanden, sonderten diese Silberstangen ein fast reines Silber ab, frei von jeglichen Rückständen.

Ionisches und kolloidales Silber sondert auf elektrolytischem Wege winzige Partikel von Silber ab; Dr. Beck fand heraus, dass eine Konzentration von 3 - 6 ppm (parts per million; Teile pro Million) von ionisiertem oder kolloidalen Silber die beste Wirkung auf den menschlichen Organismus hatte.

Nachdem Dr. Beck seinen „Silver Maker", den Silber-Generator, fertig konstruiert hatte, baute er wiederum einen Prototyp, um die Wirkung an sich selbst auszuprobieren.

Dann bat er – wie schon bei der Erfindung seiner anderen Geräte praktiziert — seine Bekannten um aktive Mithilfe, und diese wendeten dann in einem Großversuch die ersten Silber-Generatoren von Dr. Beck an.

Dr. Robert C. Beck sammelte nun sämtliche Ergebnisse aus den von ihm durchgeführten Versuchen und Experimenten; er entwickelte auf der Grundlage seiner Kenntnisse ein Therapieverfahren, welches er „das synergetische, elektromedizinisch und biologisch fundierte Beck-Therapieverfahren" nannte und dieses Therapieverfahren – davon war Dr. Beck felsenfest überzeugt - sollte pathogene Erreger im menschlichen Organismus neutralisieren und deaktivieren.

Nachstehend nun der von Dr. Robert C. Beck entwickelte Schaltplan für den legendären Silver Pulser (4 Hz Zapper mit einfacher Schaltung zur Herstellung von ionic- colloidal silver).

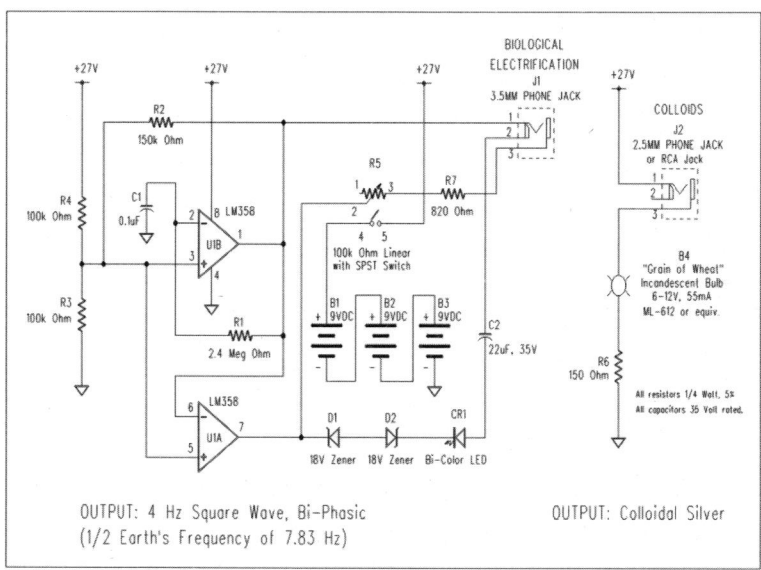

Grafik 1

Silver Pulser-Schaltplan nach Dr. Beck.

kSw-Anwenderhandbuch:
Kapitel III/3

Das Beck-Protokoll Nr. 3: "Kolloidales Silberwasser"

Die vier Säulen seines bio-medizinischen Ganzheitskonzeptes nannte Dr. Beck:

- die nicht-invasive Blutelektrifizierung.

- die magnetische Impulsbehandlung.

- Eigenherstellung und Anwendung von kolloidalem Silberwasser.

- Eigenherstellung und Anwendung von ozonisiertem Wasser.

Mit der Methode 1, der Blutelektrifizierung, therapierte Dr. Beck in seinen Experimenten das Blutsystem seiner Anwender.

Mit der Methode 2, der Magnet-Impuls-Therapie, behandelte Dr. Beck in seinen Experimenten die tiefer liegenden Körperareale (Gewebe, Organe), allen voran das Lymphsystem.

Mit der Methode 3, der Einnahme von kolloidalem Silberwasser, tötete Dr. Beck in den Experimenten mit seinen Anwendern die pathogenen Keime ab und schwemmte sie aus dem Körpersystem heraus.

Dann erfand Dr. Beck ein kleines Gerät, mit dem die Anwender ozonisiertes Wasser selbst herstellen und innerlich anwenden konnten.

Die Methode 4, so fand Dr. Beck in seinen Experimenten heraus, vermehrte durch das ozonisierte Wasser den Sauerstoffgehalt des Blutes und schwemmte – nach der Behandlung mit kolloidalem Silberwasser – die pathogenen Keime aus dem menschlichen Organismus heraus.

Dr. Robert C. Beck präsentierte der Öffentlichkeit in den 90er Jahren des 20. Jahrhunderts die vier Säulen seines ganzheitlichen Therapiekonzeptes, das er „die Beck Protokolle" nannte und weltweit verbreitete.

Über die Anwendung der Säule 3 des „Beck Protokolls": Das kolloidale Silberwasser", handelt dieses Handbuch.

kSw-Anwenderhandbuch:

Kapitel III/ 4

Das kolloidale Silberwasser

Das kolloidale Silber, so fand Dr. Beck bei seinen gründlichen Recherchen heraus, wies eine Reihe von therapeutisch wirksamen Eigenschaften auf, die in den Jahren nach dem zweiten Weltkrieg leider in Vergessenheit geraten waren.

Kolloidales Silber – das zeigten längst vergessene Studien – war als einzige Substanz in der Lage, auf Hunderte von pathogenen Mikroorganismen einzuwirken und diese zu neutralisieren. Dazu zählten Bakterien, Viren und Pilze aller Art, die seit der Erfindung der Antibiotika nicht mehr mit kolloidalem Silber, sondern mit den schweren Geschützen der „Wundermedikamente" Penicillin und Co. behandelt wurden, wobei Antibiotika nur gegen Bakterien wirken.

Nachdem in den 70er Jahren des 20. Jahrhunderts von den Ärzten weltweit eine alarmierende Resistenz der bekannten pathogenen Mikroorganismen gegen die Antibiotika festgestellt worden war, suchte man nach einem Mittel, diese antibiotika-resistenten Bakterien mit anderen Mitteln zu bekämpfen.

Dr. Beck behauptete in seinen Vorträgen und Schriften, die Pharma-Industrie, die Ärzte-Lobby und die Medizinal-Bürokraten hätten weltweit alle Versuche unternommen, preiswerte und dennoch wirksame „Volksmedikamente" und „Volkstherapien" zu verunglimpfen und zu unterdrücken.

Das sei – so Dr. Beck in seinen mündlichen und schriftlichen Ausführungen – das Ergebnis einer weltweiten Verschwörungsstruktur, aus der Angst der so genannten „Grossen Drei„ (FDA, AMA, DRUG KARTELL) vor Umsatz-, Gewinn- und Machtverlust entstanden, denn die von Dr. Beck entwickelte ganzheitliche Methode, das „Beck Protokoll", sei ein Umsatz- und Gewinnkiller par excellence.

Eines der vier Beck-Protokolle, das dritte, beschäftigte sich mit dem Einsatz von kolloidalem Silber und nicht zuletzt mit der Herstellung dieser Substanz durch den Anwender; das führte zu der Entwicklung eines bioelektrischen Gerätes, das Dr. Beck den „Silver Maker" nannte.

Dr. Beck hatte – das ist ja einschlägig bekannt – Zeit seines Lebens Schwierigkeiten mit den amerikanischen Medizinalbehörden, die durch die FDA, die „Food and Drug Administration", vertreten wurde. Aus Angst vor den Sanktionen durch die FDA musste Dr. Beck schon für seinen „Blood Electrifier", den Blut-Zapper, die Tarnbezeichnung „Plant Growth Stimulator" verwenden, um dieses Gerät überhaupt anbieten und verkaufen zu können.

Die gleichen Repressalien befürchtete er, als er seinen „Silver Maker", den Silber-Generator, erfand; aus diesem Grund nannte er das mit diesem universellen Gerät produzierte kolloidale Silberwasser schlicht „Experimentierwasser" und umging damit eine FDA-Anordnung, die kolloidales Silberwasser als zulassungspflichtiges Arzneimittel einstufte, (ähnlich wie es in Deutschland aufgrund des AMG der Fall ist).

Die US-FDA wies auf die typischen Grauverfärbungen der Haut hin, die bei Anwendern von Silberpräparaten immer wieder beobachtet wurden; diese schieferfarbene Hautverfärbung wurde als „Argyrie" bezeichnet.

Weiterhin hatte die FDA Bedenken bei der Langzeitanwendung vor Silber in höheren Dosen, weil die Gefahr bestand, dass sich das kolloidale Silber nicht nur in der Haut, sondern auch in den inneren Organen, insbesondere in den Augen, ablagerte.

Das alles war Dr. Robert C. Beck natürlich bekannt, denn er war ein bemerkenswerter guter Rechercheur, der in der Lage war, fast alle, auch die angeblich unzugänglichen, Informationsquellen auszuschöpfen.

Und natürlich war Dr. Beck auch die betreffende Stellungnahme der FDA aus dem Jahre 1938 bekannt, in der die FDA ausdrücklich oral genossene Silberpräparate als nicht sicher (not safe) bezeichnete und auf die zum Teil erheblichen Nebenwirkungen hinwies, jedoch nicht ausdrücklich betonte, dass die Warnung dezidiert Silbernitratpräparate und nicht das kolloidale Silber betraf.

Was sind Kolloide?

Die Forschungen von Dr. Robert C. Beck beruhten auf der Lehre von den Kolloiden. Wissenschaftlich spricht man von einem kolloidalen System, wenn drei Bedingungen erfüllt sind:

- Es müssen unterschiedliche Bestandteile vorliegen; in unserem Fall Silber und destilliertes Wasser.

- Die Bestandteile müssen unterschiedlichen Phasen angehören, wie zum Beispiel flüssig/fest oder gasförmig/flüssig.

- Die Partikel dürfen nicht löslich sein.

Kolloidpartikel sind die kleinsten Teilchen, in die Materie zerlegt werden kann, ohne die individuellen Eigenschaften zu verlieren. Die nächste Stufe der Verkleinerung wäre das Atom selbst! Kolloide spielen in der Natur eine sehr grosse Rolle - ohne sie gäbe es kein Leben!

Alle Lebensvorgänge in einer Zelle, dem Baustein der Lebewesen, basieren auf kolloidalen Zustandsformen.

Kolloide sind gelöste Stoffe, die so fein verteilt sind, dass sie sich nicht absetzen oder im Gewebe ablagern, sondern in der Schwebe bleiben und den Zellen rasch und wirksam zur Verfügung stehen.

Da wichtigen Körperflüssigkeiten wie Blut und Lymphe selbst Kolloide sind, ergeben sich vielfältige Anwendungsmöglichkeiten. Ein Absterben pathogener Mikroorganismen, die gegen Antibiotika bereits immun waren, ist nach der Verabreichung von kolloidalem Silber in In vitro-Experimenten regelmäßig beobachtet worden.

Medizinische Beobachtungen ergaben, dass ein Absinken von Silber unter 0,001% des Körpergewichts Fehlfunktionen des Immunsystems hervorrufen kann. Silber scheint demnach eng mit dem grundlegendsten Lebensprozessen verbunden zu sein.

Warum haben die wenigsten bis heute etwas über kolloidales Silber gehört? Die Verfechter der weltweiten Verschwörungstheorie sind auch in diesem Bereich schnell mit einer Verurteilung der Pharmaindustrie parat.

Wir denken jedoch, es werden - wie so häufig - vielfältige (auch finanzielle) Beweggründe dazu beigetragen haben, das kolloidale Silber aus der Medizin zu verdrängen, um es durch die ab 1928 erfundenen Breitband-Antibiotika zu ersetzen; ein Prozess, der sich heute angesichts der steigenden Resistenz der Mikroorganismen wieder umkehrt.

kSw-Anwenderhandbuch

Kapitel III/5

Eine Anmerkung zum kolloidalen Silber

Die auf den nächsten Seiten beschriebenen Produkte und Geräte und deren Anwendung beruhen auf biomedizinischen Erkenntnissen, die von der Schulmedizin nicht anerkannt sind. Die getroffenen Aussagen zu Indikation und Wirksamkeit des kS sowie seine Anwendung sind wissenschaftlich nicht allgemein gültig.

Wer die informativ mitgeteilten Hypothesen, Methoden, Ansätze, Verfahren, Stoffe, Aussagen oder Geräte anwendet, tut dieses ausschliesslich in eigener Verantwortung.

Autoren und Verlag geben ausschliesslich Informationen weiter; sie beabsichtigen in keinen Fall, Diagnosen zu stellen, medizinische Ratschläge oder therapeutische Empfehlungen zu geben.

Jeder Leser und jede Leserin ist daher für das persönliche Handeln und Entscheiden selbst verantwortlich.

kSw-Anwenderhandbuch

Kapitel III/6

Kolloidales Silber in der Praxis

Einführung

Silber war nach Kupfer und Gold das dritte Gebrauchsmetall, das die Menschen benutzten. Die Germanen verwendeten das Wort „silabra" für das begehrte Edelmetall; die Römer nannten es „argentum" (nach dem griechischen Wort „argyros"), was so viel heisst wie „weiss-metallisch".

Die alten Ägypter schmückten die Spitzen ihrer Obelisken mit Elektrum, einer Legierung aus Silber und Gold. Im alten Griechenland wurden seit dem 7. Jahrhundert vor Christus Silbermünzen geprägt. Das Silber stammte aus den Minen von Lavrion, ca. 50 km südlich von Athen. Zunächst war Silber wertvoller als Gold. Der römische Kaiser Caligula führte im Circus einen Wagen vor, der aus 124000 Pfund Silber bestand.

In Europa wurden im Mittelalter Silbererzvorkommen in Böhmen und in Sachsen entdeckt, was die Prägung von Silbermünzen in Mitteleuropa ermöglichte. Seit Anfang des 16. Jahrhunderts brachten die Spanier erhebliche Mengen des Edelmetalls aus Amerika nach Europa, wodurch der Wert des begehrten Metalls sank.

Das chemische Symbol „Ag" für Silber wurde von J.J. Berzelius im Jahre 1814 eingeführt. Die Alchimisten verwandten das Symbol des Halbmondes für das Metall Silber. Die Mondgöttin Luna verkörperte das weibliche Prinzip und stand für Klarheit und Reinheit - im Gegensatz zum männlichen, sonnenhaften Gold.

kSw-Anwenderhandbuch

Kapitel III/7

Die eigene Herstellung von kolloidalem Silber

Der Hersteller von Silbergeneratoren legt die Silberstäbe im Allgemeinen dem Silber-Generator mit bei; diese mitgelieferten Silberstäbe werden i.d.R. in die Buchsen auf der betreffenden Seite des Geräts eingesteckt. Bei der Benutzung von Gleichstromgeneratoren sollte bei beiden Silberstäben eine Einkerbung oberhalb der Stäbe gemacht werden, um die Stäbe immer mit der gleichen Seite in das destillierte Wasser zu stecken.

Das Gerät einschalten und gemäss der Anleitung die Zeiten beachten. Einige Geräte schalten sich selbstständig aus. Nach dem Verbinden mit der Stromquelle sollte, wenn möglich, die direkte Berührung der beiden Elektroden speziell mit feuchten Fingern vermieden werden. Es besteht die Gefahr eines Stromschlags.

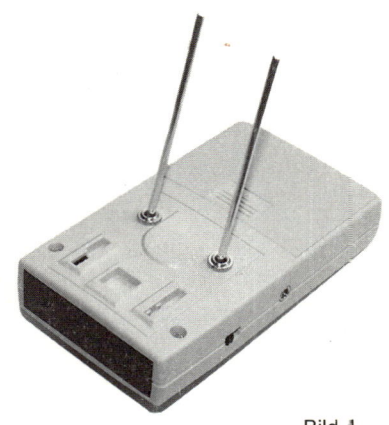

Bild 4
Elektroden werden häufig direkt in das Gerät gesteckt.

Vermeiden Sie hier den so genannten „Zungentest", um zu testen, ob genügend Spannung vorhanden ist. Ihre Zunge wird es Ihnen danken!

Handelsübliche Generatoren erzeugen in der Regel die Menge von ca. 200ml - 500ml ionisch-kolloidalem Silber in einem Durchgang. Das zu verwendende destillierte Wasser sollte nicht kalt aus dem Kühlschrank oder der Kammer kommen, sondern Zimmertemperatur haben.

Die Elektroden sollten sich mindestens zu ¾ im Wasser befinden. Die Kolloid-Herstellung möglichst etwas abgedunkelt, zumindest ohne direkte Sonneneinstrahlung, durchführen. Bitte für die Herstellung keine Gefässe aus Aluminium, Stahl oder Plastik benutzen.

171

Achten Sie bei erwärmtem Wasser darauf, dass die Temperatur nicht über 40 Grad ist, damit kein Wasserdampf aufsteigt und sich bei Kombigeräten als Kondenswasser auf dem Gerät niederschlägt.

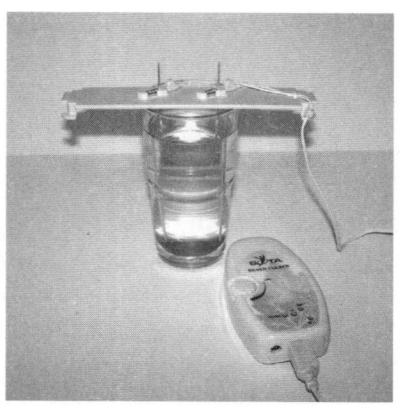

Bei Geräten, die getrennt von den Silberstäben betrieben werden, (in diesem Fall werden die Silberelektroden mittels einer Haltevorrichtung am Glas befestigt), kann das Wasser auch bis knapp 85 Grad erhitzt werden. (Dann aber bitte nur noch feuerfeste Behälter benutzen).

(Getrennte Einheit)   Bild 5

Während der Herstellung bildet sich nach einiger Zeit eine leichte Oxidschicht auf einer Silberelektrode (Minuspol oder Kathode), während sich auf der anderen Elektrode (Pluspol oder Anode) kleine Luftbläschen (Wasserstoffgas) bilden.

Das sind normale Vorgänge und typische Phänomene der Gleichstromgeneratoren. In diesem Fall niemals auf chemische Reinigungsmittel zurückgreifen oder gar Silberpolitur nehmen – lieber zwischendurch und anschließend die Elektroden mit einem Küchentuch abwischen. Fertig.

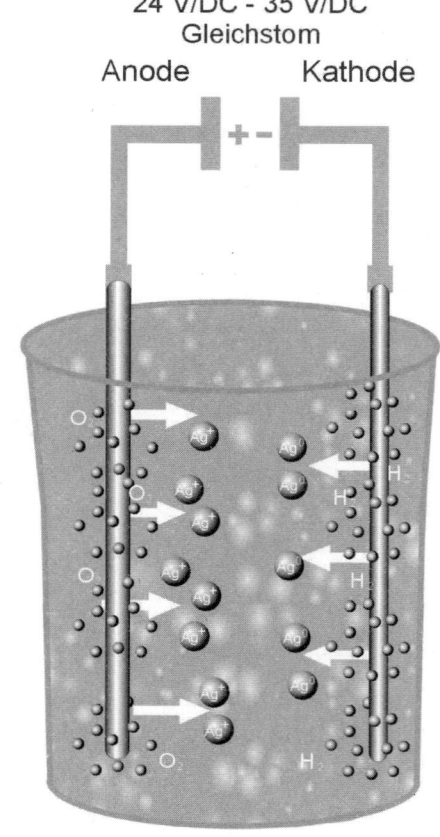

24 V/DC - 35 V/DC
Gleichstom

Anode   Kathode

Grafik 2

172

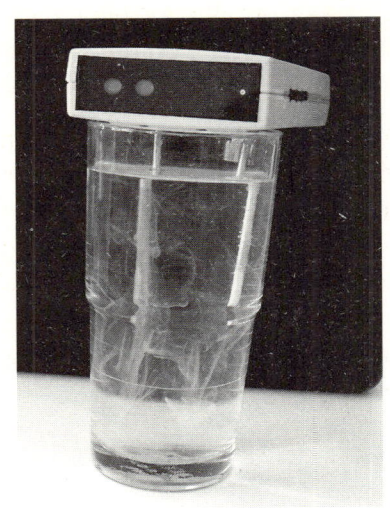

Bild 6

Hier ein Beispiel bei der Verwendung von Leitungswasser: Trübe Fäden bilden sich auf der Kathode (links) und sacken langsam zu Boden. Hier besteht die Gefahr der Entstehung von Silbersalzen und bei häufiger Anwendung die Gefahr einer Argyrie (Blaugrauverfärbung der Haut und der inneren Organe).

Silberkonzentrationen werden allgemein in parts per million (ppm) angegeben. Beispiel: 5 ppm sind 5 Silberpartikel auf 1 Million Wasserteile. Das entspricht ca. 5 mg Silber auf 1 Liter Flüssigkeit.

Ist in einer Notsituation kein destilliertes Wasser aufzutreiben, zum Beispiel bei einem Unfall, im Urlaub, beim Camping oder am Wochenende, und Sie kurzzeitig auf Mineralwasser zurückgreifen müssen, dann suchen Sie ein Wasser aus, bei dem der Natriumwert auf der Flasche ausgewiesen ist. Dieser Wert sollte so gering wie möglich sein; Babywasser zum Beispiel haben in der Regel einen sehr kleinen Natriumanteil.

Achtung! Trinken sollten Sie kolloidales Silberwasser, das mit Mineralwasser hergestellt wurde, nicht. Für die Benetzung von Umschlägen, bei Hautausschlägen, bei Neurodermitis oder bei Insektenstichen, kann dieses Wasser kurzzeitig herangezogen werden. Auch Blumen können bei Pilzbefall mit Lösungen aus Mineralwasser und kolloidalem Silber behandelt werden.

Verwenden Sie ansonsten grundsätzlich destilliertes Wasser. Mehr zum Thema Wasserqualität im Abschnitt: Die Beschaffenheit des destillierten Wassers.

Das fertige Silberwasser ca. 1. Stunde stehen lassen, damit sich die Elektrolyse „beruhigen" kann. In dieser Zeit verringert sich der Anteil an Silberionen, und die Kolloide bilden sich zur entgültigen Form aus. Eine baldige Verwendung der zubereiteten Lösung garantiert eine bioenergetische Frische.

Die Kirlianphotografie hat bei frischem Silberwasser die größte Lichtstrahlung (Energie) gezeigt; mit der Zeit nimmt dieser Wert ab. Silberwasser sollte in lichtgeschützten, vorzugsweise violetten, Glasflaschen abgefüllt und an einem kühlen Ort aufbewahrt werden.

Allerdings sollten man die Fläschchen nicht in den Kühlschrank stellen, da das Silber durch die elektromagnetischen Felder im Kühlschrank reagiert.

Bitte zur Aufbewahrung keine Gefässe aus Aluminium, Stahl oder Plastik benutzen. Auch sollte die Aufbewahrung grundsätzlich fern von elektrischen Geräten erfolgen.

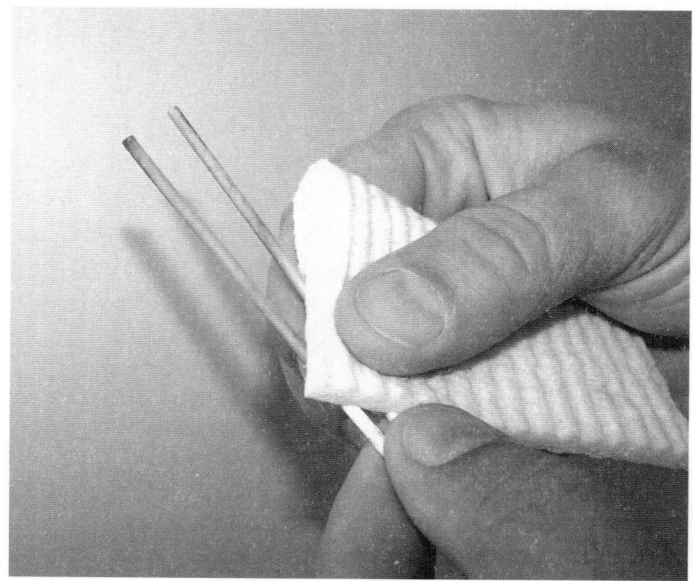

Bild 7

 TIPP:

Die dunkle Oxidschicht auf den Silberelektroden in bestimmten Zeitintervallen mit einem Reinigungstuch vorsichtig abwischen. Auf keinen Fall chemische Reinigungsmittel oder Silberputzmittel benutzen.

Feuchte Küchentücher haben sich gut bewährt. Achten Sie unbedingt auf eine gründliche Reinigung der Stäbe und benutzen Sie niemals verschmutzte oder gebrauchte Tücher.

Die Qualitätsprüfung des kolloidalen Silberwassers

TDS-Meter:

Wer misst misst Mist

Mit diesem Spruch möchte ich den nun folgenden Teil einleiten. Häufig wird in den angewandten Wissenschaften eine sinnlose Ablesegenauigkeit beobachtet, die als Messgenauigkeit missverstanden wird; diese wird dann ergänzt durch eine Verrechnung mit vielen sinnlosen Stellen hinter dem Komma und schließlich werden diese Stellen sogar noch in Tabellen veröffentlicht. Um aber ein gewisses Verständnis zu erhalten, kommen wir nicht herum, uns auch um Zahlen und Fakten zu kümmern.

Beim Messen von elektrischen Werten gibt es besondere Effekte, welche die Genauigkeit beeinflussen; und gerade das Messen von kleinen Spannungen und Strömen gehört zum täglichen Brot in der Wissenschaft. Häufig werden solche Messungen durch typische Störungen beeinflusst, die das Resultat ungenau oder wertlos machen; die Punkte Wasserqualität und Sauberkeit bei der Herstellung von Silberwasser stellen hier ein Problem dar.

Bevor wir uns mit den Vor- und Nachteilen und dem Pro und Kontra des so genannten TDS-Meters beschäftigen, vorab etwas Theorie:

- Leitfähigkeit (EC) = Electric Conductivity.
- Gelöste Feststoffe (TDS) = Total Dissolved Solids.

Definition:

Die elektrische Leitfähigkeit einer Lösung ist definiert als die Fähigkeit einer Lösung, einen elektrischen Strom zu transportieren; per Definition ist die Leitfähigkeit auch die Umkehrfunktion des Widerstandes. Die elektrische Leitfähigkeit wird in Siemens pro Zentimeter (S/cm) gemessen, die gängigsten Messgrößen sind mikroSiemens (μS/cm = S x 10^{-6}) und milliSiemens (mS/cm = S x 10^{-3}).

In wässrigen Lösungen verhält sich die Leitfähigkeit direkt proportional zur Konzentration gelöster Feststoffe (Salze); je mehr Salze in einem Medium in gelöster Form vorliegen, desto höher ist die Leitfähigkeit. Eine gute Annäherung für das Verhältnis elektrische Leitfähigkeit zu gelösten Feststoffen (TDS) ist folgende Gleichung:

$2\mu S/cm = 1$ ppm (mg/l) (parts per million)

wobei 1 ppm = 1 mg/l die Messeinheit für TDS ist.

ppm:

Der englische Ausdruck parts per million (ppm), zu deutsch: Teile pro Million, steht für einen in Millionstel Teilen ausgedrückten Zahlenwert, so wie Prozent (%) für Hundertstel steht, und wird in der Physik, der Chemie, der Pharmazie und in Umweltwissenschaften verwendet. Die IEC empfahl jedoch 1978, das ppm zu vermeiden, damit sollte der Gefahr von Missdeutungen bei den analog gebildeten Begriffen ppb (Billion) und ppt (Trillion) vorgebeugt werden; denn "Billion" und "Trillion" bedeuten im englischen und amerikanischen Sprachgebrauch jeweils andere Zahlenwerte wie zum Beispiel in Deutschland, wo die Begriffe „Milliarde und Billion" verwendet werden.

Es gibt keine DIN-Norm, in der die Bedeutung von ppm festgelegt ist. Die internationale Norm ISO 31-0 "Quantities and units - Part 0: General principles" aus dem Jahre 1992 empfiehlt, dass Abkürzungen wie ppm, pphm und ppb nicht benutzt werden sollten.

Nichtsdestotrotz hat sich die Bezeichnung „ppm" bei den Herstellern von Silbergeneratoren und Anwendern von Silberwasser eingebürgert und sollte daher weiterhin berücksichtigt werden.

Die Messgeräte, die das Messergebnis in ppm (mg/L) anzeigen, ermöglichen direkt das Ablesen der gelösten Feststoffe. Die elektrische Leitfähigkeit, die über die Stromstärke gemessen wird, wird durch die Wanderungsgeschwindigkeit der Ionen bestimmt. Unter dem Einfluss eines Feldes wandern Kationen (K+) mit positiver Überschussladung zu einer negativen Elektrode und Anionen (A-) mit einer negativen Überschussladung zu einer positiven.

Temperaturabhängigkeit und Temperaturkompensation:

Die Leitfähigkeit eines Elektrolyten ist stark temperaturabhängig, da auch die Beweglichkeit der Ionen und die Anzahl der dissozierten Moleküle temperaturabhängig ist. Um Messwerte zu vergleichen, müssen sie auf eine festgelegte Temperatur umgerechnet werden. Die Referenztemperatur beträgt heute üblicherweise 25 °C. (77°F), manchmal auch

20°C. Zur Angabe der Leitfähigkeit gehört grundsätzlich die Angabe der Temperatur.

Die Temperaturabhängigkeit der Leitfähigkeit hängt von Art und Menge des gelösten Stoffes ab und liegt zwischen ein Prozent und fünf Prozent pro °C. Das heisst pro einem Grad Celsius mehr nimmt die Leitfähigkeit des Mediums um einen bis fünf Prozent zu bzw. bei einem Grad weniger nimmt sie ab.

Das für unseren Test herangezogene TDS-Meter hat eine automatische Temperaturkompensation.

Dieses Gerät, HM Digital, wird bei 90 ppm kalibriert. Dieser Wert ist für die Bestimmung der Wasserqualität und zur Überprüfung des Silberwassers verwendbar. Wichtig ist es zu wissen, bei welchem Wert kalibriert wurde, um Messfehler zu vermeiden.

TDS Messinstrumente sind genauer, wenn sie „auf Niveau" kalibriert werden und sich so nahe wie möglich an der zu überprüfenden Probe befinden.

Wenn Sie also ein Gerät benutzen, dass bei noch höheren Wert kalibriert wurde, ist es ratsam das Messinstrument für diese spezifische Anwendung nachzueichen.

Fakt:

Die Anzahl der im Wasser befindlichen Kolloide (Kolloidteilchen) können Sie mit einem TDS-Instrument nicht messen; das hängt mit der *Brownschen Molekularbewegung* zusammen, die besagt, dass sich die Kolloide gegenseitig abstoßen und somit keinen elektrischen „Leiter" bilden können. Sie berühren sich nicht und können daher nicht leiten. (Siehe Grafik 3).

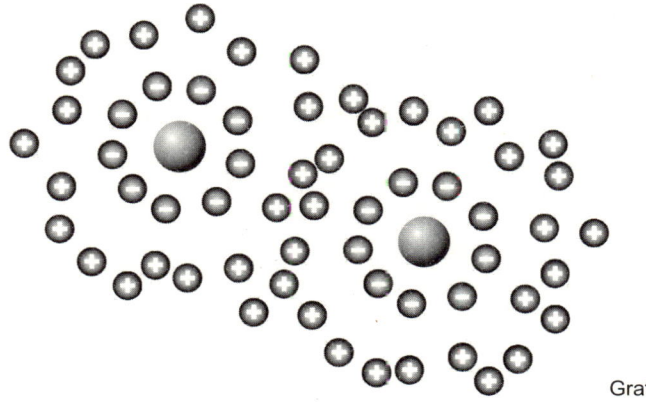

Grafik 3

Was Sie in der Lösung messen können, sind die Silberionen; diese Silberionen bilden sich bei elektrolytischen Verfahren und stellen die Leitfähigkeit im destillierten Wasser her, indem sie den Widerstand im Wasser verringern. Aus verschiedenen Gründen ist dieser Wert nicht ganz exakt.

Es werden zwar bei guter Wasserqualität und guter Silberqualität überwiegend Silberionen gelöst, allerdings werden TDS-Meter mit Salzlösungen kalibriert und weichen hier in den Messergebnissen ab.

Einige Hersteller von Silbergeneratoren benutzen einen Umwandlungsfaktor (x) von 1,2 bis 1,3, um mit einem TDS-Meter den ionischen Anteil des Silberwassers zu definieren:

> **(Abschließender Messwert – Wasser Messwert) x**
> **Umwandlungsfaktor (X) = ppm´s des Silberwassers.**

Ein Beispiel:

Das verwendete Wasser hat einen Anfangswert von 1 ppm. Wir tragen diesen Wert in unser Aufzeichnungsbuch ein. Nach der Herstellung beträgt der Messwert 17 ppm.

17 ppm - 1 ppm = 16 ppm x 1.3 (x) =

= **20,8 ppm** ionisches Silber.

Dieser Wert stellt selbstverständlich nur eine Annäherung dar. Wir haben das nachgeprüft und sind zu folgendem Ergebnis gekommen:

Damit wir diesen Faktor (x) für unser Testgerät (SilverMaker) überprüfen konnten, haben wir einige Laboranalysen von unseren Silberproben erstellt, den gelösten Inhalt dieser Proben analysieren lassen und mit den Messwerten des HM Digital Messinstruments verglichen.

Der SilverMaker produziert demnach zwischen 75% - 85% Silberionen und zwischen 15% - 20% Silberpartikel (kolloidales Silber).

Ca. 3% betrug der Anteil an gelösten Silberpartikeln und Anodenschlamm.

Testparameter:

Gerät: SilverMaker
Wasserqualität: Aqua purificata

Ergebnis mit 200 ml Aqua purificata

Zeitkurve / Min.	Menge	Ionischer Anteil (ppm)	Kolloidaler Anteil (ppm)	Wasser Temperatur C
06	200ml.	4,4	0,7	23 Grad
12	200ml.	8,8	1,4	23 Grad
30	200ml.	22,1	3,3	23 Grad

Tabelle 2.0

Ergebnis mit 400 ml Aqua purificata

Zeitkurve / Min.	Menge	Ionischer Anteil (ppm)	Kolloidaler Anteil (ppm)	Wasser Temperatur C
15	400ml.	4,5	0,9	23 Grad
30	400ml.	9,0	1,8	23 Grad
60	400ml.	18,2	3,8	23 Grad

Tabelle 2.1

Sie sind überrascht? Um es gleich vorweg zu sagen: Diese Werte stellen keinesfalls einen Einzelfall dar und die Hersteller von Silbergeneratoren sollten sich wirklich die Mühe machen, ihre Angaben zu überprüfen.

Wir haben im Zuge unserer Recherchen auch andere Generatoren getestet und sind zu dem überraschenden Ergebnis gekommen, dass der ionische Silberanteil nahezu aller getesteten Generatoren bei 75-90% lag.

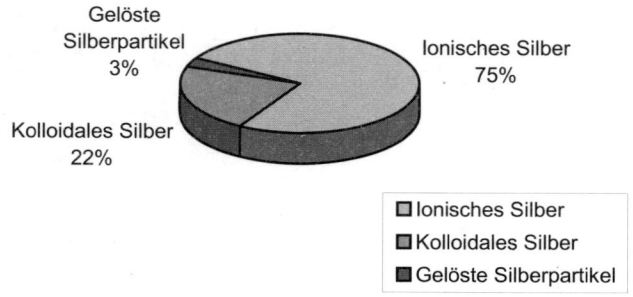

Gelöste Silberpartikel 3%

Ionisches Silber 75%

Kolloidales Silber 22%

☐ Ionisches Silber
☐ Kolloidales Silber
☐ Gelöste Silberpartikel

Wenn also 25 ppm kolloidales Silber in einer therapeutischen Maßnahme angegeben werden, ist das so nicht ganz eindeutig ausgedrückt; gemeint sind sicherlich in diesem Zusammenhang 25 ppm ionisch- kolloidales Silber, wenn es sich um selbst hergestelltes Silberwasser handelt, und/oder 25 ppm reines kolloidales Silber, wenn es sich um ein fertig gekauftes Silberkonzentrat handelt.

In der Literatur wird diesbezüglich leider zu wenig differenziert.

Bei unserem Testgerät werden 25 ppm nach 60 Minuten laut Anleitung angegeben, mit einer Toleranz von +/- 10%.

Wenn man die beiden Werte aus der Tabelle 2.0 zusammen zählt, erhält man nach 30 Minuten einen Wert von 25,4 ppm ionisches-kolloidales Silber, was ein recht guter Wert ist, der sich in etwa mit der Umrechnungsformel deckt.

Messbarkeit im Labor:

Wie Sie gesehen haben, ist die exakte Bestimmung der Silberqualität keine leichte Aufgabe. Es gibt die Möglichkeit, eine Analyse von Silberwasser mit dem ICP – OES durchzuführen (Inductively Coupled Plasma - Optical Emission Spectrometry). Wer denkt sich nur diese Wörter aus? Hier wird es sehr technisch und diese technischen Begriffe werden nur der Vollständigkeit halber kurz erwähnt.

Für die Analyse von gelöstem Silber in den Konzentrationsbereichen mg/L bis µg/L, wird die „Optische Emissionsspektrometrie" mit einem induktiv gekoppelten Plasma (ICP-OES) eingesetzt.

Das Verfahren ermöglicht prinzipiell die gleichzeitige Bestimmung aller Metalle und einiger Nichtmetalle (bis zu 60 Elemente) aus wässrigen Lösungen. Das im Testverfahren eingesetzte Gerät erlaubt die Analyse von 45 Elementen simultan (DIN 38406 Teil 22).

Durch einen Königswasser-Aufschluss (HCl / HNO_3) wird der maximal lösliche Anteil einer Probe in Lösung gebracht. Ungelöste Rückstände werden abgetrennt, die Lösung wird in einer Verdünnung von 10 g/L auf Elemente analysiert.

Das Messprinzip des ICP-Emissionsspektrometers funktioniert fo gendermaßen: Bei der ICP-OES Analytik wird die Probenlösung über ein pneumatisches Zerstäubersystem in ein induktiv gekoppeltes Argonplasma eingebracht.

Bei einer hohen Temperatur im Plasma werden die in der Lösung enthaltenen Elemente atomisiert und zur Lichtemission angeregt. Das emittierte Licht wird bei der simultanen Analyse über einen Polychromator in elementspezifischen Wellenlängen aufgespalten und die Lichtintensität mittels einer Reihe von fest installierten Photomultipliern detektiert.

Alles verstanden? Im Klartext heisst das: Es ist mit diesem Verfahren nicht möglich, kolloidales Silber in der Anzahl seiner Partikel zu bestimmen, sondern es wird nur die Gesamtmenge des im Wasser gelösten Silbers ermittelt.

Eine weitere Methode wäre, im Wasser gelöstes Silber über Verdampfen nachzuweisen, wobei die Wasserprobe vor der Herstellung gewogen und - nachdem der Herstellungsprozess abgeschlossen ist – erneut gewogen wird.

Eine andere Möglichkeit wäre das Abwiegen der Silberstäbe vor der Kolloidherstellung und hinterher. Für beide Verfahren werden digitale Präzisions-Waagen mit einer Genauigkeit von mindestens 0,01 g Schritten benötigt.

Diese Präzisions-Waagen sind für relativ wenig Geld erhältlich und werden häufig benutzt, um Gold abzuwiegen. Die Waagen sind vom Werk aus kalibriert. Apotheken bieten diesen Service auch an. Dort stehen Apotheker-Waagen, um Medikamente abzuwiegen oder exakte Mischverhältnisse anzufertigen.

Silberkolloide „sichtbar" machen:

Auf dem Markt gibt es zurzeit keine „bezahlbaren" Geräte, die für den durchschnittlichen Anwender bestimmt sind, mit denen die Grösse von Kolloiden zu messen wäre. Mit einer einfachen Methode können Sie allerdings das Vorhandensein nachprüfen. Das ist immer sinnvoll, wenn Zweifel an der Wirksamkeit des kolloidalen Silbers bestehen.

Gehen Sie wie folgt vor:

Setzen Sie eine Lösung Silberwasser wie vorher beschrieben an; achten Sie darauf, ein durchsichtiges Glas zu verwenden. Nach der Herstellung des Silberwassers das Glas in einen abgedunkelten Raum stellen und ca. 30 Minuten warten, dann mit einem Laserpointer das Glas von der Seite her durchleuchten.

(Achtung! Nicht in die Augen leuchten).

Achten Sie darauf, das Silberwasser vorher nicht zu schütteln. Wenn es sich um kolloidales Silber handelt, müsste, (hervorgerufen durch die Brown´sche Molekularbewegung), ein golden-silbernes Glitzern entlang des Laserstrahls wahrgenommen werden, ähnlich einem Sonnenstrahl, der durch eine Spalte scheint und den Staub sichtbar macht.

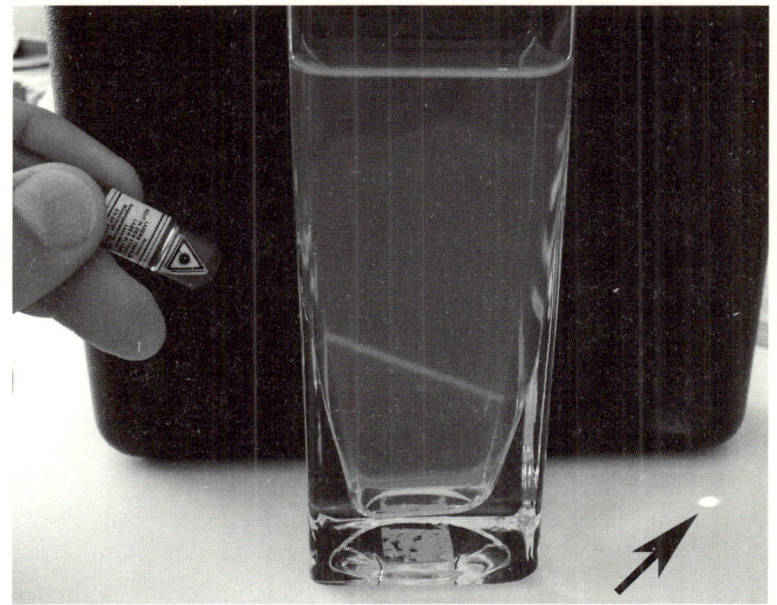

Bild 8

Ein Laserstrahl ist unter normalen Bedingungen nur dort zu sehen, wo er auf ein Hindernis auftritt. (Siehe Pfeil) Ausnahme: Der **Tyndall-Effekt**, benannt nach seinem Entdecker John Tyndall, der die Streuung von Licht in kolloiden Lösungen untersucht hat:

Dieser einfache Test kann Ihnen zeigen, ob Silberkolloide vorhanden und wirksam sind. Befinden sich im nicht geschüttelten Produkt Silberatomgruppen aus eigener Kraft in Schwebe, so ist das Produkt wirksam.

Einen einfachen Laserpointer erhalten Sie in gut sortierten Elektronikfachgeschäften. Diese Laserpointer werden gerne als Zeigestock bei Präsentationen genutzt; der auftreffende Laserpunkt ist auf einer Leinwand sehr hell, meist rötlich, zu erkennen, und der Referent kann mit diesem rötlichen Punkt die Aufmerksamkeit auf einen bestimmten Punkt lenken.

Bei angelegtem Gleichstrom bildet sich nach Auffassung von Physikern zwischen den beiden Elektroden des Silbergenerators eine Ladungsstrecke, über die Ionen fließen. Eine so genannte „Ionenstrecke" ist die Strecke im destillierten Wasser, die eine erhöhte Leitfähigkeit besitzt.

Zur Vermeidung dieser „Ladungsstrecke" oder „Ionenstrecke", die während der Herstellung entsteht, empfiehlt es sich dringend, zwischendurch das Silberwasser mit einem Holzstab umzurühren.

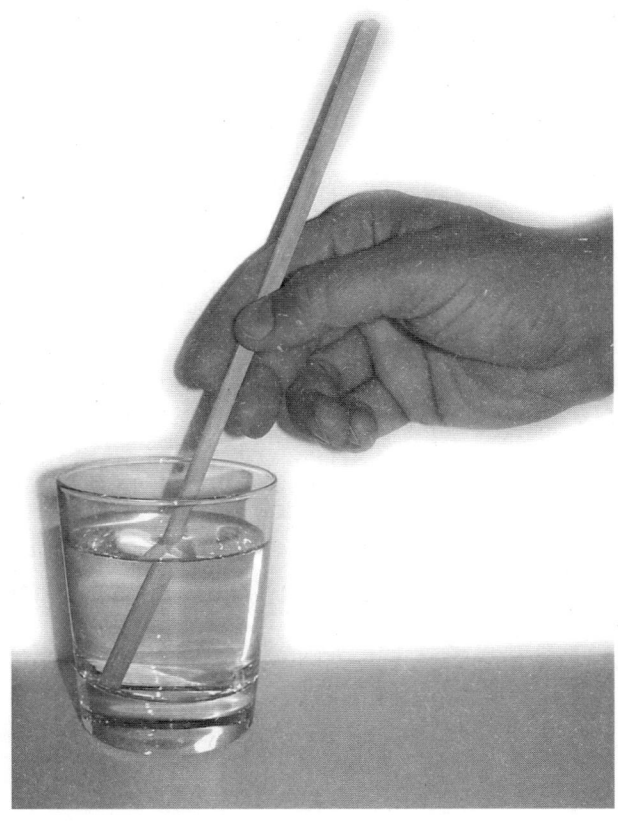

Bild 9

184

Umrechnungstabellen für ausländische Mengenangaben:

Wer einen Generator aus Amerika oder England bezogen hat, wird sich oftmals geärgert haben, dass die Maßeinheiten des jeweiligen Landes, mühsam in das metrische System umgerechnet werden müssen.

Will man wissen, wie viel Silberwasser (in Litern) mit dem Generator hergestellt werden kann, ist die folgende Tabelle eine gute Hilfe zur Umrechnung:

Metrisch				US- Flüssigmaß		Britisches- Flüssigmaß	
Liter	cl.	ml.	Gallone	Fluid-ounce	Gallone	Fluid-ounce	
1,0	100	1000	0,26	33,81	0,22	35,20
0,9	90	900	0,24	30,43	0,20	31,68
0,8	80	800	0,21	27,05	0,18	28,16
0,7	70	700	0,18	23,67	0,15	24,64
0,6	60	600	0,16	20,29	0,13	21,12
0,5	50	500	0,13	16,91	0,11	17,60
0,4	40	400	0,11	13,53	0,09	14,08
0,3	30	300	0,08	10,14	0,07	10,56
0,2	20	200	0,05	6,76	0,04	7,04
0,1	10	100	0,03	3,38	0,02	3,52

Hier nochmals in umgekehrter Form die gängigen Umrechnungswerte des amerikanischen Flüssigmaßes in das metrische System und in das britische Flüssigmaß.

US- Flüssigmaß	Metrisch (gerundet)			Britisches- Flüssigmaß
Fluid-ounce	Liter	cl	ml	Fluid-ounce
35	1,00	103,5	1.035,0	36,4
30	0,90	88,7	887,2	31,2
25	0,75	73,9	739,3	26,0
20	0,60	59,1	591,5	20,8
17	0,50	50,28	502,75	17,69
15	0,45	44,4	443,6	15,6
10	0,30	29,6	295,7	10,4
05	0,15	14,8	147,9	5,2

kSw-Anwenderhandbuch
Kapitel III/9

Die Bedeutung der Silberstäbe

Silberelektroden nutzen sich langsam ab und werden dünner. Je nach Qualität des Wassers, der Konzentration und der Zeitdauer, verlieren die Stäbe ca. 1-5 mg. Silber mit jedem Durchgang. So können im Schnitt ca. 800-4000 Liter mit einem Satz Silber hergestellt werden, (85 mm lang und ϕ 2.5 mm), wobei die Stäbe am Ende ihrer Lebensdauer einen Silberanteil von ca. der Hälfte des ursprünglichen Durchmessers an das Wasser abgegeben haben und dann meist zu dünn geworden sind, um weiter verwendet zu werden.

Auf dem Markt haben sich drei Querschnitte durchgesetzt:

ϕ 1,5 mm, ϕ 2,5 mm und ϕ 4 mm.

Die Längen variieren von 75-100 mm.

Bei ϕ 4 mm sind auch kürzere Stäbe vorhanden.

Bei der Reinheit wird gerne der Begriff „medizinisch rein" verwendet; was das sein soll, kann oder möchte augenscheinlich niemand so genau definieren. Lassen Sie sich immer einen Qualitätsnachweis geben; dieser sollte zumindest nach der ASTM B413-97a-Bestimmung erfolgen, (B413-97a (2003) Standard Specification for Refined Silver) und die Restbestandteile im Silber ausweisen. Insbesondere wären das: Kupfer, Blei, Palladium, Gold, Wismut, Eisen, Selen und Tellur.

Der Reinheitsgrad sollte unbedingt mit 99,99% (UNS P07010) angegeben sein, weil es auch minderwertiges Industriesilber gibt mit einer min. Reinheit von 99,90% (UNS P07020).

Wenn man sich auf dem Markt umsieht, scheint es nur 99,99% medizinisch reines Silber zu geben; eine genaue Prüfung wäre sicher angebracht, da es ja um die eigene Gesundheit geht.

Es wird auch liebend gern mit englischen Angaben operiert; der Reinheitsgrad von Silberelektroden wird im englischen eindrucksvoll mit .9 am Ende angegeben, also „ .999 = 99,9% und .9999 = 99,99%".

Das heisst: 99,9% Silber (Industriesilber) hat 10-mal mehr Schadstoffanteile als 99,99% reines Silber.

Sollten Sie auf die Idee kommen, Silberelektroden selber herzustellen, weil Sie Omis Münzen aus Sterling-Silber geerbt haben, dann lassen Sie lieber die Finger davon. STERLING-SILBER besitzt nur einen Feingehalt von 92,5% Silber und enthält andere Metalle wie Nickel oder Kupfer, die giftige Substanzen freisetzen.

Silber können Sie in Deutschland auch in so genannten Scheideanstaten beziehen; allerdings wird Ihnen kaum eine Scheideanstalt ein Paar Silberstäbe konfektionieren, da die Einrichtungszeiten der Maschinen viel zu teuer sind.

1979 wurde mit 21,793 US-Dollar pro Feinunze in London der historische Höchststand erreicht. Bis 1992 fiel der Kurs in London auf 3,71 US-Dollar. Seit 2001 steigt der Preis für Silber und erreichte am 12. Mai 2006 mit 14,94 US-Dollar den höchsten Stand seit 1980.

Angesichts der Preisentwicklung ist es äußerst zweifelhaft, wenn plötzlich 99,99% reine Silberelektroden um 10,- Euro (Stand 2006) angeboten werden; im Gegensatz zur allgemeinen Annahme werden Edelmetalle wie etwa Gold oder Silber nicht an der London Metal Exchange (LME), sondern eher am London bullion market oder an der New Yorker COMEX gehandelt; behalten Sie also den Kurs im Auge, wenn Ihnen ein Angebot zu günstig erscheint.

Umrechnungstabellen:

Der Vollständigkeit halber sind hier noch die Umrechnungstabellen für die Längenangaben der Silberstäbe aufgeführt. Mit den folgenden Tabellen können Sie die Längenangaben englischer/amerikanischer Hersteller in das in Europa gültige metrische System umrechnen - auch umgekehrt.

mm	Inches
70	2,76
75	2,95
80	3,15
85	3,35
90	3,54
95	3,74
100	3,94
150	5,91
200	7,87

Tabelle 5

Inches	mm
1	25,4
2	50,8
3	76,2
3,5	88,9
4	101,6
8	203,2
x	x
x	x
x	x

Tabelle 6

Die Tabelle zum Umrechnen der gängigsten Durchmesser von Silber-stäben:

φ mm	φ Inches
1	0,04
1,5	0,06
2	0,08
2,5	0,1
3	0,12
3,5	0,14
4	0,16

Tabelle 7

Ein durchschnittliches Silberzertifikat beinhaltet folgende Angaben:

Analysezertifikat (Auszug)

Auftrags. Nr.   : NA 152
Material   : Feinsilber
Reinheitsgrad   : mind. 99.99 % Ag
Spezifikation   : ASTM B413-97 a

Einzelnachweis gem. Laboranalyse:

Charge Nr.	Kupfer (max)	Blei	Palladium	Gold (max)
	(Cu)	(Pb)	(Pd)	(Au)
0503/41	0,006%	<0,C01%	<0,001%	0,005%

Weitere Elemente gem. gültiger ASTM-Spezifikation

Wismut (Bi)   <05 ppm (0.0005%)
Eisen (Fe)   <10 ppm (0,001%)
Selen (Se)   <05 ppm (0.0005%)
Tellur (Te)   <05 ppm (0.0005%)

B413-97a(2003) Standard Specification for Refined Silver

kSw-Anwenderhandbuch

Kapitel III/10

Die Beschaffenheit des destillierten Wassers

Das Thema „Wasser":

Ich möchte noch mal auf das Thema „Wasser" zu sprechen kommen und die Frage beantworten, ob man destilliertes Wasser trinken darf.

Eine irrtümliche Annahme, die von vielen gesunden Menschen längst widerlegt ist, heisst: Destilliertes Wasser ist schädlich. Das ist jedoch nicht der Fall, so die Erkenntnisse der heutigen Zeit.

Früher vertrat man folgende These:

Weil destilliertes Wasser völlig frei von Mineralien ist, versuchen die körpereigenen Zellen die Konzentrationsunterschiede gelöster Teilchen auf beiden Seiten auszugleichen und füllen sich daher bis zum Platzen mit Wasser. Völlig mineralien- und salzfreies Wasser gelangt jedoch nicht in die Zellen, denn auch über feste Speisen kommen diese wichtigen Substanzen in den Körper und vermischen sich im Magen.

Inzwischen liest man immer wieder, destilliertes Wasser solle besonders gesund sein. Es sei völlig frei von gerade jenen Stoffen wie zum Beispiel Kalzium, die mit den Jahren zu Ablagerungen und der gefürchteten Verkalkung in den Blutgefässen führen.

Die meisten Mediziner jedoch bestreiten den gesundheitlichen Aspekt des „reinen" Wassers. Die Deutsche Gesellschaft für Ernährung (DGE) meint im Einklang mit zahlreichen anderen Wissenschaftlern: „Die ausschließliche Verwendung von destilliertem Wasser kann bei einer einseitigen Ernährung zu einer Verarmung des Körpers mit Elektrolyten führen". Besonders bei Fastenkuren bekommt der Körper nicht mehr die lebensnotwendigen Mineralien.

Zwei Beispiele:

Ein Mangel an Magnesium führt zu Krämpfen und Herz-Kreislauf-Probleme. - 300 Milligramm täglich gelten als empfohlene Menge. Kalzium braucht der Körper für den Zahn- und Knochenaufbau, pro Tag ca. 1000 Milligramm. Fehlt Kalzium, kommt es zu Knochenwachstumsstörungen und zu Knochenschwund (Osteoporose).

Die Diskussion um Wasser ist also offenkundig eine Art Glaubenskrieg, bei dem eine gesunde Skepsis angebracht ist. Die verhältnismäßig geringe Menge von destilliertem Wasser für die Herstellung von kolloidalem Silber ist als unbedenklich einzustufen.

Destilliertes Wasser bekommen Sie in der Apotheke. Bezeichnungen dafür sind: Aqua purificata, (gereinigtes Wasser) Aqua destillata (dampfdestilliertes Wasser) oder demineralisiertes, entionisiertes oder entmineralisiertes Wasser.

Wir haben schon Aussagen von Apothekern gehört, die hysterisch geworden sind, wenn sie hörten, dass der Kunde die Absicht hatte, das destillierte Wasser zu trinken. Äußerungen der Apotheker wie „Ja wissen Sie denn nicht, dass destilliertes Wasser giftig ist?" - waren keine Seltenheit.

Von Leitungswasser bei der Elektrolyse ist grundsätzlich abzuraten. Herkömmliches Leitungswasser enthält eine grosse Anzahl undefinierte Mineralien. Darüber hinaus können Medikamentenrückstände im Wasser enthalten sein; bei alten Rohrsystemen besteht die Möglichkeit, dass Blei abgesondert wird.

Schauen wir uns mal eine durchschnittliche Belastung im Trinkwasser an. Die Werte sind statistisch angenähert.

Wert	Leitungswasser	Destilliertes Wasser
Leitfähigkeit	830 µS/cm	1 pS/cm
Gesamthärte (°dH)	28,5	0,02
Nitrat	32,8 mg/Ltr.	0,10 mg/Ltr.
Chlor	36,2 mg/Ltr.	0,05 mg/Ltr.
Phosphat..	1,1 mg/Ltr.	0,02 mg/Ltr.
Natrium	10,6 mg/Ltr.	0,07 mg/Ltr.
Atrazin	18,5 mg/Ltr.	0,02 mg/Ltr.

Tabelle 8

Für die Herstellung von Silberwasser sind die Werte viel zu hoch. Es kann zu unerwünschten Silberverbindungen kommen, deshalb ist hiervon der Verwendung abzuraten.

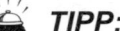 **TIPP:**

Ist der Salzgehalt zu hoch und wenn sich bereits wenige Minuten nach dem Einschalten des Geräts weiße Streifen im Wasser bilden, dann ist dieses Wasser nicht geeignet.

Ebenso können bei Verwendung von Osmosegeräten unerwünschte, chemische Verbindungen entstehen, je nach Qualität des Gerätes. Auf keinen Fall beim Produzieren zusätzlich Salz hinzugeben! Die Elektrolyse findet dann zwar extrem beschleunigt und intensiv statt, aber die Qualität des Silber-Kolloids nimmt proportional zum Salzgehalt des Wassers ab!

Möchten Sie unabhängig von der Beschaffung des Wassers sein, dann können Sie sich Ihr destilliertes Wasser zuhause selbst herstellen. Alles was Sie hierfür brauchen, ist ein Dampfdestillator.

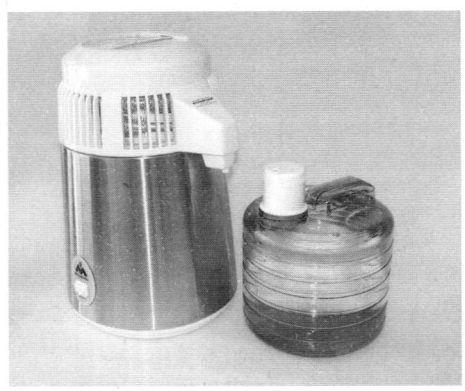

Bild 10

Das hat vielerlei Vorteile:

Wissenschaftlich besteht mittlerweile kein Zweifel mehr, dass unser Organismus mit möglichst reinem Wasser versorgt werden sollte - auch über den „normalen" Durst hinaus. Nur in dieser Form funktioniert es, dass Wasser, perfekt als „Lösungsmittel", „Transportmittel" und „Reinigungsmittel" eingesetzt werden kann.

Insbesondere der Reinigungsvorgang, die Ausschwemmung der Stoffwechselschlacken betreffend, ist für unsere Gesundheit unschätzbar wichtig. Die Mineralstoffversorgung wird am besten über Obst, Gemüse und Salat besorgt (Mineralien im organischen Verbund). Werbesprüche, wonach Flaschenwässer (die allesamt nur anorganische Salze enthalten), dem menschlichen Organismus zur Versorgung mit Mineralstoffen dienen sollen, sind – so warnende Stimmen - irreführend.

In den Räumen von Indigo Naturprodukte haben wir, während der Arbeit am Buchprojekt „Kolloidales Silber", das Leitungswasser überprüft und einen Wert von über 361 ppm ermittelt. Dieser Wert ist eindeutig zu hoch. Wir haben uns daher entschlossen, selbst das Kaffee- und Teewasser nur noch aus einem Destillator zu entnehmen. Die Rückstände im Destillator, bereits nach dreimaliger Anwendung, stimmen einen nachdenklich.

Hier einige Eckdaten, um zu zeigen, was Destillatoren an Schadstoffen aus dem Leitungswasser nehmen.

Arsen	= 99,9%
Atrazin/Bentazon	= 99,5%
Bakterien	= 99,9%
Cadmium	= 99,9%
Chlor	= 99,5%
Chlorbenzol	= 99,5%
Phenol	= 99,9%
Dioxin	= 99,5%
Fluorsalz	= 99,9%
Nitrat	= 99,8%
Schwermetalle	= 99,5%
Trichloethylen	= 99,5%
Asbest	= 99,5%
Pestizide/Herbizide	= 99,0%

Tabelle 9

(Die Tabelle haben wir mit freundlicher Genehmigung der Fa. Vitacron erhalten.)

Die Wasserqualität lässt sich leicht nachprüfen. Ein TDS-Meter gibt schnell Auskunft über die Gesamtbelastung Ihres Leitungs- und Flaschenwassers (zum Beispiel Salze, Chemikalien, Pestizide, Schwermetalle usw.). Es wird angezeigt, wie viele gelöste Stoffe im Wasser vorhanden sind. Messbar sind nicht die einzelnen Stoffe, sondern die Gesamtbelastung mittels ppm (parts per million). Gemessen wird über die elektrische Leitfähigkeit (wie eingehend behandelt).

In dieser Tabelle sind einige Beispiele ersichtlich:

Wasser bzw. wässrige Lösung	Leitfähigkeitsbereich bei 25°C	Salzkonzentration
Reinstwasser	0,055µS/cm	0mg/l
Vollentsalztes Wasser	0,055 bis 2µS/cm	0 bis 1mg/l
Regenwasser	10 bis 50µS/cm	5 bis 20mg/l
Grund-, Oberflächen und Trinkwasser	50 bis 1000µS/cm	20 bis 50mg/l
Meerwasser	20 bis 60mS/cm	10 bis 40g/l
Kochsalzlösung	77 bis 250mS/cm	50 bis 250g/l

Tabelle 10

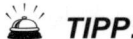 **TIPP:**

Mit einem TDS-Meter können Sie nicht nur die Wasserqualität überprüfen, sondern auch feststellen, ob Ihnen wirklich dampfdestilliertes Wasser verkauft wurde.

Der TDS-Wert bei dampfdestillierten Wasser bleibt bei 0 ppm Anzeigewert, selbst dann, wenn Sie das Wasser erwärmen!

Warum ist das so?

Bei vollentsalztem Wasser, das kein gelöstes CO_2 enthält, ist die Messanzeige rechnerisch korrekt 0,055 µS/cm, das entspricht der Eigenleitfähigkeit des Wassers (H-Ionen und OH-Ionen dissoziieren).

Gereinigtes Wasser hingegen ist nicht so rein; wenn Sie gereinigtes Wasser erwärmen, steigt der Anzeigewert je nach Temperatur auf 3-5 ppm oder mehr an (die elektrische Leitfähigkeit nimmt zu).

Als Richtwerte für Wasser gilt: Wasser bis 120 µS (ca. 78 ppm) ist als gut entschlackend und der Gesundheit förderlich anzusehen. Von 300 – 600 µS (ca. 195- 390 ppm) ist das Wasser eher belastend und ab 600 µS (ca. 390 ppm) ist es als schlecht zu bezeichnen.

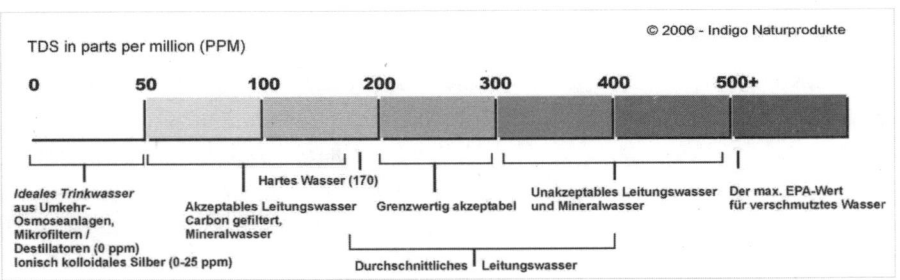

Grafik 5

Überprüfen Sie die Qualität ihres Wassers mit einem TDS-Meter, so bekommen Sie in wenigen Sekunden Gewissheit.

Falls Sie eine Umkehr-Osmoseanlage besitzen, können Sie Ihre Anlage ebenso mit einem TDS-Meter überprüfen. Erhalten Sie bei der Kontrolle Ihres Permeat einen Messwert um 20 µS/cm. (ca. 13 ppm), dann ist das Permeat in Ordnung.

TIPP:

Wenn Sie Ihr Silberwasser mit einem TDS-Meter überprüfen möchten, nehmen Sie die unter elektrischer Spannung befindlichen Silberstäbe immer vorher aus dem Wasser; die anliegende elektrische Spannung an den Silberstäben kann die Anzeigegenauigkeit beeinflussen.

Warmes oder kaltes Wasser?

Im Internet und in der Literatur wird oft lobend erwähnt, dass Wasser, wenn es bis kurz vor dem Siedepunkt erwärmt wird, die Qualität des Silberwassers verbessern und eine gewisse Zeitersparnis mit sich bringen soll. Wir haben dies getestet und sind zu folgendem Ergebnis gekommen: verwendet man erwärmtes destilliertes Wasser zur Elektrolyse, dann ist der Leitwert nach dem Herstellungsprozess etwas höher; das liegt daran, dass mehr wasserlösliche Stoffe in Lösung gehen (Ionen).

Schickt man anschließend die Proben in ein Labor, (sowohl die eine Probe, die mit erwärmtem Wasser hergestellt wurde, und zusätzlich eine Probe, die in Zimmertemperatur hergestellt wurde), zeigt sich folgendes Ergebnis.

Wasser in Zimmertemperatur:

Min.	Menge	Ionischer Anteil (ppm)	Kolloidaler Anteil (ppm)	Wasser Temperatur während der Herstellung	Farbe
06	200ml	4,4	0,7	23°C	transparent
12	200ml	8,8	1,4	23°C	leicht gelb
30	200ml	22,1	3,3	23°C	gelblich

Erwärmtes Wasser:

Min.	Menge	Ionischer Anteil (ppm)	Kolloidaler Anteil (ppm)	Wasser Temperatur während der Herstellung	Farbe
06	200ml	5,1	0,3	52°C	transparent
12	200ml	9,2	0,7	42°C	gelblich
30	200ml	23,3	0,9	39°C	dunkel gelb

Quintessenz:

in warmen Wasser werden mehr Silberionen und weniger Silberpartikel produziert; in raumtemperierten Wasser werden weniger Silberionen und mehr Silberpartikel produziert.

 TIPP:

Für die Herstellung von kolloidalem Silber ist es unabdingbar, das Wasser vor der Herstellung zu kontrollieren. Hier sollten Werte um 0-1 ppm (max. 2 ppm) eingehalten werden. Bereiten Sie das destillierte Wasser in einem Glasbehälter vor, anschließend messen Sie den Leitwert und verzeichnen den Wert in einer Liste:

Schon die Berührung der Silberstäbe mit fettigen Fingern oder Spülmittelrückstände im verwendeten Glas können das Ergebnis beeinflussen. Sauberes Arbeiten ist demnach eine Grundvoraussetzung für gute Ergebnisse.

Welches Wasser soll ich verwenden?

 ## Destilliertes Wasser

Destilliertes Wasser (auch Aquadest genannt, von lat. aqua destillata) ist Wasser H_2O ohne die im normalen Quellwasser und Leitungswasser vorkommenden Ionen, Spurenelemente und Verunreinigungen.

Destilliertes Wasser wird durch Destillation (verdampfen und anschließende Kondensation) aus normalem Leitungswasser oder aus vorgereinigtem Wasser gewonnen.

 ## Aqua bidestillata

Wird besonders reines Wasser benötigt, so reicht eine einzelne Destillation nicht mehr aus, um die gewünschte Reinheit zu erzielen. Daher gibt es zweifach destilliertes (bidestilliertes) Wasser (Aqua bidestillata).

 ## Reinstwasser

Reinstwasser ist die chemische Verbindung H_2O. Im Gegensatz zum herkömmlichen Wasser, welches zum Beispiel Mineralstoffe wie Magnesium enthält, beinhaltet Reinstwasser so gut wie keine Fremdstoffe.

Reinstwasser wird u. a. in medizinischen Bereichen benötigt; im Wesentlichen zur Herstellung von Medikamenten oder für Injektonsflüssigkeiten. In der wissenschaftlichen Literatur wird auch die Bezeichnung "Deionat" verwendet.

 ## Aqua purificata

Gereinigtes Wasser ist ein mittels Ionenaustauscher von Salzionen befreites, gereinigtes Wasser und für medizinische Zwecke geeignet.

 ## Entionisiertes Wasser

Entionisiertes Wasser ist technisch reines H_2O, Reinheitsgrad ca. 99%, was einem Restsalzgehalt von ca. 0,1 mg/l entspricht.

Gfs. vor der Anwendung prüfen lassen. Dieses Wasser wird häufig in Apotheken angeboten.

Osmose Wasser

Dieses Wasser ist für die Silberwasserherstellung **ungeeignet.**

Demineralisiertes Wasser

Für den Alltagsgebrauch wird das weniger aufwändig gereinigte demineralisierte Wasser verwendet. Demineralisiertes Wasser wird durch Ionenaustauscher gereinigt. Dieses Wasser kommt unter den Bezeichnungen **destillatgleiches Wasser**, **VE-Wasser** (voll entsalzt), **Batteriewasser** oder als **Bügelwasser** in den Handel.

Dieses Wasser ist für die Silberwasserherstellung **ungeeignet.**

Leitungswasser (Hahnwasser)

Dieses Wasser ist für die Silberwasserherstellung **ungeeignet.**

Mineralwasser

Dieses Wasser ist für die Silberwasserherstellung **ungeeignet.**

Quellwasser

Dieses Wasser ist für die Silberwasserherstellung **ungeeignet.**

kSw-Anwenderhandbuch

Kapitel III/11

Die Lagerung von kolloidalem Silberwasser

Vorbemerkung:

Hat man das kolloidale Silberwasser selbst hergestellt („self brewed"), erfolgt eine Qualitätsüberprüfung nach Augenschein und mit dem TDS-Meter.

Das kolloidale Silberwasser sollte durchsichtig sein (schwache Lösungen um 5 ppm) oder von gold-gelber Farbe (bis 20 ppm) und geruchlos sein und leicht metallisch schmecken.

Die Herstellung und die Lagerung von kolloidalem Silberwasser sollten an einem lichtgeschützten und trockenen Ort stattfinden. In der unmittelbaren Nähe der Fertigungsstätte und der Lagerstätte sollten sich keine elektronischen oder elektrischen Geräte wie Fernseher, Mikrowelle, Computer, Funktelefone etc. befinden, da von diesen Geräten elektromagnetische Wellen ausgehen, die negativen Einfluss auf die Qualität des hergestellten und gelagerten kolloidalen Silberwassers nehmen können.

Auch sollte das kolloidale Silberwasser nicht in Metall- oder Kunststoffbehältern, sondern nur in Glasbehältern kühl und lichtgeschützt aufbewahrt werden.

Achtung:

Wird das auf Reisen mitgenommene kolloidale Silberwasser in der Passagierkontrolle auf Flughäfen Röntgenstrahlen ausgesetzt, wirken sich diese auf die Qualität und die Lagerdauer negativ aus.

Das kolloidale Silberwasser verliert im Ausstrahlungsbereich von elektromagnetischen Feldern seine Wirkung.

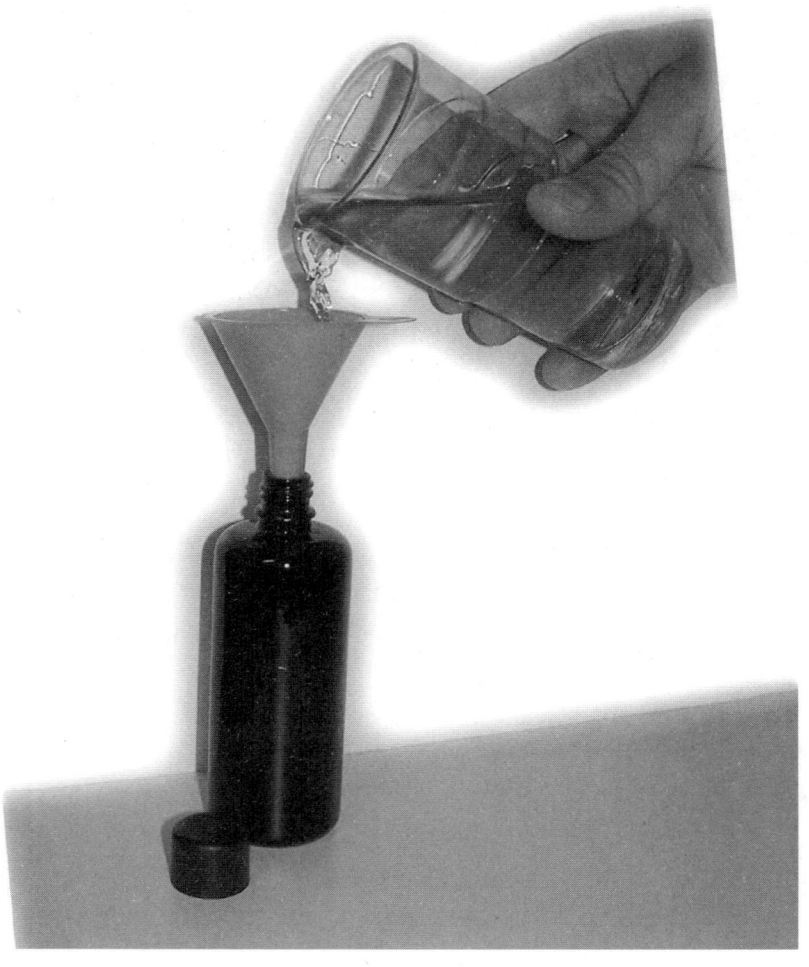

Das mit dem Silbergenerator hergestellte kolloidale Silberwasser wird mit einem Kunststoff-Trichter vorsichtig in lichtgeschützte kleine Fläschchen oder Gläser mit Schraubverschluss (Violettflaschen) mit 200 ml – 500 ml Inhalt gefüllt; die Fläschchen sollten fest verschlossen werden.

Sind keine Violettflaschen vorhanden, können auch Braunglasflaschen verwendet werden. Der Grund ist: Da Violettflaschen dem Zweck nach besser für die Lagerung von homöopathischen Mitteln gedacht sind, eignen sie sich auch hervorragend zur Lagerung von Silberwasser. Das dunkelviolette Spezialglas schützt den Inhalt optimal vor qualitätsschwächenden Lichteinflüssen und hat zudem eine ausgezeichnete konservierende Wirkung.

In alten Kulturen, wie zum Beispiel Ägypten, wurden edle Essenzen oder Heilmittel entweder in goldenen oder violetten Behältern aufbewahrt. Messungen zeigen, dass das violette Licht die höchste Schwingungsfrequenz aller Farben hat, nämlich 750 Billionen Hertz. Dies entspricht genau der Schwingungsfrequenz unseres Nerven- und Zellsystems. Braune, graue und schwarze Strahlungen haben eine sehr niedrige Schwingungsfrequenz.

Neue wissenschaftliche Untersuchungen haben jetzt bestätigt, was in alten Kulturen schon lange bekannt war. Der Schweizer Biologe Dr. H. Niggli, der die Untersuchungen leitete, fasst die Resultate wie folgt zusammen:

"Die Proben im Violettglas haben eine signifikant bessere Lagerungsqualität, weisen eine deutlich ruhigere Schwingung auf und zeigen den geringsten Energieverlust".

Was ist noch zu beachten?

- Das kolloidale Silberwasser sollte nicht dauerhaft in Kontakt mit Metallen und nicht mit direktem Sonnenlicht in Berührung kommen (Oxidation).

- In den lichtgeschützten Fläschchen kann das kolloidale Silberwasser bei Zimmertemperatur von etwa 15 Grad Celsius gelagert werden.

- Starke Temperaturschwankungen, (etwa bei Transporten im Auto bei hohen sommerlichen Temperaturen außen und relativ kühlen Lagertemperaturen innen), sollten vermieden werden.

- Auch sollte das kolloidale Silber nicht im Kühlschrank und schon gar nicht in der Gefriertruhe aufbewahrt werden, da es dort relativ schnell seine Wirkung verliert.

- Über die optimale Lagerzeit gehen die Meinungen weit auseinander; während einige Hersteller angeben, die optimale Lagerzeit von kolloidalem Silberwasser betrage maximal drei Monate, gibt es Hersteller von kSw, die drei Jahre Lagerzeit für möglich halten.

- Ob das sach- und fachgemäß hergestellte kolloidale Silberwasser nach mehreren Wochen oder Monaten noch seine

Gebrauchsfähigkeit und Wirksamkeit hat, sollte in bestimmten Intervallen überprüft werden.

- Auf den Lagerfläschchen sollte auf jeden Fall das Herstellungs- und Abfülldatum vermerkt werden, damit eine Kontrolle der Lagerzeit möglich wird.

- Die elektrische Ladung des frisch hergestellten kolloidalen Silberwassers lässt während der Lagerung stetig nach, das sollte bedacht werden.

- Das kolloidale Silberwasser sollte in der Regel „frisch" hergestellt eingenommen oder angewendet werden, da unmittelbar nach Beendigung des Fertigungsprozesses eine grosse Menge von positiv geladenen Ionen wirksam sind.

- Überschreitet die Lagerdauer des kolloidalen Silberwassers einen bestimmten Zeitraum oder sind die Lagerbedingungen nicht optimal, kann sich das kolloidale Silberwasser auch in den Braun- und Violett-Fläschchen stark und dunkel verfärben.

Diese signifikante Braunverfärbung tritt auch auf, wenn das kolloidale Silberwasser mit Röntgenstrahlen „beschossen" wurde.

Setzen sich graue oder braune Partikel auf dem Boden der Fläschchen ab, ist das ein Indiz dafür, dass das kolloidale Silberwasser quasi „tot" ist, weil die „Brown'sche Molekularbewegung" zum Erliegen gekommen ist. Derartig verfärbtes oder sedimentbelastetes kolloidales Silberwasser hat seine Wirkung verloren und sollte entsorgt werden.

Falls sich Oxidationsrückstände während der Herstellung gebildet haben, können Sie das Silberwasser einfach durch einen Kaffeefilter giessen. Aber keine Angst! Silberkolloide oder Silberionen können Sie mit einem einfachen Filter nicht aufhalten. Die Kolloide und die Silberionen sickern problemlos durch den Filter.

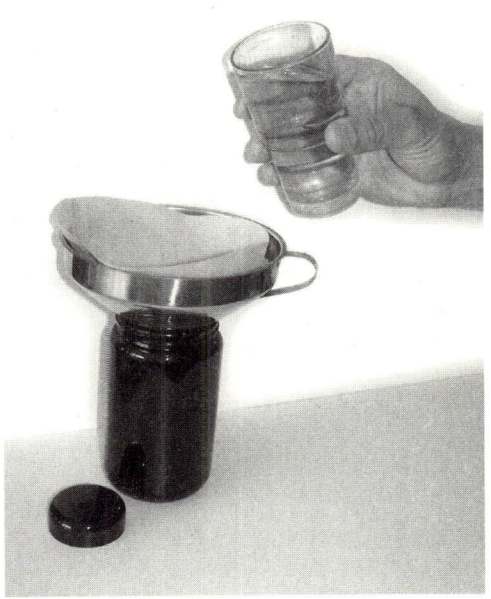

Bild 12

kSw-Anwenderhandbuch

Kapitel III/12

Ein Sicherheitshinweis

Was gibt es für den Hersteller und Anwender von kolloidalem Silber sonst noch zu beachten? Beim Betreiben von Silbergeneratoren sollten bestimmte Sicherheitsmassnahmen beachtetet werden, da wir es unmittelbar mit Wasser und Strom zu tun haben.

Das Gerät sollte auf dem Glas nicht verrutschen und unter keinen Umständen in das Wasser tauchen.

Es besteht bei netzbetriebenen Geräten Brandgefahr und Stromschlag.

Auch sollten diese Geräte nicht unbeaufsichtigt betrieben werden.

Menschen mit Herzschrittmachern sollten grundsätzlich die direkte Berührung der eingesteckten Elektroden vermeiden, solange das Gerät eingeschaltet und mit dem Stromnetz verbunden ist.

Geräte mit eingesteckten Silberelektroden nicht auf eine Arbeitsplatte aus Metall abstellen. (Zum Beispiel die Spüle.) Es besteht Kurzschlussgefahr an den Elektroden. Das gleiche gilt für Silberstangen in Haltevorrichtungen, sofern diese mit dem Stromnetz verbunden sind.

Die Elektroden nicht mit der Schleimhaut in Kontakt bringen. Es besteht Verbrennungsgefahr.

Für Kinder sollten diese Geräte immer unzugänglich aufbewahrt werden. Das gilt natürlich auch für Zapper, TENS-Geräte (Stromschlag), Ozongeräte (Vergiftung durch Einatmen ozonisierter Luft) oder Magnetpulser (keine Anwendung im Kopfbereich oder in der Nähe von Plastikkarten mit Magnetstreifen betreiben).

Die Einnahme von kolloidalem Silber

In vielen Anweisungen wird warnend gefordert, keinen Plastik- oder Metall-Löffel bei der Einnahme von kolloidalen Silber zu verwenden. Warum diese Warnung?

Nach ca. einer Minute Verweildauer des kolloidalen Silbers auf einem Metall-Löffel fangen die Silberteilchen an, mit dem Metall des Löffels chemisch zu reagieren. Silberionen werden dabei metallisch abgeschieden, und Spuren von Eisen-/Chrom-/Nickel-Ionen könnten in die Lösung übergehen.

Wer hat aber eine so ruhige Hand, einen Löffel zitterfrei zu halten? Und Sinn macht es auch keinen, die Lösung im Löffel eine Minute in der Hand zu halten. Also: eine kurze Verweildauer auf dem Metall-Löffel ist ok., kS (kolloidales Silber) auf den Löffel geben und einnehmen. Wer dem Teelöffel misstraut, kann aus einem kleinen Schnapsgläschen trinken.

Kolloidales Silber sollte nicht zusammen mit Vitaminen (besonders nicht mit Vitamin C) eingenommen werden, da die Wirkung beeinträchtigt wird. Am besten ist, kolloidales Silber morgens und die Vitamine abends oder umgekehrt einnehmen. Eine äussere Anwendung von kS kommt bei Hautkrankheiten in Frage.

Die betroffenen Stellen können mit einem mit kolloidalem Silberwasser getränkten Läppchen eingerieben oder - bei Schnitt- und Schürfwunden - als Verband angelegt werden.

Die gängige Methode ist, kolloidales Silberwasser oral einzunehmen, d.h. es wird getrunken. Da es fast geschmacklos ist, stellt dies kein Problem dar. (Manche Menschen empfinden den Geschmack als leicht metallisch, bitter).

Es empfiehlt sich, die Flüssigkeit nicht sofort herunterzuschlucken, sondern sie zunächst einige Sekunden lang unter der Zunge (sublingual) zu behalten. Dadurch wird ein Teil des kolloidalen Silbers vom Körper bereits über die Mundschleimhaut aufgenommen.

Bei akuten Erkrankungen des Mund- und Rachenraumes, wie (Zahnfleischentzündungen, Erkältungen usw.), ist es sinnvoll, mit kolloidalem Silber zu gurgeln und zu spülen. Bei Bindehautentzündungen oder anderen Entzündungen des Auges kann kolloidales Silber eingeträufelt werden.

Soll kolloidales Silber im Dickdarm wirksam werden, muss es möglichst schnell mit viel Flüssigkeit getrunken werden, damit es nicht schon vorher vollständig resorbiert wird. Anschließend ist es wichtig, die Darmflora durch Joghurt o.ä. wieder zu regenerieren.

Weitere Anwendungsmöglichkeiten sind die vaginale und rektale Gabe, aber auch als Nasen- und Inhalationsspray ist kolloidales Silber geeignet. Da kolloidales Silber selbst bei empfindlichen Geweben und Organen, wie zum Beispiel den Augen, i.d.R. keine Reizungen hervorruft, ist es gut als Erste-Hilfe-Spray bei Schnittwunden, Entzündungen, Verbrennungen und Insektenstichen verwendbar.

Da jeder Mensch anders reagiert und anders konzipiert ist (Körpergewicht, Alter, Gesundheitszustand, Allerigien), können hier nur unverbindliche Empfehlungen ausgesprochen werden. Fragen Sie im Zweifelsfall einen Arzt oder Heilpraktiker.

Welche Menge kolloidales Silber nehme ich eigentlich ein?

Aus Erfahrung wissen wir, dass viele Generatoren, wie eingehend behandelt, überwiegend ionisches Silber herstellen. Wenn der kolloidale Silberanteil jedoch ausgewiesen ist, können Sie die folgende Tabelle benutzen, um die Silbermenge, die Sie einnehmen, zu bestimmen. Wenden Sie sich bezüglich der genauen ionisch-kolloidalen Zusammensetzung an den Hersteller Ihres Gerätes.

Erklärung: Ausgangsbasismenge 200ml:

200 ml Silberwasser (0,2 Liter) mit	Darin enthaltenes Silber: (μg)	Darin enthaltenes Silber: (mg)	Sie entnehmen 1 Teelöffel (5 ml) und erhalten darin: (Silber in μg)	Sie entnehmen 1 Esslöffel (10 ml) und erhalten darin: (Silber in μg)
0,5 ppm	100 μg	0,1 mg	2,5	5
1 ppm	200 μg	0,2 mg	5,0	10
2 ppm	400 μg	0,4 mg	10	20
3 ppm	600 μg	0,6 mg	15	30
4 ppm	800 μg	0,8 mg	20	40
5 ppm	1000 μg	1,0 mg	25	50

(Weitere Tabellen am Ende des Kapitels)

Wirkmechanismen:

Die antibiotische Wirkung von Silber lässt sich wissenschaftlich einfach nachweisen. Man legt einen Streifen Silber in eine Petrischale (Testschale) und füllt diese mit Nähragar, das Testkeime (Bakterien und Pilze) enthält.

Nach einer gewissen Zeit wachsen überall dort, wo sich die Keime befunden haben, größere Kolonien der Krankheitserreger. Nur dort, wo sich das Silber befindet, wird das Wachstum gehemmt; diese Methode wird zum Beispiel auch bei der Testung von Antibiotika angewendet.

Silberionen:

Silberionen üben auf verschiedene Art und Weise gleichzeitig ihre letale (abtötende) Wirkung auf Mikroorganismen aus:

Um es einfach auszudrücken:

Silberionen generieren Komplexe mit vielen Komponenten der Bakterienzelle, bestehend aus Schwefel, Sauerstoff und Stickstoff. Diese Atome sind in vielen Zellbestandteilen enthalten, zum Beispiel in Proteinen, Enzymen und DNA/RNA. Auf diese Weise setzt Silber an verschiedenen Orten gleichzeitig an, um krankmachende bakterielle Lebensprozesse zu unterbinden. (Siehe Bild 13)

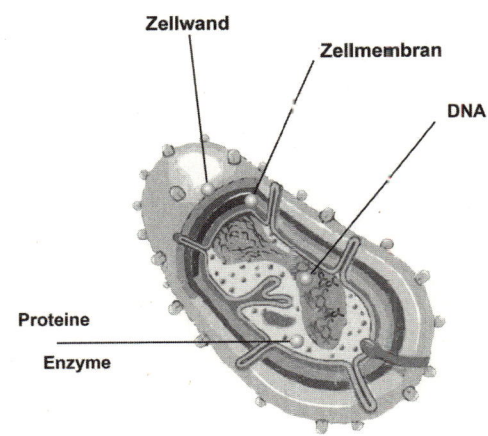

Bild 13

Silberionen wirken auf Enzyme

Die Zellen von Mikroorganismen beinhalten eine große Anzahl von Funktionsproteinen, nämlich die Enzyme. Enzyme üben spezifische Funktionen aus, denn sie sind verantwortlich für den Transport von Nährstoffen in das Zellinnere oder die schnelle Beförderung aus der Zelle heraus. Die Silberionen dringen nun in das Innere der Mikroorganismenzellen, docken dort an diesen Enzymen fest an und unterbinden deren lebensnotwendige Transportfunktion.

Silberionen wirken auf Proteine

Silberionen üben ihre Wirkung nicht nur auf die Funktionsproteine, sondern auch auf die Strukturproteine aus. Beide Proteintypen sind an und in der Zellmembran sowie im Zellplasma lokalisiert. Die Silberionen beeinträchtigen die Strukturfestigkeit der Mikroorganismenzellen. Die Folge ist der Verlust von essentiellen Zellbestandteilen, was schließlich zum Zelltod führt.

Silberionen wirken auf die Zellmembran

Silberionen desorganisieren die Membranstruktur und führen zum Verlust und zu der Freisetzung von essentiellen Ionen wie Natrium und Kalium. Das dadurch hervorgerufene ionische Ungleichgewicht ruft den Zelltod hervor.

Silberionen wirken auf die Zellwand

Die Bakterienzellwand bildet eine Schutzschicht um die Zellmembran herum. Silberionen rufen Veränderungen auf der Molekülstrukturebene hervor, die deren lebenswichtige Widerstandsfähigkeit und Funktionsfähigkeit beeinträchtigen.

Silberionen wirken auf die Nukleinsäuren

Silberionen interagieren bevorzugt mit den Basen der DNA/RNA der Mikroorganismen, den genetischen Informationen. Hierdurch werden nachhaltig die Zellteilung und Zellvermehrung gestört.

Resistenzen:

Natürlich gibt es auch Resistenzen; auf Grund der vielfachen Ansätze der Einwirkung von Silberionen auf die Bakterienzellen wird das Risiko der Resistenzentwicklung allerdings auf ein Minimum reduziert. Die seltenen Resistenzfälle, die überhaupt bekannt wurden, entwickelten sich nicht nach dem gleichen Prinzip wie gegen die synthetisch hergestellten Antibiotika. Es wurden daher bisher keine klinisch relevanten Resistenzfälle von kS registriert.

Aerobe Bakterien, gram positiv	Aerobe Bakterien, gram negativ	Anaerobe Bakterien, gram positiv	Anaerobe Bakterien, gram negativ	Pilze	Resistente Bakterien
Staphylococcus aureus, Streptococcus pyogenes	Escherichia coli, Pseudomonas aeruginosa	Clostridium perfringens	Bacteroides fragilis	Candida albicans	Multiresistenter Staphylococcus aureus (MRSA), Vancomycin-resistenter Enterococcus (VRE) faecium/ faecalis/gallinarum

Tabelle 14

In diesem Zusammenhang interessant ist die Doktorarbeit des ungarischen Diplom-Chemikers Nikolay Stefanov Plachkov. Die Dissertation trägt den Titel: „Bakterizid-Ausrüstung von Kunststoffen mittels Silber- und Silberlegierungs-Nanopartikeln".

Im Grunde geht es darum, Polymere (Kunststoffe) mit bakteriziden Silberionen zu verbinden, um die Übertragung von Bakterien und Viren einzudämmen. Da unser vergangenes Jahrhundert mit Recht als das Jahrhundert der Kunststoffe angesehen werden kann und Polymere zu einem unersetzlichen Bestandteil der modernen Gesellschaft geworden sind, brachten diese leider auch Probleme mit sich. Es stellte sich nämlich heraus, dass einige der Polymere negative Eigenschaften hatten. Die Polymeroberfläche zieht stark verschiedene Bakterien und Viren an, die pathogen auf Menschen wirken können. Untersuchungen der Universität von Arizona wiesen pathogene Bakterien in Proben von Telefonen, Kugelschreibern und Armlehnen nach. Ein beliebter Sammelplatz von Mikroorganismen sind auch Chipkarten. So wiesen Untersuchungen des Klinikums Erfurt auf Chipkarten eine im Vergleich zu Geldscheinen doppelt so hohe Konzentration von bakteriziden Keimen nach. Im Umkehrschluss kann davon ausgegangen werden, dass zum Beispiel mit der Weitergabe von Krankenversicherten- oder Telefonkarten selbst Augenerkrankungen und Lungentuberkulose übertragen werden können.

Nikolay Plachkov hat sich daher im Rahmen seiner Arbeiten für Silber als bakteriziden Zusatzstoff entschieden. Eine Zusammenfassung der Ergebnisse der bakteriziden Tests von einer Probe mit 0,02 Gew.% Silber im gesamten Polymer an verschiedenen Mikroorganismen ist in Tabelle 15 dargestellt:

Mikroorganismen	Bakterium/Hefe	Antimikrobielle Wirkung *
Escherichia coli	B	+
Klebsiella planticola	B	-
Corynebacterium glutamicum	B	+
Staphylococcus carnosus	B	+
Bacillus megaterium	B	+
Yarrowia lipolytica	H	-
Saccharomyces cerevisiae	H	-
Schizosaccharomyces pombe	H	+

Tabelle 15

* Zusammenfassung der Bakterizidtestung: (+) entspricht 100% Sterberatte

(–) einige Bakterien konnten überleben.

Durch diese Breite an Testorganismen sollte eine fundierte Abschätzung nicht nur der bakteriziden, sondern auch der fungiziden Wirkung der Materialien erreicht werden, welche beide Bestandteile des anti-infektiven Verhaltens sind.

Es wurden Proben mit unterschiedlichen Silberkonzentrationen getestet, um eine maximale bakterizide Wirkung bei möglichst niedrigster Silberkonzentration zu erreichen. Die kleinste Konzentration, die im gesamten Polymer gefunden wurde, betrug nur 0,02 Gew. % Silber, bei der die Sterberate aber immer noch bei 100% lag.

Das Testverfahren wurde nach der Vorschrift ASTM E 2180-01 durchgeführt.

Die Tabelle zur Entsprechung ppm - mg

Teelöffel 5 ml (ppm)	µg	mg	Esslöffel 10 ml (ppm)	µg	mg	Glas 100 ml (ppm)	µg	mg	Glas 200 ml (ppm)	µg	mg
1	5	0,005	1	10	0,01	1	100	0,1	1	200	0,2
2	10	0,01	2	20	0,02	2	200	0,2	2	400	0,4
3	15	0,015	3	30	0,03	3	300	0,3	3	600	0,6
4	20	0,02	4	40	0,04	4	400	0,4	4	800	0,8
5	25	0,025	5	50	0,05	5	500	0,5	5	1000	1
6	30	0,03	6	60	0,06	6	600	0,6	6	1200	1,2
7	35	0,035	7	70	0,07	7	700	0,7	7	1400	1,4
8	40	0,04	8	80	0,08	8	800	0,8	8	1600	1,6
9	45	0,045	9	90	0,09	9	900	0,9	9	1800	1,8
10	50	0,05	10	100	0,1	10	1000	1	10	2000	2
15	75	0,075	15	150	0,15	15	1500	1,5	15	3000	3
20	100	0,1	20	200	0,2	20	2000	2	20	4000	4
25	125	0,125	25	250	0,25	25	2500	2,5	25	5000	5
30	150	0,15	30	300	0,3	30	3000	3	30	6000	6
35	175	0,175	35	350	0,35	35	3500	3,5	35	7000	7
40	200	0,2	40	400	0,4	40	4000	4	40	8000	8
50	250	0,25	50	500	0,5	50	5000	5	50	10000	10
100	500	0,5	100	1000	1	100	10000	10	100	20000	20
200	1000	1	200	2000	2	200	20000	20	200	40000	40
250	1250	1,25	250	2500	2,5	250	25000	25	250	50000	50
300	1500	1,5	300	3000	3	300	30000	30	300	60000	60
350	1750	1,75	350	3500	3,5	350	35000	35	350	70000	70
500	2500	2,5	500	5000	5	500	50000	50	500	100000	100

Erläuterung:

Eine Lösung von 40 ppm Silberwasser auf einem Teelöffel (5 ml), entspricht einer Silbereinnahme von 200 µg Silber.

Die gleiche Silbermenge (200 µg) nehmen Sie ein, wenn Sie Silberwasser mit 1 ppm in einem Glas mit 200 ml einnehmen.

kSw-Anwenderhandbuch

Kapitel III/14

Die Nebenwirkungen des kolloidalen Silbers

Jedes Mittel mit einer Wirkung hat zwangsläufig auch Nebenwirkungen. Bei der Einnahme von kolloidalem Silber kann es zu Nebenwirkungen kommen; vorhandene Beschwerden können sich durch die Reaktion des Immunsystems vorübergehend verstärken, was als „Jarisch-Herxheimer-Reaktion" bezeichnet wird. Es können Müdigkeit und leichter Schüttelfrost auftreten; während der Schwangerschaft bitte eine Einnahmepause einlegen.

Bei längerer Anwendung von höheren Dosen kann es zu einer Störung der Darmflora kommen. Deshalb sollte in diesem Fall reichlich biologischer Joghurt gegessen bzw. entsprechende Mittel zum Aufbau der Darmflora eingenommen werden. Viel frisches Quellwasser trinken.

Bei der Angabe von Nebenwirkungen durch die Verwendung von Silber wird kolloidales Silber häufig mit Silberverbindungen verwechselt, die im Körper schwere Nebenwirkungen auslösen können.

Argyrie

Argyrie ist eine nicht rückbildungsfähige Grauverfärbung der Haut durch Silbereinlagerung. Dieses Problem kann durch unsachgemäßen Gebrauch von Silbersalzen oder Silberproteinen entstehen, nicht jedoch zwangsläufig durch die beschriebenen elektrolytischen kS-Verfahren.

Leider werden Silbergeneratoren nicht genormt; es sind daher gute und weniger gute Geräte auf dem Markt erhältlich.

Nach herrschender Meinung in der Alternativen Silbermedizin bedarf es durchschnittlich 3,8 g elementaren Silbers, um eine Argyrie auszulösen. Das entspricht einer Einnahme von ca. 75 Litern in der Konzentration 50 ppm. Das sind 750 Flaschen à 100 ml.

Wenn Sie im Internet Informationen über kolloidales Silber suchen, werden Sie früher oder später auf die Geschichte von R. J. stoßen. Dieser Fall geistert bis zum heutigen Tage im World Wide Web herum und zeigt offenbar, wie wenig Verständnis und Kenntnis die Kritiker der alternativen Therapien dem kolloidalen Silber entgegen bringen.

Da Sie ohnehin auf diese Geschichte stoßen, erzähle ich ihnen die Story in Kurzform: Frau J. bekam als Kind über einen längeren Zeitraum hinweg gegen eine Allergie ein Silbernitratpräparat, also ein Silbersalz. Andere Quellen hingegen sprechen davon, sie habe Nasenspray bekommen. Darauf hin entwickelte R. eine ausgeprägte Argyrie.

Das Schicksal von R. ist tragisch, und die Kritiker werfen dabei leider die Begriffe kolloidales Silber, Silbersalz oder Silbernitrat in einen Topf. R. J. selbst war verwundert über die vielen Zitate und bemühte sich, nach ihren Statements zu urteilen, ab dem Jahre 1999 um eine differenzierte Darstellungs- und Betrachtungsweise.

Zur Information:

Silbersalze und Silberproteine können sehr wohl eine Argyrie verursachen, dabei sind die Anwendungsdauer und die eingenommene Menge zu berücksichtigen; gerade bei den oben genannten Silberverbindungen ist der sehr hohe Silbergehalt kritisch zu betrachten.

Argyrie ist weniger ein gesundheitlicher Schaden, stellt aber ein großes kosmetisches Problem dar. Eine Verfärbung der Haut kann nicht mehr rückgängig gemacht werden.

Wenn ich mir die Menge elementaren Silbers von 3,8 g vor Augen halte, die nach herrschender Meinung der Alternativen Silbermedizin ausreicht, um eine Argyrie auszulösen, so entspricht diese Menge der Einnahme von durchschnittlich einer kompletten Silberelektrode in zermahlener Form.

Doch wer würde so leichtsinnig sei, eine derartige Silberelektrode zu zermahlen und dann zu sich zu nehmen, um sich vielleicht eine Argyrie einzuhandeln?

Ich glaube: kein normaler Mensch würde so etwas tun. Dem fachgerechten Gebrauch von kolloidalem Silber steht also offenbar kein ernstzunehmendes Risiko entgegen.

Und dennoch sollte die biomedizinische Forschung weiter an den Ursachen der Argyrie und einem evtl. vorhandenen Zusammenhang mit kolloidalem Silber arbeiten.

Was ist kolloidales Gold?

Nun möchten wir noch kurz auf kolloidales Gold eingehen. Gold gehört zur Gruppe der Edelmetalle, die als reine Metalle in der Natur vorkommen. Das Symbol für „Gold" hat seinen Wortstamm in dem lateinischen Wort „Aurum", was so viel bedeutet wie: das Helle oder das Gläserne!

Gold ist das 74ste Element auf einer Liste der am häufigsten vorkommenden Elemente auf der Erde; es ist das Metall der Sonne und repräsentiert die Sonnenenergie.

Kolloidales Gold hat eine lange, historische Geschichte und wurde augenscheinlich zum ersten Mal im Jahre 1612 vom Glasmacher und Alchemisten Antonio Neri beschrieben. Noch viel früher wurde Nanogold für dekorative Werkzeuge verwendet. Ein klassisches Beispiel ist der *Lycurgus cup*, der von den alten Römern im vierten Jahrhundert n. Chr. hergestellt wurde.

Die bedeutenden optischen Eigenschaften vom Lycurgus cup sind auf sehr kleine Mengen an Nanogold (40 ppm) und Nanosilber (300 ppm) mit einer Teilchengröße von ca. 70 nm zurückzuführen.

Die ersten wissenschaftlichen Untersuchungen an solchen Materialien wurden vom Engländer Michael Faraday um das Jahr 1857 durchgeführt. Er entwickelte sowohl physikalische als auch nasschemische Methoden zur Herstellung von kolloidalem Gold, wobei er erkannte, dass das Gold in Goldkolloiden in metallischer Form vorliegt. Er schlussfolgerte, dass die rote und violette Farbe auf Quarzoberflächen nichts anderes ist als metallisches Gold, das im Transmissionslicht grün aussieht.

Mit dieser Entdeckung wurde er zum Erfinder der Kolloidchemie.

Gold kommt in unserer täglichen Nahrung vor. Man findet es in Schalentieren wie Muscheln, Krabben oder Krebsen, und es ist auch in Karotten enthalten und im Meerwasser. In vielen Pflanzen ist Gold in Spuren enthalten. Bestes Beispiel ist die Gemüsepflanze Chicorée. Gold (E175) ist auch in Produkten wie in dem bekannten „Danziger Goldwasser", dem „Schwabacher Goldwasser" und in Drageeüberzügen enthalten.

In vielen Kulturen hatte Gold eine magische Bedeutung und wurde nicht nur im Mittelalter für magische, alchimistische und mystische Zwecke verwendet. Gold wurde auch in der medizinischen und therapeutischen Welt der Asiaten angewendet, aber nicht so sehr in der westlichen Medizin.

Früher wurde Gold durch die mittelalterlichen Heiler zur Behandlungen von Schwermut und anderen Herzleiden eingesetzt. Später, in der beginnenden Neuzeit, wurde Gold als Heilmittel in der Homöopathie angewendet.

Sehr oft wurden wir gefragt, ob ein Generator, der zur Herstellung von kolloidalem Silber geeignet ist, auch kolloidales Gold herstellen kann. Manche Hersteller vertraten diese Annahme und boten zu ihren Silbergeneratoren gleich ein Paar Goldstäbe mit an. Angesichts des hohen Goldpreises kamen da schnell 200-250 Euro zusammen (Stand 2005).

Die durchgeführten Analysen waren jedoch enttäuschend. Wir testeten gängige Generatoren (auf dem Markt erhältlich) und stellten fest: in keinem Fall wurde kolloidales Gold oder wurden Goldionen gelöst. Selbst nach 24 Stunden Dauerbetrieb waren die Ergebnisse negativ.

Es ist also offenbar nicht möglich, mit handelsüblichen Generatoren Gold zu lösen. Wir haben darauf hin in der Amerikanischen Gedenkbibliothek in Berlin recherchiert und sind auf alte Zeichnungen und Beschreibungen von Michael Faraday, dem berühmten, englischen Chemiker, gestoßen, der vorgab, 1857 als erster reines kolloidales Gold hergestellt zu haben.

Nach Rücksprachen mit fachkundigen Technikern stellten sich schnell zwei Fragen: Wie hoch muss die Spannung des Generators in Abhängigkeit mit der Stärke des elektrischen Stroms sein? Welche Frequenz benötigt Gold, um durch Eigenresonanzen Ionen und Kolloide zu lösen.

Wir experimentierten nun fast ein Jahr und versuchten, hinter das Geheimnis der Herstellung von kolloidalem Gold zu kommen und das Rätsel zu lösen. Das Ergebnis war ein kleines Gerät, das wir den „Odin-Generator" nannten; an der Weiterentwicklung dieses Gerätes arbeiten wir seit 2005 und hoffen, 2006/2007 den Prototypen vorstellen zu können.

Was wir herausfanden, ist folgendes: Die elektrische Spannung musste in den Hochspannungsbereich von 8.000-10.000 Volt verlegt werden, bei proportional kleinen Stromstärken im mA Bereich. Aber noch immer liessen sich keine Goldionen lösen.

Der Durchbruch in der Entwicklung gelang mit der Zuschaltung eines Hochfrequenzgenerators, der die Resonanzfrequenz des Goldes traf. Plötzlich bildete sich eine rosaschimmernde Ladungswolke um die Goldstäbe, die sich langsam in der Suspensionsflüssigkeit verteilte.

Das grosse Problem besteht nun darin, die Stabilisierung der Goldkolloide über einen längeren Zeitpunkt zu gewährleisten.

Wir sind gespannt, wie unsere Experimente weitergehen; die bekannten Ergebnisse und Erkenntnisse, die wir aus der Herstellung von kolloidalem Silber gewonnen hatten, halfen uns bisher nicht weiter.

In Deutschland hält sich das Interesse an kolloidalem Gold in Grenzen, in den Niederlanden ist man da schon weiter. Forscher haben durch den experimentellen Einsatz von kolloidalem Gold eine Veränderung der elektrischen Aktivitäten an der DNS nachgewiesen, die sich in den Messprotokollen niederschlug.

Vor Jahren schon konnten Forscher nachweisen, dass sich Elektronen in der DNA zwischen den molekularen Bausteinen des Erbgutes umher bewegen können. Diese bildeten elektronische Strecken, über die sie den Code von bis zu 20 Aminosäuren überbrücken können.

Schlussfolgerung der Forscher:

Auf der DNS, dem Erbmolekül, können sich Elektronen offensichtlich über weite Strecken hinweg frei bewegen. Möglicherweise nutzt die Natur diese Eigenschaft der DNS aus, um Gene zügig an- oder abzuschalten. Gene sind Abschnitte auf der DNS, die Baupläne der Proteine enthalten. Dies war das Resultat einer Untersuchung, die Jacquelin Barton vom „California Institute of Technology" in Pasadena im Fachblatt „Chemistry & Biology" vorstellte.

Wissenschaftliche Untersuchungen zeigten, dass Gold „IQ-stimulierend" wirkt. Testpersonen nahmen an einen IQ-Test teil; sie bekamen synchron 3 Monate lang täglich eine kleine Dosis kolloidales Gold und wiederholten dann diesen IQ-Test. Das Resultat: Die Testpersonen hatten ihren IQ-Wert um sagenhafte 20% gesteigert! Um diesen IQ-Wert zu erhalten, mussten die Testpersonen die tägliche Dosis beibehalten, ansonsten gingen ihre IQ-Werte wieder nach unten.

In diversen Medikamenten gegen Rheuma ist Gold enthalten. Gold wird am häufigsten genutzt, um das Abwehrsystem anzuregen. Seit längerer Zeit ist offenbar bekannt, dass man Gold auch zur Behandlung bei Störungen wie Arthritis, Arthrose, Rheuma, Multipler Sklerose und chronischen Gelenkentzündungen einsetzen kann.

Auch der Einsatz von kolloidalem Gold bei Hautentzündungen, Brandwunden, Drüsenerkrankungen, Augendruckveränderungen, Netzhauterkrankungen, Gehörsturz, Knochen- und Hautentzündungen, Herz- und Blutgefässerkrankungen und Gebärmuttererkrankungen und bei Degenerationsprozessen ist nachgewiesen.

Wirkungsweisen:

Im menschlichen Körper gibt es ein besonderes Drüsenzentrum, das mit der Zirbeldrüse (auch „Epiphysis" genannt) korrespondiert. Diese Drüse liegt ziemlich genau im Zentrum des Kopfes und ist ein wichtiges Organ für unser Bewusstsein.

Die Zirbeldrüse degenerierte nach Annahme verschiedener Wissenschaftler im Laufe der Evolution von ihrer ursprünglichen Grösse von ca. drei cm Durchmesser zu ihrer heutigen Grösse.

Über die Zirbeldrüse sagte Rene Descartes (1596-1650): „Es gibt eine kleine Drüse im Gehirn, in der die Seele ihre Funktion spezieller ausübt als in jedem anderen Teil des Körpers".

Nun hat sich gezeigt, dass die innere Energie direkt durch das Zentrum der Zirbeldrüse fließt. Heute versteht man diese Drüse wie ein „Auge", das in der Lage ist, elektromagnetische Felder wahrzunehmen; es soll möglich sein, in andere Frequenzbereiche zu sehen.

Gerade frühmorgens - ummittelbar nach dem Erwachen - stehen wir durch unsere eben durchlebten Träume in unmittelbarem Kontakt mit unserem „Dritten Auge".

Bei vielen Menschen fließt nicht genügend Energie durch diesen Hirnbereich, weil die Energie schon vorher blockiert wird. Das Resultat ist, dass wir die Realität nur sehr begrenzt wahrnehmen können. Als Reiki-Therapeut kann ich nur warnend darauf hinweisen, zu häufiges Telefonieren mit dem Handy oder Funktelefon zu vermeiden, da es genau diese Zirbeldrüse ist, die damit geschwächt wird.

Gold aktiviert das feinstoffliche Energiesystem, das 7. Energiezentrum. Von Michio Kaku, (Quantenphysiker), soll folgendes Zitat stammen: *„Die schweren Elemente unseres Körpers (wie zum Beispiel Gold und Silber) sind nicht auf unserer Erde entstanden. Unsere Sonne ist physikalisch gesehen nicht heiß genug, um Elemente, die schwerer sind als Eisen zu „brennen".*

Die Schlussfolgerung des Physikers ist folgende: *„Alle schweren Elemente unseres Körpers, die auch notwendig sind für die Entstehung von DNS und Proteinmolekülen, kommen aus einer explodierten Supernova. Wir sind sozusagen Kinder der Sterne".*

Goldwasser oder kolloidales Gold sind eng verwandt mit dem Trinkgold der Alchemisten, dem *Aurum Potabile*. Paracelsus lobte seine Heilkraft. „Aurum Potabile", das Trinkgold der Alchemisten, ist ein mittelalterliches Heilmittel. Die Anleitung für seine Zubereitung war viele Jahre verschollen, nur symbolisch verschlüsselte Beschreibungen sind erhalten geblieben. So soll der berühmte Arzt und Alchemist des Mittelalters, Paracelsus (1493–1541), gesagt haben: „Unter allen Elixieren ist das Gold das höchste und das wichtigste für uns, denn es kann den Körper unzerbrechlich erhalten. Trinkbares Gold heilt alle Krankheiten, es erneuert und stellt wieder her".

Die Herstellung des „Aurum Potabile" unterscheidet sich grundlegend von der elektrischen Herstellung mittels eines Generators. Erst vor wenigen Jahren gelang es, die gefundenen verschlüsselten mittelalterlichen Laboranweisungen des „Aurum Potabile" zu enträtseln. Danach ist ein mehrmonatiger Prozess nötig, bei dem das Goldmetall vollständig aufgelöst wird.

Nebenwirkungen und Sicherheit:

Bei unseren Recherchen in der Primärliteratur und im Internet haben wir keine Nebenwirkungen bei der Anwendung von kolloidalem Gold gefunden, auch nicht im Zusammenhang mit anderen Medikamenten. Was nicht heisst, das es keine gibt.

In wissenschaftlichen Untersuchungen stellte sich heraus, dass sich kolloidales Gold nicht im menschlichen Körper absetzt, ähnlich dem kolloidalen Silber. Diese Untersuchungen wurden durchgeführt nach einer Behandlung mit kolloidalem Gold bei Arthritis und anderen Gelenksproblemen.

Gebrauchsempfehlung:

(Internetrecherche ohne Gewähr auf Vollständigkeit.)

Sie nehmen kolloidales Gold oral ein. Für die optimale Aufnahme von kolloidalem Gold, behalten Sie die Flüssigkeit einige Minuten unter der Zunge (sublingual) und dann herunterschlucken.

Erwachsene: 2x täglich 10 Tropfen (2 Teelöffel). Kinder: die 1\2 Dosierung von Erwachsenen. Tiere: 4 Tropfen pro 10 kg Gewicht.

TEIL IV

Fallgeschichten über die kSw-Anwendung

FALLGESCHICHTEN

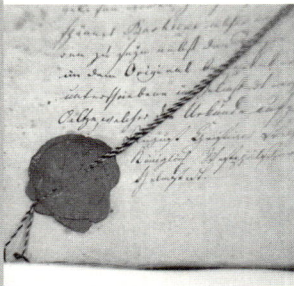

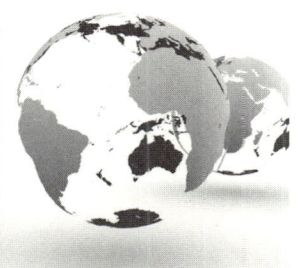

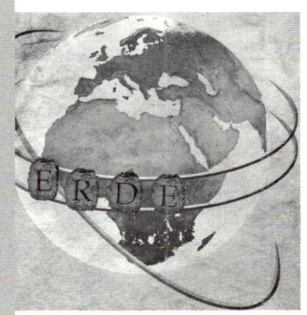

Kapitel IV/1

Fallgeschichten über die Anwendung von kolloidalem Silberwasser

Fallgeschichten von erkrankten Menschen sind entweder Erfolgsberichte über bezwungene Krankheiten oder resignierende Abschlussberichte, wenn eine schwere Krankheit nicht besiegt werden konnte, aus welchen Gründen auch immer.

Die Skala der Berichte über bezwungene oder nicht bezwungene Krankheiten oder Störungen, über Heilungen oder Nichtheilungen, reicht sehr weit, denn an Krankheiten mangelt es den Menschen nicht.

Umso größer ist bei geheilten und gesundeten Menschen das Bedürfnis, über ihre vielfältigen Erfahrungen im Kampf gegen schwere Krankheiten zu berichten, um anderen Menschen in scheinbar hoffnungsloser Lage Mut zu machen; - Mut zu machen in der Solidarität der Wissenden mit den Unwissenden.

Wir werden die Namen derer, die uns vertrauensvoll geschrieben und uns ihre Geschichte mit ihren eigenen Worten erzählt haben, keinem anderen Menschen zugänglich machen, denn sonst würden wir das grosse Vertrauen missbrauchen, das uns entgegengebracht wurde.

Es handelt sich um Menschen, die unter keinen Umständen ihr Pseudonym preisgeben werden, und das können wir gut verstehen, denn wer will sich in einer Welt des Materiellen schon als ein ehemals Kranker „outen", wo doch körperliche oder seelische Krankheiten schon als Makel gelten.

Und doch werden wir die uns vorliegenden Fallgeschichten in anonymisierter Form der Öffentlichkeit zugänglich machen, damit die Leser dieses Buches sich ein Bild machen können über die von den Einsendern beschriebene Krankheit und die angewendete Therapie mit oder ohne elektromedizinische Geräte und kSw.

Es folgen nun einige Fallgeschichten über die Anwendung von kolloidalem Silberwasser, sowie der (kombinierten) Behandlung mit Zappern, Magnet-Pulsern und/oder Ozonwasser.

Noch einmal zur Information:

Namen und Adressen der Anwender werden grundsätzlich nicht veröffentlicht, auch auf Anfrage hin werden keine Daten herausgeben.

Wichtiger Hinweis:

Die Urheber der Fallgeschichten erzählen in diesem Kapitel ausschliesslich ihre persönliche Geschichte. Die rechtlichen Vorgaben erfordern von den Erzählern der individuellen Fallgeschichten, dass sie ihre Geschichten lediglich anekdotisch, also nur sich selbst betreffend, erzählen dürfen und dabei ausdrücklich nur ihre ureigene Meinung vertreten.

Die erzählenden Anwender sind auch keine praktizierenden Ärzte oder Heilkundler und geben auch unter keinen Umständen medizinische Ratschläge. Wenn der Leser der nachfolgend geschilderten Fallgeschichten krank ist oder sich krank fühlt, sollte er unverzüglich einen Arzt oder Heilpraktiker aufsuchen und sich beraten und behandeln lassen.

1)

Mein Name ist B. Ü. aus W.

Das ist meine Fallgeschichte:

Borrelien hatten sich in meinem Gehirn eingenistet, an die man angeblich (nach Aussagen der Ärzte) nicht herankam, was immer das bedeuten sollte.

Die Ärzte sagten mir: „Damit müssen Sie leben! Wir haben keine Therapie dagegen!" Ich war verzweifelt und wusste mir keinen Rat mehr. Da hörte ich von der Heilkraft des kolloidalen Silbers und beschaffte mir einen Silbergenerator.

Dann ging meine Eigentherapie los: Dosierung: 3x tägl. 1 Esslöffel kolloidales Silber 15 Tage lang eingenommen und oh Wunder: danach hatte ich keine Erreger mehr im Körper und was das Schönste ist: Ich spüre: Die Schäden im Hirn werden beseitigt, Schmerz-Schübe werden seltener.

Und dann sorgte mein 2. Hausmittel, nämlich das Goldwasser (= kolloidales Gold), für weitere Regeneration.

2)

Mein Name ist J.T. aus Sch.

Das ist meine Fallgeschichte:

Eine schlimme Hepatitis hatte meinen Organismus vergiftet. Ich hatte eine Viruslast von 55.000 (das sind 55.000 Viren pro Kubikzentimeter Blut).

Die Ärzte waren verzweifelt, ich auch. Dann las (oder hörte ich?) von der schon seit altersher bekannten Heilwirkung des kolloidalen Silbers und beschaffte mir ein Gerät, welches Silber herstellen konnte, einen Silber-Generator.

Ich entschied mich für die normale Standard-Dosierung, das sind 3x tägl. 1 Teelöffel kolloidales Silber, 10 Tage lang eingenommen.

Danach, man stelle sich das einmal vor, danach hatte ich keine Infektion mehr und fühlte mich prächtig.

Obgleich meine Leberwerte noch „im Keller" sind und ich jetzt die nächste Heilmaßnahme, nämlich die Leber-Reinigung, beginnen werde, bin ich guter Hoffnung, dass sich die Steine in der Gallenblase zurückbilden werden.

3)

Mein Name ist B. D. aus M.

Das ist meine Fallgeschichte:

Ich litt unter einer Herpes-Erkrankung und begann mit dem Beck-Protokoll an einem Januartag. Drei Wochen lang setzte ich den Blut-Zapper zur Blutreinigung an und trank jeden Tag 2 Gläser kolloidales Silberwasser.

Drei Wochen lang setzte ich auch den Magnet-Pulser von Beck ein, eine Viertelstunde pro Tag, zusätzlich zum Beck-Zapper und dem kolloidalen Silberwasser, das ich mir mit einem Silber-Generator selbst zubereitete.

In den drei Wochen hatte ich dreimal einen Rückfall, die Herpes-Erkrankung kam zurück; danach therapierte ich mich 3 Wochen lang mit dem Beck-Protokoll.

Ich reinigte mein Blut mit dem Beck-Zapper, trank kolloidales Silberwasser und setzte den Magnet-Pulser 20 – 20 Minuten am Tag ein, wobei ich den Magnet-Pulser über meinen ganzen Körper führte, auch im Bereich der geschwollenen Lymphknoten.

Nach 2 x 3 Wochen Anwendung des Beck-Protokolls war meine Herpes-Erkrankung verschwunden und ist bis jetzt nicht mehr aufgetreten.

4)

Mein Name ist R. S. aus R.

Das ist meine Fallgeschichte:

Ich habe viele Jahre als Kesselschmied und Schweißer in einem Bergwerk im nördlichen Distrikt gearbeitet, ungefähr 9 Jahre lang. Nachdem meine beiden Kinder an einem Fieber erkrankten, wurde auch ich sehr krank und konnte nicht mehr arbeiten, weil ich die Dämpfe beim Schweißen nicht mehr abkonnte.

Ich hatte Bronchialasthma und eine Lungeninfektion und wusste mir keinen Rat mehr, bis ich auf die Beck Protokolle aufmerksam gemacht wurde. Ich wendete den Beck-Zapper 3 Monate an und säuberte mein Blut; dazu bereitete ich mir kolloidales Silberwasser und trank es etwa drei Monate lang, so lange ich die Beck'sche Blutelektrifizierung machte.

Eines Tages merkte ich, wie meine Gesundheit wiederkehrte und ich zurück auf meine Arbeitstelle gehen konnte, ohne jemals wieder Asthma oder Lungenbeschwerden zu bekommen. Ich habe keine Schwierigkeiten mit den Schweißdämpfen mehr und auch meine allergischen Probleme sind verschwunden.

Ich wende den Beck-Zapper täglich jeweils eine Stunde an und trinke über den Tag verteilt ungefähr 100 ml Silberwasser und ich denke an diesen Dr. Beck, der in einer Info schrieb: Hol dir deine Kraft zurück!

5)

Mein Name ist E.Ö. aus S.

Das ist meine Fallgeschichte:

Mein Zahnfleisch war so entzündet, das ich nicht mehr richtig kauen konnte. Mein Zahnarzt hat mir zwar eine Zahncreme mitgegeben, die meine Entzündung lindern sollte, aber sie half nicht. Dann habe ich von kolloidalem Silber gehört und es zwei Wochen lang ausprobiert. 3x täg-

lich habe ich den Mund ausgespült und das ca. 5-7 Minuten lang. Nach drei Tagen hatte ich keine „heissen Wangen" mehr, die Entzündung ging langsam zurück. Auch der weiße Belag auf meiner Zunge ist nun verschwunden.

6)

Mein Name ist J. F. aus L.

Das ist meine Fallgeschichte:

Über viele Jahre war ich immer kränklich; ich fühlte mich schon beim Aufstehen ausgelaugt und ohne Kraft. Immer war ich erkältet, besonders im Winter. Mein Arzt wusste sich irgendwann keinen Rat mehr, denn auch die vielen Tabletten halfen mir nicht auf die Beine.

Dann las ich in irgendeiner Zeitschrift etwas über den mir völlig unbekannten Dr. Beck und seine ganzheitliche Therapiemethode. Ich bestellte das Handbuch über das Beck Protokoll und dazu einen Beck-Zapper und einen Silber-Generator und dann begann ich mit meiner Eigenbehandlung.

In der ersten Woche traten Nebenwirkungen auf, die Dr. Beck in seinem Info-Blatt beschrieben hatte; mir war schlecht und ich verlor ein wenig die Hoffnung auf Besserung. Doch schon nach etwas mehr als 2 Wochen ging es mir deutlich besser.

Ich zappte etwa drei Monate lang und trank dazu jeden Tag ungefähr einen ½ Liter Silberwasser. Dann merkte ich, wie meine Kraft zurück kam und das Gefühl der Schlappheit und des Ausgebranntseins verschwand.

Als der Winter kam, war ich zu meinem grossen Erstaunen immun gegen jede Art von Erkältung, und so nehme ich weiterhin kolloidales Silberwasser zu mir und zappe jeden Tag mit dem Beck-Zapper, wenn es mir einmal schlechter geht.

7)

Mein Name ist D.W. aus B.

Das ist meine Fallgeschichte:

*Seit Tagen litt ich unter einem quälenden Husten mit Auswurf. Ich huste-
te so stark, dass ich fast ohnmächtig wurde. Alle Mittel, die ich vom Arzt
bekommen hatte, halfen nicht viel; meine Freundin konnte das Elend
nicht mehr mit anhören und zwang mich, sechsmal am Tag mit jeweils
einer Tasse voll kolloidalem Silberwasser zu gurgeln und meinen Mund
zu spülen, ausserdem musste ich jeden Tag vor den Mahlzeiten eine
Tasse voll trinken. Bereits am Abend des zweiten Tages hatte ich die
erste Linderung, der Husten ging nun von Tag zu Tag zurück.*

8)

Mein Name ist O. G. aus F.

Das ist meine Fallgeschichte:

*Seit Jahren litt ich unter einer ekligen Pilzerkrankung, die sich in meinem
Körper so richtig breit gemacht hatte. Bei den Ärzten war ich wohl als
kleiner Hypochonder verschrien, denn sie sagten, ich sei gesund, obwohl ich – wenn ich bestimmte Speisen zu mir genommen hatte –
schwere allergische Reaktionen bekam mit starken Schmerzen in der
Brust und ständigem Ausfluss aus der Nase.*

*Ein Bekannter schickte mich zu einem Heilpraktiker, der mit der Beck-
Therapie vertraut war. Er untersuchte mich und verschrieb mir eine
Langzeitbehandlung mit den vier Geräten von Dr. Beck, die ich über vier
Monate einsetzte.*

*Ich machte mit dem Beck-Zapper eine Blutreinigung; jeden Tag etwa
eine ½ Stunde und dazu trank ich kolloidales Silberwasser, dass ich mir
mit einem Silber-Generator selbst zubereitete; nach etwa drei Wochen
ging es mir schon viel besser.*

*Der Heilpraktiker untersuchte mich von neuem und setzte nun aufgrund
der positiven Veränderungen meines Körperzustandes den Magnet-
Pulser von Dr. Beck ein, mit dem ich mich 20 Minuten täglich behandelte; dazu trank ich ozonisiertes Wasser, um alle verbliebenen Krankheitskeime aus meinem Körper auszuschwemmen.*

Dann, nach vier Monaten Behandlung mit dem Beck-Zapper, dem kolloidalen Silberwasser, dem Magnet-Pulser und dem ozonisierten Wasser fühlte ich mich so gesund, wie noch nie zuvor.

Ich hätte Bäume ausreißen können. Nach einer Blutuntersuchung wurde festgestellt, dass auch mein Pilz verschwunden war, mein ganzes Allgemeinbefinden hatte sich wahnsinnig gut verbessert. Ich trinke jeden Tag ozonisiertes Wasser und fühle mich wohl dabei.

9)

Mein Name ist K. K. aus R.

Das ist meine Fallgeschichte:

Über viele Jahre litt ich an entsetzlichen Schmerzen im Kopf und im Schulterbereich; kein Arzt konnte mir helfen. Die einen sagten, es sei psychosomatisch, die anderen nannten mich einen Hysteriker, andere sagten einfach, ich würde mir die Schmerzen nur einbilden.

Ich war am Ende meiner Kraft, denn egal was ich machte, die Schmerzen wurden immer schlimmer und ich schluckte jeden Tag Unmengen an Medikamenten. Dann lernte ich auf einer Party, zu der ich mich geschleppt hatte, weil mir die Decke auf den Kopf fiel, einen Menschen kennen, der mir von einem Arzt aus den USA berichtete, der eine ganz bestimmte Therapie entwickelt hatte.

Dieser Arzt (dass er kein Arzt war, erfuhr ich erst später) hatte einige Geräte entwickelt, die auf bio-elektrischer Basis (oder so ähnlich) arbeiteten. Ich wendete den so genannten Beck-Zapper nun jeden Tag eine halbe Stunde an und bemerkte schon nach einigen Tagen ein deutliches Abflauen meiner Schmerzen.

Mit einem Gerät, das hieß der Silbermacher, bereitete ich mir kolloidales Silberwasser und trank es jeden Tag, bis es mir irgendwann aus den Ohren wieder heraus kam, doch da fühlte ich mich schon viel besser, ziemlich gesund und meine Schmerzen und meine Gereiztheit waren wie weggeblasen.

10)

Mein Name ist L.Ö. aus D.

Das ist meine Fallgeschichte:

Ich war eine Reihe von Jahren so krank, dass ich manchmal dachte, das war's, jetzt gibst du den Löffel ab. Ich kann nicht genau sagen, was ich überhaupt hatte, auf jeden Fall diagnostizierten die Ärzte eine vergrößerte Leber und stempelten mich als heimlichen Alkoholiker ab, obwohl ich überhaupt nicht trinke.

Na ja, eines Tages bekam ich wirklich die Krise und drehte völlig durch. Das hat mein Bruder mitbekommen, der in dieser Zeit gerade auf Besuch bei meinen Eltern war. Der war vielleicht erschrocken, als er mich nach meinem Zusammenbruch gesehen hat. Auf jeden Fall wusste der, was zu tun war. Er schleppte mich zu einem Menschen, der ähnliches durchgemacht hatte, und ich musste mir ab sofort jeden Tag eine halbe Stunde ein kleines Gerät ans Handgelenk schnallen, den Beck-Zapper.

Dieses Gerät, so sagte mein Bruder zu mir, reinigt dein Blut von allen krankhaften Bazillen und Bakterien. Ich war sehr skeptisch, doch ich elektrifizierte jeden Tag treu und brav mein Blut, bis ich mich doch tatsächlich besser fühlte.

Dann gaben sie mir täglich ein Glas voll mit kolloidalen Silberwasser zu trinken und danach musste ich ein Gerät über meinen Bauch führen, den Magnet-Pulser. Nach zwei Monaten hatte ich plötzlich keine angeschwollene Leber mehr und nach weiteren zwei Monaten, in denen ich noch zusätzlich ozonisiertes Wasser getrunken hatte, waren alle Krankheitskeime aus meinem Körper verschwunden.

11)

Mein Name ist A.S. aus E.

Das ist meine Fallgeschichte:

Krank im Sinne der Medizin war ich eigentlich nicht; ich litt nur unter einigen Allergien, die mir das Leben zur Hölle machten, denn egal was ich aß und egal was ich trank, ich bekam sofort giftige Ausschläge, dass ich aussah wie ein Streuselkuchen.

Meine Mutter hatte mich eine Zeit lang nicht gesehen und als sie mich sah, (ich hatte gerade einen Allergieschub), da war sie furchtbar er-

schrocken und schleppte mich zu einem Heilpraktiker, der alternative Heilmethoden anwendete.

Alle anderen Ärzte hatten mich strengen Tests unterzogen, um die Ursache meiner Allergien herauszufinden, doch sie haben nichts gefunden. Meine Allergien blühten, ich schwitzte übermäßig stark und bekam rote Flecken auf der Haut. Das alles erzählte ich klagend dem Heilpraktiker, der nach einer Augendiagnose die Therapie einleitete.

Er zeigte mir ein kleines Gerät und erklärte mir, dass er mit dem Beck Protokoll meiner angeblichen Allergie zu Leibe rücken werde. Dann – ich hatte grosse Zweifel – musste ich jeden Tag in die Praxis, und der Heilpraktiker behandelte mich nun 4 Monate lang täglich mit dem Beck-Zapper, mit dem Magnet-Pulser, mit kolloidalem Silber und mit einem Gebräu, dass er ozonisiertes Wasser nannte.

Nach vier Monaten wurde mein Blut untersucht und siehe da, ich hatte keine krankmachenden Keime mehr in Blut und Lymphe.

12)

Mein Name ist B. aus C.

Das ist meine Fallgeschichte:

Ich leite eine Selbsthilfegruppe von Borreliosebetroffenen und habe gute bis sehr gute Erfahrungen mit kolloidalem Silber bei der Behandlung von Borreliose gemacht. Hier mein Fall, der repräsentativ ist.

Als Kind wurde ich einmal von einer Zecke gebissen. Zu diesem Zeitpunkt wusste man so gut wie nichts über Borreliose; man war noch der Meinung, die Zecken fallen von den Bäumen und zum Entfernen dieser kleinen Tiere wurde geraten, die Zecken mit Öl, Kleber oder ähnlichem zu ersticken.

Da wir in einem gefährdeten Gebiet lebten, achtete ich seinerzeit nur auf eventuelle Kopfschmerzen und weil unmittelbar danach nichts eintrat, war das Thema für mich erledigt. Die grosse rote Quaddel an der Stichstelle hielt ich für eine allergische Reaktion auf den Kleber (den hatte ich aufgetragen!) bzw. für eine „Quetschstelle".

Wenn ich es mir heute recht überlege, haben sich bereits in jenem Jahr die ersten Symptome der Borreliose gezeigt:

Mich plagten: ziehende Gliederschmerzen, schwere Schlafstörungen, immer Leistungsschwäche und Konzentrationsstörungen, dann bleierne Müdigkeit, einhergehend mit Gelenkschmerzen, erste organische Beschwerden tauchten auf und häufig wiederkehrende grippale Infekte.

Die Infekte waren meist so stark, dass ich Antibiotika verordnet bekommen habe. Es verschwanden dann für eine gewisse Zeit auch die übrigen Beschwerden.

Im Laufe der Jahre wurden die Abstände zwischen den „Krankheitsausbrüchen" immer kürzer; es kamen immer mehr Symptome dazu und die Beeinträchtigungen wurden immer massiver, bis die Diagnose „Borreliose" gestellt wurde.

Ich war nicht mehr in der Lage, meinen Haushalt in der gewohnten Weise fortzuführen, geschweige denn einer Berufstätigkeit nachzukommen. Es gab sogar Ärzte, die der Meinung waren, dass ich lernen müsse, mit der Krankheit zu leben, denn wirklich gesund werden würde ich nicht mehr.

In der Selbsthilfegruppe von Frau B. traf ich das erste Mal auf die Information und den Rat, die Borreliose mit kolloidalem Silber zu behandeln. Da es sich um eine Spätborreliose handelte, die schon sehr lange meinen Körper vergiftet hatte, entschied ich mich 15 Tage lang jeweils 3x täglich ein Schnapsglas kS zu trinken, mit einer Konzentration von 25 PPM/l

Es dauerte dann 7 Tage, bis es mir spürbar besser ging. Nach 15 Tagen machte ich eine Pause von 7 Tagen und wiederholte die Kur für weitere 15 Tage. Heute kann ich meinen Haushalt wieder führen und einer Arbeit nachgehen. Antibiotika brauche ich seit dieser Zeit nicht mehr.

13)

Mein Name ist D. C. aus S.

Das ist meine Fallgeschichte:

Ich litt an Kopfschmerzattacken und hatte mich vor ungefähr 15 Jahren in den Tropen mit Hepatitis B infiziert.

Gegen die Migräneanfälle musste ich jahrelang starke Medikamente nehmen, die meine Leber schädigten. Eines Tages konnte ich keine

Medikamente mehr ertragen und ging zu einem Heilpraktiker, der mich untersuchte.

Ich musste drei Monate lang ein Leben strikt nach dem Beck-Protokoll leben; ich wendete jeden Tag für eine dreiviertel Stunde den Beck-Zapper für die Blutreinigung an.

Zusätzlich trank ich selbstzubereitetes kolloidales Silberwasser und ozonisiertes Wasser nach den Vorgaben des Beck-Protokolls und den Anweisungen des Heilpraktikers.

Nachdem ich noch den Magnet-Pulser eingesetzt und das Beck-Protokoll intensiv drei Monate durchgezogen hatte, gingen meine Kopfschmerzen zurück, und meine Leberwerte hatten sich deutlich verbessert.

Wenn die Symptome wiederkommen, werde ich für 2-3 Tage wieder das Beck-Protokoll anwenden und die Symptome werden verschwinden.

14)

Mein Name ist R. B. aus U.

Das ist meine Fallgeschichte:

Mit mir war damals nicht viel los; ich war ein körperliches Wrack oder mindestens fühlte ich mich so. Seit einiger Zeit quälte mich ein nicht zu stoppender Durchfall, ich hatte wahnsinnige Schmerzen in Armen und Beinen und litt an großflächigen, nicht heilenden Wunden.

Wer mich mit der Beck-Methode bekannt gemacht hat und wer mich gezwungen hat, die Beck-Geräte zu kaufen und anzuwenden, weiss ich nicht mehr, doch ich würde ihm heute die Hände küssen.

Auf jeden Fall hatte ich eines Tages wirklich die Schnauze voll und begann, konsequent das Beck.Protokoll nun vorerst drei Monate lang anzuwenden; ich trank jeden Tag kolloidales Silberwasser, setzte den Beck-Zapper zur Blutelektrifizierung ein, bearbeitete meinen maladen Körper mit dem Magnet-Pulser von Beck und nahm schließlich (in der letzten Phase der Selbstbehandlung) jeden Tag zusätzlich 1 Glas ozonisiertes Wasser ein.

Die Resultate waren verblüffend, und ich wollte es zuerst gar nicht glauben und vermutete irgendeinen Haken, einen furchtbaren Rückschlag, doch dergleichen passierte nicht.

Mein Durchfall verschwand von einem Tag zum anderen, ohne dass ich noch Kohletabletten herunterwürgen musste; die höllischen Schmerzen in Armen und Beinen liessen nach, meine offenen Wunden schlossen sich. Nach insgesamt 3 Monaten habe ich die Behandlung nach dem Beck-Protokoll beenden können, weil ich mich topp fühlte und keinerlei Symptome mehr aufwies.

15)

Mein Name ist L.Ä. aus C.

Das ist meine Fallgeschichte:

Ich hatte über Nacht ganz furchtbare Zahnschmerzen und Schmerzen im Zahnfleisch, dass ich die Wände hochgegangen wäre, hätte ich es gekonnt. Ich war verzweifelt und wusste mir keinen anderen Rat mehr, als bei der Nachbarin zu klopfen, um irgendeine Hilfe zu bekommen. Sie bat mich herein und gab mir über die ganze Nacht kolloidales Silberwasser in kleinen Mengen, mit dem ich meinen Mund spülen musste. Sie empfahl mir, diese Prozedur die nächsten 5 Tage durchzuziehen, was ich auch tat. Schon nach der ersten Nacht merkte ich, wie die Schmerzen im Mund zurückgingen, nach 4 Tagen war ich beschwerdefrei.

16)

Mein Name ist M. S. aus SK.

Das ist meine Fallgeschichte:

Schon viele Jahre litt ich ganz furchtbar unter rasenden Kopfschmerzen und kein Arzt und kein Medikament konnten mir helfen; ich war schon fast am Verzweifeln.

Dann sagte ein Bekannter, der meine Verzweiflung nicht mehr ertragen konnte, ich solle doch einmal ein elektromedizinisches Gerät benutzen, dass er den Magnet-Pulser von Beck nannte.

Ich lieh mir bei einer Firma so ein Gerät aus und behandelte mich selbst zwei Monate lang mit dem Magnet-Pulser, an den ich mich aber erst gewöhnen musste.

Nachdem ich die erste Woche der Eigenbehandlung hinter mich gebracht hatte, liessen die Kopfschmerzen tatsächlich ein wenig nach, so dass ich Mut schöpfte und den Magnet-Pulser nun etwa 20 Minuten täglich einsetzte, bis meine Kopfschmerzen tatsächlich für einige Stunden am Tag verschwunden waren, Das war eine Erfahrung, die ich zuerst gar nicht glauben wollte.

Mein Freund hatte sich vor einigen Jahren auch selbst behandelt und er gab mir ein Handbuch zur Selbstbehandlung; das war das Beck Handbuch über das Beck Protocol, auf englisch natürlich.

Nun lieh ich mir einen Blut-Zapper und einen Silber-Generator bei meinem Freund aus, denn dieser benötigte die Geräte nicht mehr.

Ich reinigte mein Blut täglich etwa 20 Minuten, bereitete mir einen grossen Vorrat an Silberwasser, dass ich täglich trank; und irgendwann, im 3. Monat nach Beginn meiner Eigenkur nach dem Beck Protokoll, da liessen die Kopfschmerzen nach und lockerten ihren Würgegriff und seither geht es mir viel besser.

17)

Mein Name ist A.V. aus F.

Das ist meine Fallgeschichte:

Seit einigen Wochen hatte ich am linken Unterarm einen grässlichen Furunkel, der mir Angst einjagte, weil der Hautarzt sagte, den könne er ohne Chirurgen nicht mehr behandeln. Er schickte mich zu einem Chirurgen und auf dem Weg dorthin kam ich an der Praxis eines Heilpraktikers vorbei, in die ich kurzerhand hinein ging. Der HP verschrieb mir 500 Milliliter kolloidales Silberwasser, das sollte ich nun fünfmal am Tag mit einem Wattebausch auf den Furunkel auftragen. Ich betupfte die entzündete Stelle vorsichtig mit dem kolloidalen Silberwasser und konnte schon am nächsten Tag eine Besserung feststellen. Nach sechs Tagen war die Entzündung erheblich zurückgegangen, nach weiteren fünf Tagen war der Furunkel abgeheilt.

18)

Mein Name ist D.L. aus M.

Das ist meine Fallgeschichte:

Ich hatte mir, so blöd wie ich war, mit einem großen Hammer so auf den Daumen geschlagen, dass er ganz schön zerquetscht war, ein großer Bluterguss, der zum Teil eine offene Wunde war, hatte sich gebildet. Mein Großvater leistete sofort Erste Hilfe, indem er meine Hand mit dem kaputten Daumen sofort in eine Lösung aus kolloidalem Silberwasser tauchte, dass er sich gerade zubereitet hatte; dann musste ich die Hand eine halbe Stunde lang wässern. Das wiederholte sich alle drei Stunden und am nächsten Tag war die Schwellung schon erheblich zurückgegangen. Ich habe die Hand mit dem verletzten Daumen dann sechsmal täglich in kolloidalem Silberwasser gewässert und nach ungefähr acht Tagen war der Daumen relativ gut wieder hergestellt.

19)

Mein Name ist G. D. aus Q.

Das ist meine Fallgeschichte:

Seit Jahren litt ich an einem störenden Fußpilz, der so hartnäckig war, dass meine ganzen Bemühungen mit Sprays, Salben und Tinkturen nichts nutzten. Dann empfahl mir ein Arbeitskollege, ich solle es doch einmal mit einem Mittel versuchen, dass er kolloidales Silberwasser nannte. Ich bestellte bei einem Versand einige Flaschen kolloidales Silberwasser und begann - nach Erhalt per Post - sofort, mit einem Läppchen, das kolloidale Silberwasser auf die vom Pilz befallenen Stellen aufzutragen. Das machte ich nun fünfmal am Tag, was zwar mühsam war, weil ich immer wieder meine Schuhe ausziehen musste, doch ich blieb emsig. Schon am Abend des nächsten Tages bemerkte ich, dass der Fußpilz an einige Stellen geringer geworden war. Am dritten Tag – ich konnte es kaum glauben – waren meine armen Füße zum ersten Mal seit vielen Jahren ohne diesen Pilzbefall, auch die schmerzenden Hautschrunden hatten sich geschlossen.

20)

Mein Name ist P. Ö. aus G.

Das ist meine Fallgeschichte:

Wer so wie ich an einem quälenden Hautpilz im Bereich der Afterfalte gelitten hat, der weiß, wie ich mich jeden Tag gequält habe, den furchtbar störenden Pilz durch ständiges Baden und Beschmieren mit diversen Salben und Puder zum Abheilen zu bringen. All das hat mir nichts genutzt, ich litt weiterhin an nicht heilenden Hautrissen und furchtbarem Jucken an der betreffenden Stelle, die eines Tages auch noch begann zu nässen und zu schuppen Da sagte meine Schwester, ich solle es doch einmal mit kolloidalem Silberwasser versuchen, denn ich hätte doch nichts zu verlieren. Ich schüttete nun 250 Milliliter kolloidales Silberwasser in eine Wanne mit wohltemperiertem Wasser, legte mich hinein und wässerte den lästigen Hautpilz. Das machte ich nun dreimal am Tag, schon am Abend des zweiten Tages verspürte ich die erste Linderung seit Jahren. Nach fünf Tagen war ich vom lästigen Hautpilz weitgehend befreit.

21)

Mein Name ist M. F. aus S.

Das ist meine Fallgeschichte:

Ich kann keinem beschreiben, wie ich mich gefühlt habe, als mich diese Schuppenflechte (der Arzt sagte dazu: Psoriasis) voll im Griff hatte. Ich sah aus, das glaubt mir keiner, wenn er mich heute sieht, ich sah aus wie ein Alien. Meine Ellenbogen, meine Hände, meine Knie und mein Steiß waren so verschuppt, dass ich mich nicht mehr unter die Leute gewagt habe. Ich sah zum Fürchten aus, richtig wie ein schuppender Fisch. Dann erbarmte sich eine gute Bekannte und schleppte mich zu einem Heilpraktiker, der nicht lange herumredete, sondern mir ein Mittel verschrieb, das er kolloidales Silberwasser nannte. Ich rieb nun die schuppenden Stellen sechsmal täglich sehr eifrig mit einem Wattebausch und dem kolloidalen Silberwasser ein und tatsächlich dauerte es nur vier Tage, da gingen die Schuppen ein wenig zurück. Nach ungefähr drei Monaten Anwendung hatte ich an den ehemals betroffenen Stellen wieder gesunde Haut, die nicht mehr juckte, nässte oder schuppte.

22)

Mein Name ist Th. L. aus Ü.

Das ist meine Fallgeschichte:

Plötzlich waren die Schmerzen da, dann tauchten so eitrige Pusteln auf, die sich an meiner rechten Hüfte mehr und mehr ausbreiteten. Knapp unter meinem Hosengürtel konnte ich ein richtiges Entzündungsfeld sehen und fühlen, das von Tag zu Tag größer wurde. Als die Schmerzen überhand nahmen, zeigte ich die Stelle meiner Mutter, die nur lakonisch sagte: Oh Gott, mein Junge, das ist eine Gürtelrose! Sie schleppte mich zu einem Heilpraktiker. Dieser behandelte die Gürtelrose, die er Herpes Zoster nannte, indem er mit einem Wattebäuschen reichlich kolloidales Silberwasser auf den schmerzenden Pustelbereich tupfte. Dann verschrieb er mir 3 Flaschen von diesem Silberwasser und sagte zu mir, ich solle nun jeden Tag mindestens fünfmal täglich die Pusteln solange mit dem Silberwasser betupfen, bis die Gürtelrose verschwunden sei. Und das tat ich dann auch, sechs Wochen lang, dann war die Gürtelrose genauso schnell verschwunden, wie sie gekommen war.

23)

Mein Name ist W. O. aus G.

Das ist meine Fallgeschichte:

Seit Wochen hatte ich furchtbare Schmerzen im Mund, alles war entzündet, ich hätte durchdrehen können, so weh tat alles. Irgendwann schleppte ich mich zu einem Zahnarzt, der sagte: Sie haben ganz schön entzündetes Zahnfleisch, mein Lieber! Und verschrieb mir Antibiotika, die ich nahm, die aber nicht halfen. Der Zahnarzt war ziemlich ratlos, sagte dann aber: Wissen Sie was, nehmen Sie doch einmal kolloidales Silber, vielleicht hilft ja das! Ich bestellte bei einem Versand drei Flaschen von dem Silberwasser und nahm nun viermal täglich 3 Esslöffel Silberwasser, dass ich eine Zeit lang unter der Zunge bewahrte und dann herunterschluckte. Zusätzlich bepinselte ich die entzündeten Stellen dreimal täglich mit dem Silberwasser. Bereits nach zwei Tagen spürte ich die erste Linderung, nach ungefähr zehn Tagen war der Mund fast völlig abgeheilt, der Zahnarzt war begeistert.

(Ende der Fallgeschichten)

KAPITEL IV/1

Deutsches und europäisches Recht

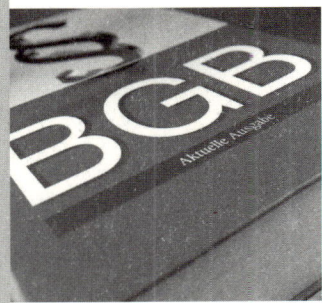

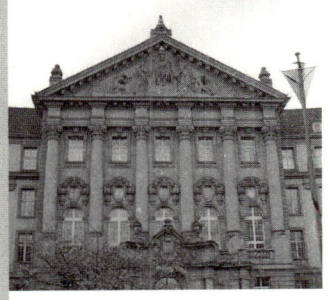

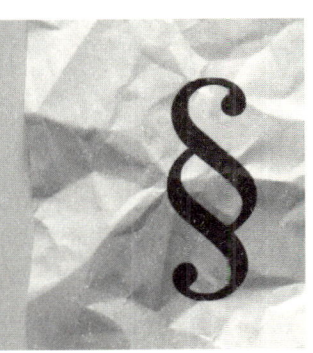

239

Kapitel IV/1

Deutsches und europäisches Recht

Einführung in das Thema:

Die Arzneimittelgesetzgebungen in Europa und den USA sind vor etwa 100 Jahren initiiert worden; der Grund und das Ziel dieser spezifischen Gesetzgebungen war jedoch nicht der Schutz der Patienten, sondern das Abschotten der nationalen Märkte gegen Importe und nicht zuletzt die Kennzeichnung und der Vertrieb der heimischen Medikamente.

Nachdem in den USA über 100 Patienten nach der Einnahme eines hochtoxischen Mittels starben, wurde 1938 in den USA das „Federal Food, Drug and Cosmetic Act" erlassen, der von den Herstellern den Nachweis der Sicherheit für ein Arzneimittel forderte, bevor die FDA eine Zulassung erteilte.

Als in den USA in den 60er Jahren des 20. Jahrhunderts dennoch durch ein in den USA nicht zugelassenes (aber an die Ärzte als Probe verteiltes) Arzneimittel Tausende von Geburtsschäden auftraten, erließ der amerikanische Kongress 1962 das „Kefauver-Harris Drug Amendment", wonach die Pharmahersteller u. a. einen Wirksamkeitsnachweis für ihre Arzneimittel führen mussten.

Dieses „Kefauver-Harris Drug Amendment" wurde rückwirkend ab 1938 für alle verschreibungspflichtigen Produkte erlassen und legte den Grundstein für wirksame und geprüfte Arzneimittel.

In den 60er Jahren des 20. Jahrhunderts, nach Erlass des „Kefauver-Harris Drug Amendment", zog die oberste amerikanische Gesundheitsbehörde FDA daraufhin Tausende von bislang frei gehandelten Produkten vom US-Markt zurück, weil die Hersteller und Vertreiber dieser Produkte keine Nachweise über die Wirksamkeit führen konnten.

In den 70er Jahren des 20. Jahrhunderts erließ der amerikanische Kongress im Jahre 1974 den „National Research Act", der die Pharmahersteller zwang, methodisch-wissenschaftliche Bedingungen zu schaffen, um die Wirksamkeit und Sicherheit von Arzneimitteln unter Anwendung bestimmter Standards zu gewährleisten.

In Europa, auch in Deutschland, sollte es noch bis in die Mitte der 80er Jahre des 20. Jahrhunderts dauern, bis die Arzneimittelgesetzgebung sich schwerfällig in Bewegung setzte und u. a. die EU-Richtlinie über Medizinprodukte vom 14. Juni 1993 verabschiedet wurde, wobei Österreich bereits im März 1983 sein Arzneimittelgesetz bekannt gegeben hatte.

Erst in den 90er Jahren des 20. Jahrhunderts schuf die EU gesetzliche Regelungen, die für alle Mitgliedsstaaten galten und von diesen in nationales Recht umgesetzt wurden.

Die Schweiz – die ja der EU nicht angehörte – verabschiedete ab 1990 entsprechende Arzneimittelgesetze und Verordnungen, u. a. den PIC-GMP-Leitfaden vom 10. August 1990.

Das „Europäische Arzneibuch" enthält in der amtlichen deutschen Ausgabe umfangreiche Standards und Empfehlungen über die Qualität pharmazeutischer Zubereitungen und gilt nicht nur in Deutschland, sondern auch in Österreich und der Schweiz.

Der EG-Leitfaden für die gute Herstellungspraxis für Arzneimittel enthält eine Reihe von Anforderungen an Sicherheit und Hygiene bei der Produktion von Arzneimitteln.

In der Schweiz hat das Eidgenössische Departement des Innern ergänzend dazu die deutsche Ausgabe der „Pharmacopeia Helvetica" erlassen und herausgegeben. Die PIC (Pharmazeutische Inspektions-Convention) gibt ergänzende Leitlinien zum Leitfaden einer „Guten Herstellungspraxis der PIC" heraus.

In Deutschland gibt die Kommission „Deutscher Arzneimittel-Codex" den DAC (Deutscher Arzneimittel-Codex) in einer Loseblattsammlung heraus.

In Deutschland wurde eine Reihe von Gesetzen und Verordnungen verabschiedet, um die Sicherheit der Arzneimittel zu gewährleisten und um zu verhindern, dass nicht autorisierte Kreise zulassungspflichtige Heilmittel produzierten, vertrieben oder/und anwendeten.

Das sind unter anderem (immer in der neuesten Fassung):

- Medizinproduktegesetz (MPG).

- Heilmittelwerbegesetz (HWG).

- Arzneimittelgesetz (AMG).

- Zusatzstoff-Zulassungsverordnung (ZZulV) (regelt die Beimengung von Zusatzstoffen bei Lebensmitteln.

- Verordnung über Nahrungsergänzungsmittel (NemV).

- Lebensmittel- und Futtermittelgesetzbuch (LFGB).

- Die Trinkwasserverordnung TWVo (hat ummittelbar mit Arzneimitteln nichts zu tun, berührt jedoch das Thema dieses Handbuches: Silber).

Ähnlich wie die FDA in den USA und das Eidgenössische Departement des Innern in der Schweiz wachen in Deutschland oberste Medizinalbehörden über die Sicherheit und Zulassung von Arzneimitteln und anderen Produkten, die unter Umständen eine Gefahr für den Anwender darstellen können.

Das sind:

Das Bundesamt für Verbraucherschutz und Lebensmittelsicherheit, eine deutsche Institution, die sich ähnlich wie die US-FDA oder die österreichische Austrian Agency for Health and Food Safety mit dem Ausarbeiten von Schutzvorschriften und dem Überwachen der Ausführung beschäftigt und zuständig für die Zulassung von bestimmten Präparaten, Beimengungen und Stoffen ist.

Das Bundesinstitut für gesundheitlichen Verbraucherschutz und Veterinärmedizin (BgVV), eine deutsche Institution, die sich ähnlich wie die US-FDA, die österreichische Austrian Agency for Health and Food Safety und die schweizerische „Pharmazeutische Inspektions-Convention" mit dem Ausarbeiten von Schutzvorschriften und dem Überwachen der Ausführung befasst und zuständig für die Zulassung von bestimmten Präparaten, Beimengungen und Stoffen ist.

In diesem Zusammenhang sollen hier einige Produkte behandelt werden, die mit dem Generalthema dieses Handbuches unmittelbar oder mittelbar zu tun haben.

Die Nahrungsergänzungsmittel:

Nahrungsergänzungs-Mittel werden in Deutschland, Österreich und der Schweiz als Lebensmittel in untypischer Form definiert, die Nährstoffe in konzentrierter Form enthalten. Lebensmittel, die vor Mai 1997 nicht in nennenswertem Umfang in der EU im Verkehr waren, gelten generell nach der „Novel Food Verordnung der EU" als „neuartig" und bedürfen der behördlichen Zulassung. Abkürzung für Nahrungsergänzungsmittel: NEM.

Kolloidales Silber gehört nicht zu den Nahrungsergänzungsmitteln, sondern ist ein zulassungspflichtiges Heilmittel, dass dem Arzneimittelgesetz (AMG) unterliegt.

Die Nicht-Arzneimittel:

Als Nicht-Arzneimittel werden in Deutschland, Österreich (und der Schweiz) alle nicht zulassungspflichtigen Heilmittel bezeichnet, für die keine eindeutigen Indikationen benannt werden. Sobald durch die Hersteller oder Vertreiber von Nicht-Arzneimitteln eindeutige Indikationen benannt werden, handelt es sich nach dem Arzneimittelgesetz (AMG) um Arzneimittel, für die eine Zulassung erforderlich ist. Das gilt auch für Nahrungsergänzungsmittel, Kosmetika, kolloidales Silber und kolloidales Gold.

Die Nicht-Verkehrsfähigkeit:

Als nicht verkehrsfähig, also nicht handelbar, werden in Deutschland, Österreich (und der Schweiz) alle nicht zulassungspflichtigen Heilmittel, die Nicht-Arzneimittel, bezeichnet, für die keine eindeutige Indikationen benannt werden. Sobald durch die Hersteller oder Vertreiber von nicht verkehrsfähigen Nicht-Arzneimitteln eindeutige Indikationen benannt werden, handelt es sich nach dem Arzneimittelgesetz (AMG) um Arzneimittel, für die eine Zulassung erforderlich ist. Das gilt auch für Nahrungsergänzungsmittel, Kosmetika, kolloidales Silber und kolloidales Gold. Ohne die hierfür notwendigen Mindestdaten zur Absicherung von Nutzen und Risiken sind Arzneimittel und Nicht-Arzneimittel nicht verkehrsfähig, das heißt: Sie dürfen nicht vertrieben werden.

Über Kolloidales Silber und deutsches Recht

In den folgenden Ausführungen werden das Thema „Kolloidales Silber" und die Gesetzeslage in Deutschland eingehend behandelt.

Der Name des begehrten Edelmetalls ist: Silber (Ag); das Edelmetall wird in den EU-Richtlinien unter der E-Nummer 174 geführt.

Die Klassenbezeichnung des Silbers enthält Angaben über die Farbe und die Eigenschaften des silbergrauen Edelmetalls, das wegen seines hohen Preises vorrangig Anwendung in hochwertigen, technsch-elektronischen Fertigungsbereichen findet und seltener in der Nahrungsmittelindustrie zur Färbung von Lebensmitteln eingesetzt wird.

Silber ist ein Edelmetall und wird aus geförderten Erzen durch Verhüttung hergestellt. Silber ist in Deutschland in verschiedenen Formen und mit verschiedenen Eigenschaften nicht nur in der Industrie, sondern auch für die Veredlung und Bearbeitung von bestimmten Lebensmitteln ohne Höchstmengenbeschränkung (quantum satis) zugelassen.

Auf dem Lebensmittelsektor findet das Silber reichhaltige Verwendung; es ist zum Beispiel zugelassen, um Überzüge von Süsswaren oder die Verzierung von Pralinen und Likören herzustellen und dient auch zur Entkeimung von Trinkwasser.

Der Gesetzgeber trägt den erhöhten Sicherheitsanforderungen an das Edelmetall Silber bei Verwendung in der Nahrungsmittelindustrie insofern Rechnung, indem er das nur in geringen Mengen aufgenommene Silber (als Lebensmittelzusatzstoff) als unbedenklich einstuft.

Silberhaltige Mittel finden heute noch Verwendung in der Desinfektion, bei der Haltbarmachung von Lebensmitteln, in der medizinischen Infektionsprophylaxe und nicht zuletzt bei der Behandlung überschiessender Wundgranulationen.

Kinder kommen kurz nach ihrer Geburt mit Silbernitrat in Berührung, nämlich bei der Gonorrhöprophylaxe der Neugeborenen.

★ Anmerkung:

Kolloidales Silber ist in Deutschland nicht im Katalog der zugelassenen Nahrungsergänzungsmittel aufgeführt und somit kein Nahrungsergänzungsmittel.

Auch ist Silber kein Medikament, und somit müsste eigentlich eine Zulassungspflicht nach dem Arzneimittelgesetz entfallen. Doch der Gesetzgeber stuft zum Beispiel kolloidales Silberwasser, das nicht in Apotheken, in Tierarztpraxen oder Pharmabetrieben hergestellt und verpackt und vertrieben wird, als Fertigarznei ein.

Damit unterliegt das hergestellte und abgepackte Silberwasser den Beschränkungen des Arzneimittelgesetzes und darf von Herstellern ohne

Zulassung weder hergestellt noch vertrieben noch mit Heilaussagen beworben werden.

Nicht verboten ist indes die Eigenherstellung von Silberwasser mit einem Silbergenerator für den Eigenverbrauch.

Seit altersher ist bekannt, dass die Menschen Silber durch die Nahrung aufnehmen, zum Beispiel durch Pilzgerichte oder Fisch. Dieses Silber liegt allerdings nur in elementarer Form vor und ist kein kolloidales Silber, auch nicht in Form von Silberionen. Das ist auch der Grund, warum sich die viel zitierte Wirkung des Silbers als Heilmittel nicht voll entfalten kann, denn die mit der Nahrung aufgenommene Silbermenge wird vom Körper nicht voll resorbiert.

Erst in Verbindung mit den wichtigen Körperflüssigkeiten Blut und Lymphe, die kolloidale Eigenschaften besitzen, ergeben sich die vielfältigen Anwendungsmöglichkeiten des kolloidalen Silbers.

Die deutsche Trinkwasseraufbereitungsverordnung erlaubt Silberpräparate als Konservierungsmittel für Trinkwasser. (Auszug aus der Trinkwasserverordnung TWVo Anlage 3, §5Abs. 1 und 2: Silber 0,08mg/l).

Wie ein aktueller Fall im Jahre 2005 aufzeigt, können Hersteller, Vertreiber und Anwender von augenscheinlich harmlosen Therapien, Geräten und/oder Produkten in Deutschland sehr schnell mit dem Gesetz in Konflikt geraten, ohne es zu wollen.

Was ist also geschehen? Ein von sich und seinem Wissen überzeugter Gesundheitsfreak gründet einen Versandhandel und bietet gleichzeitig seine Dienste als Gesundheitsberater an.

Der Mann vertreibt Waren und Produkte aus den Bereichen Ernährung, Gesundheit und Wellness, diesen Vertrieb organisiert er über das Medium „Internet".

Der Mann – nennen wir ihn einfach „Eduard P"., ist zudem spirituell angehaucht und nimmt telefonische Gesundheitsberatungen vor, wobei sich hier schon die Frage nach der Rechtmäßigkeit stellt, denn Gesundheitsberatungen dürfen in Deutschland nur approbierte Ärzte und geprüfte Heilpraktiker ausüben.

Eduard P. bedient sich bei seinen spirituellen Gesundheitsberatungen eines Pendels, welches er sein „Spirituelles Lot" nennt. Stellen seine Kunden dezidierte medizinische Fragen, dann antwortet für Eduard P. sein spirituelles Pendel.

Das Pendel scheint diagnostische und analytische Fähigkeiten zu besitzen, denn es nimmt für Eduard P. die (spirituelle) Anamnese vor und bestimmt den weiteren Verlauf der telefonischen Gesundheitsberatung.

Das spirituelle Pendel von Eduard P. bestimmt nun die Mittel, die gegen die erpendelten oder mitgeteilten Beschwerden des telefonisch beratenen Probanden eingesetzt werden müssen.

Herr Eduard P. betreibt dafür ja seinen Versandhandel und wenn sein spirituelles Pendel meinethalben den therapeutischen Einsatz von „kolloidalem Silberwasser" oder „kolloidalem Goldwasser" vorschlägt, tritt Eduard P. erst als Produzent und dann als Verkäufer in Aktion.

Und nun wird es kritisch für Eduard P., denn er stellt die Präparate „kolloidales Silber" und „kolloidales Gold" selber her und verkauft dieses Präparate in kleinen Fläschchen über das Internet an seine Kunden.

Die Frage stellt sich:

Darf er das in Deutschland überhaupt?

Der zuständige Staatsanwalt entscheidet nach Prüfung der Faktenlage: Es besteht ein Anfangsverdacht wegen des Verstoßes gegen das Arzneimittelgesetz, denn Eduard P. – so der Staatsanwalt – darf die Präparate „kolloidales Silber" und „kolloidales Gold" nicht herstellen und vertreiben!

Begründung:

'Kolloidales Silber' und ‚kolloidales Gold' sind zulassungspflichtige Arzneimittel!"

Und nun gerät Eduard P. so richtig in die Mühlen der deutschen Justiz, denn im Morgengrauen eines schlechten Tages stürmen mehrere Polizeibeamte die Wohnung von Eduard P. und präsentieren dem verdutzten Mann einen Durchsuchungsbefehl, dessen Tenor lautet:

„Eduard P. ist verdächtig, entgegen § 21 Abs. 1 Arzneimittelgesetz (AMG) die Präparate ‚kolloidales Silber' und ‚kolloidales Gold', bei denen es sich nach bisherigen Erkenntnissen um zulassungspflichtige, jedoch in Deutschland nicht zugelassene Arzneimittel handelt, in den Verkehr gebracht zu haben, indem er diese Präparate wiederholt über das Internetauktionshaus NN unter dem Mitgliedsnamen EP anbot und verkaufte. (Vergehen gemäss § 96 Nr. 5 AMG)".

Eduard P. ist nicht auf den Mund gefallen und hält den durchsuchenden Beamten vor, „kolloidales Silber" und „kolloidales Gold" seien uralte Hausmittel und würden seit Jahrhunderten hergestellt und feilgeboten.

Doch das hält die Polizeibeamten nicht davon ab, seine Wohnung weiter sehr gründlich nach „kolloidalem Silber" und „kolloidalem Gold" zu durchsuchen; ob sie fündig geworden sind und Kartons voller Fläschchen mit „kolloidalem Silber" und „kolloidalem Gold" abtransportiert haben, entzieht sich meiner Kenntnis.

Fest steht:

Die Polizeibeamten untersagen Eduard P. die weitere Herstellung und den Vertrieb von „kolloidalem Silber" und „kolloidalem Gold", und nun geht das Verfahren seinen juristischen Weg, dessen Ausgang hier nicht bekannt ist.

Was hat Eduard P. falsch gemacht, wo er doch in gutem Glauben an die zulassungsfreie Herstellung von Hausmitteln sein „kolloidales Silber" und sein „kolloidales Gold" in Flaschen abgefüllt und an seine Kunden lieferte?

Ja, was? Eduard P. hätte sich besser über die Rechtslage informieren sollen, denn es treten einige deutsche Gesetz auf den Plan, über die sich Eduard P. doch besser vorher eingehend informiert hätte und das gleiche gilt auch für die etwa 25 Anbieter von „kolloidalem Silber(Wasser) und/oder Silber-Generatoren", „kolloidalem Gold(Wasser) und/oder Gold-Generatoren" in Deutschland, die sich in der Grauzone deutscher Gesetze bewegen und es ständig riskieren, entweder von der Polizei aufgesucht zu werden, weil sie kolloidales Silber oder kolloidales Gold produzieren und vertreiben oder/und von Abmahnvereinen und Wettbewerbshütern mit kostenpflichtigen Abmahnungen überzogen zu werden, weil (siehe auch das Heilmittelwerbegesetz HWG) in den Anpreisungen der kSw-Verkäufer verbotene Aussagen enthalten sind.

Eines dieser Gesetze ist das <u>Gesetz über den Verkehr mit Arzneimitteln</u> Arzneimittelgesetz – AMG -, zuletzt geändert durch das 12. Gesetz zur Änderung des AMG vom 30.07.2004 (BGBl. I, 2004, S. 2031), das mit 135 §§ den so genannten Verkehr mit Arzneimitteln in Deutschland regelt. Die relevanten §§ des AMG sind die §§ 2, 3,4 5, 21, 50, 72, 84, 96.

Ein zweites Gesetz ist das <u>Medizinproduktegesetz</u>, zuletzt geändert am 11. August 1998 (BGBl. I, S. 2005). Dieses Gesetz ist hochrelevant für die Hersteller (und Nachbauer) von nicht zugelassenen Geräten wie Silbergeneratoren, Zapper und andere (technische) Geräte. Die relevanten §§ des MPG sind die §§ 2, 3, 4, 5, 7, 9, 10, 12, 14, 25, 27, 31,40, 41, 42.

Ein weiteres Gesetz ist das <u>Gesetz über die Werbung auf dem Gebiet des Heilwesens</u> Heilmittelwerbegesetz – HWG (neueste Fassung) – (BGBl. I 2004, S. 2049). Auf dieses Gesetz gehe ich später noch näher ein. Die relevanten §§ des HWG sind die §§ 1, 2, 3, 3a, 4,4a, 6, 7, 8, 9, 10, 11, 12, 14, 15, 16.

Arzneimittelgesetz AMG

Ich komme jetzt zum so genannten Arzneimittelgesetz, das für die deutschen Hersteller und/oder Vertreiber von alternativen Produkten wichtig ist, weil es konsequent aussagt, was Arzneimittel nach deutschem Recht sind.

Was also sind Arzneimittel nach deutschem Recht? Hier tritt § 2 des Arzneimittelgesetztes (AMG) auf den Plan, der den Arzneimittelbegriff folgendermaßen definiert:

Arzneimittel sind Stoffe und Zubereitungen aus Stoffen, die dazu bestimmt sind, durch Anwendung im oder am menschlicher oder tierischen Körper Krankheiten, Leiden, Körperschäden oder krankhafte Beschwerden zu heilen, zu lindern, zu verhüten oder zu erkennen.

Weiter heisst es sinngemäß im § 2 „Arzneimittelbegriff": Arzneimittel sind auch Stoffe und Zubereitungen aus Stoffen, die dazu bestimmt sind, Zustände oder Funktionen des Körpers oder der Seele zu diagnostizieren und körperliche Wirkstoffe oder Körperflüssigkeiten zu ersetzen.

Nun folgt ein wichtiger Absatz für die Hersteller von kolloidalem Silber oder kolloidalem Gold:

Nicht zuletzt sind Arzneimittel auch Stoffe und Zubereitungen aus Stoffen, die dazu bestimmt sind, Krankheitserreger, Parasiten oder körperfremde Stoffe abzuwehren, zu beseitigen oder unschädlich zu machen und die Beschaffenheit, den Zustand oder die Funktionen des Körpers oder der Seele zu beeinflussen.

In § 2 Abs. 2 AMG definiert der Gesetzgeber dann in 5 Unterabsätzen, welche Gegenstände, Instrumente, Implantate, Verbandstoffe, Stoffe und Zubereitung aus Stoffen als Arzneimittel gelten, die auf jeden Fall einer Zulassung bedürfen.

In § 2 Abs. 3 definiert der Gesetzgeber auch, was er unter Erzeugnissen versteht, die seiner rechtlichen Auffassung nach keine Arzneimittel sind; das sind Lebensmittel im Sinne des § 1 Lebensmittel- und Bedarfsgegenständegesetz, dann Tabakerzeugnisse, auch kosmetische Mittel, Deodorants und Futtermittel mit Zusatzstoffen und Vormischungen im Sinne der §§2 Futtermittelgesetz.

Dann sagt der § 2 Abs. 3 AMG in Unterabschnitt 7 etwas Wichtiges für die Hersteller von alternativen Gesundheitsgeräten: „Keine Arzneimittel sind Medizinprodukte und Zubehör für Medizinprodukte im Sinne des § 3 des Medizinproduktegesetzes".

Dann folgt die übliche Einschränkung: Arzneimittel sind jedoch Medizinprodukte und Zubehör für Medizinprodukte, wenn sie Arzneimittel im Sinne des § 2 Abs. 1 Nr. 2 des Medizinproduktegesetzes sind.

Also: Arzneimittel sind Mittel, die nach dem AMG als Arzneimittel zugelassen oder registriert oder von der Zulassung oder Registrierung freigestellt sind.

Hat das Bundesgesundheitsministerium die Zulassung oder Registrierung eines Mittels mit der Begründung abgelehnt, dass es sich um kein Arzneimittel handelt, so gilt das Mittel nicht als Arzneimittel.

Und was sind bedenkliche Arzneimittel nach der Auslegung des deutschen Gesetzgebers? Auch hier werfen wir einen scheuen Blick in das Arzneimittelgesetz (AMG) und lesen unter § 5 über das Verbot bedenklicher Arzneimittel was folgt:

Es ist verboten, bedenkliche Arzneimittel in den Verkehr zu bringen, also damit zu handeln, zu verkaufen, zu vertreiben oder sonst wie abzugeben. Bedenklich sind nach dem Willen des Gesetzgebers Arzneimittel, bei denen nach dem jeweiligen Stand der wissenschaftlichen Erkenntnisse der Verdacht besteht, dass der Gebrauch dieser Arzneimittel schädliche Wirkungen nach sich zieht, die über das vertretbare Maß hinausgehen.

Braucht man für die Herstellung von Arzneimitteln in Deutschland nicht auch noch eine Erlaubnis? Doch, die benötigt man, und darüber belehrt uns § 13 des Arzneimittelgesetztes (AMG) in dürren, aber zutreffenden Worten, dass in Deutschland nur zugelassene Pharmahersteller, Apotheken und Tierärzte mit ihren Hausapotheken zulassungspflichtige und nichtzulassungspflichtige Arzneimittel herstellen dürfen.

Übrigens gilt das auch für die so genannten „Hausmittel", wenn diese nach dem gegenwärtigen Stand der wissenschaftlichen Erkenntnisse als Arzneimittel einzustufen sind.

Und wenn wir jetzt wissen, wer Arzneimittel herstellen darf, was ist denn mit der staatlichen Zulassung dieser Arzneimittel? Auch hier weiss das AMG eine Antwort, denn nach § 21 AMG besteht eine Zulassungspflicht für Fertigarzneimittel, die Arzneimittel im Sinne des § 2 Abs. 1 oder Abs. 2 Nr. des AMG sind.

Diese Fertigarzneimittel dürfen im Geltungsbereich des AMG, also in Deutschland, nur in den Verkehr gebracht, also vertrieben und verkauft, werden, wenn diese Arzneimittel durch die zuständige Bundesoberbehörde, das ist das Gesundheitsministerium, zugelassen sind.

Diese Fertigarzneimittel dürfen aber auch vertrieben und verkauft werden, wenn der Rat der Europäischen Union oder die Kommission der Europäischen Gemeinschaften eine Genehmigung erteilt hat.

Diese Genehmigungspflicht gilt auch für Arzneimittel, die keine Fertigarzneimittel und zur Anwendung bei Tieren bestimmt sind.

Nun sagt das Arzneimittelgesetz in § 21 Abs. 2 weiterhin aus, dass eine Zulassung nicht erforderlich ist für folgende Arzneimitte :

Für Arzneimittel, die zur Anwendung bei Menschen bestimmt sind und aufgrund nachweislich häufiger ärztlicher oder zahnärztlicher Verschreibung in den wesentlichen Herstellungsschritten einer Apotheke in einer Menge bis zu hundert abgabefertigen Packungen an einem Tag im Rahmen des üblichen Apothekenbetriebes hergestellt werden und zur Abgabe in dieser Apotheke bestimmt sind.

Eine Zulassung von Arzneimitteln ist auch nicht erforderlich bei Arzneimitteln, die zu klinischen Prüfung bei Menschen bestimmt oder Fütterungsarzneimittel sind, die bestimmungsgemäß aus Arzneimittel-Vormischungen hergestellt sind, für die eine Zulassung nach § 25 AMG erteilt ist, oder für Einzeltiere oder Tiere eines bestimmten Bestandes in Apotheken oder in tierärztlichen Hausapotheken hergestellt werden oder zur klinischen Prüfung bei Tieren oder zur Rückstandsprüfung bestimmt sind.

Was soll mir dieser Gesetzestext sagen, wenn ich Hersteller oder Vertreiber oder Anwender von „kolloidalem Silber" und „kolloidalem Gold" bin und nicht mit dem Gesetz in Konflikt kommen will?

Der Gesetzgeber sagt in § 21 AMG eindeutig, dass nur Apotheken oder die Hausapotheken von Tierärzten oder Pharma-Unternehmen mit der Erlaubnis zur Herstellung von Arzneimitteln auch Arzneimittel herstellen dürfen.

Was zulassungspflichtige und nichtzulassungspflichtige Fertigarzneimittel und Arzneimittel sind und wer diese produzieren und vertreiben darf, bestimmt der Gesetzgeber.

„Kolloidales Silber" und „kolloidales Gold" sind nach der Auffassung der deutschen Justiz zulassungspflichtige Arzneimittel, deren Herstellung und/oder Vertrieb nach deutschem Recht strafbewehrt sind. (übrigens: Das Juristenwort „Strafbewehrt" bedeutet „von einer Strafe bedroht").

„Kolloidales Silber" und „kolloidales Gold" dürften demnach als Fertigarzneimittel (aufgezogen auf Flaschen) nur von Pharma-Unternehmen mit Produktionserlaubnis hergestellt und in den Handel gebracht werden.

Würden „kolloidales Silber" und „kolloidales Gold" nicht als Fertigarzneimittel, sondern individuell in Apotheken oder Tierarzthausapotheken hergestellt, dürften „kolloidales Silber" und „kolloidales Gold" als Arzneimittel nur von den herstellenden Apotheken oder den Tierärzten verkauft werden.

Das führt zu dem Umkehrschluss: „Kolloidales Silber" und „kolloidales Gold" dürfen ausserhalb von zugelassenen Pharma-Unternehmen, zugelassenen Apotheken und/oder Tierarzthausapotheken von Gesundheitsversandunternehmen weder als Arzneimittel hergestellt noch als Fertigarzneimittel angeboten und verkauft werden.

Wer das trotzdem riskiert, wird nach § 95 Nr. 5 AMG wegen eines Vergehens gegen § 21 Abs. 1 AMG verurteilt und bestraft. Ob die bei einer Untersuchung beschlagnahmten und nach deutschem Recht illegal hergestellten Präparate „kolloidales Silber" und „kolloidales Gold" eingezogen werden, entscheidet der zuständige Richter oder Staatsanwalt.

Fest steht:

Der § 96 „Strafvorschriften" des Arzneimittelgesetzes (AMG) führt etwaigen Herstellern oder/und Vertreibern von illegalen Arzneimitteln (und ggfs. Medizinprodukten) in 21 Absätzen drastisch vor Augen, dass mit Freiheitsstrafe (also Gefängnis, vulgo: Knast) bis zu einem Jahr oder Geldstrafe bestraft wird, wer ohne Befugnis Arzneimittel zubereitet, herstellt oder in den Verkehr (in den Handel) bringt.

Bestraft wird nach dem Willen des Gesetzgebers aber auch, wer Fertigarzneimittel, zum Beispiel „kolloidales Silber" oder "kolloidales Gold" zubereitet, herstellt oder in den Verkehr bringt, zum Beispiel in einem Internet-Auktionshaus anbietet, ohne im Besitz einer Erlaubnis zur Herstellung oder zum Vertrieb von Arzneimittel oder Fertigarzneimitteln zu sein.

Fazit:

Die Präparate „kolloidales Silber" und „kolloidales Gold" sind in Deutschland zulassungspflichtige Arznei- und Heilmittel, die jedoch in Deutschland keine Zulassung haben. Kolloidales Silber und/oder kolloidales Gold dürfen also von Unbefugten weder hergestellt, vertrieben (in den Verkehr gebracht) oder an Dritte anwendet werden.

Das wäre ein Vergehen gemäss § 96 Nr. 5 AMG.

Medizinproduktegesetz (MPG)

Nun kommen wir zu einem weiteren Gesetz, das erheblich in die Belange der Hersteller von alternativen Gesundheitsgeräten eingreift.

Es ist das Gesetz über Medizinprodukte (MPG), das Medizinproduktegesetz, zuletzt geändert am 11. August 1998 (BGBl. I, S. 2005). Dieses Gesetz ist hochrelevant für die Hersteller (und Nachbauer) von nichtzugelassenen Geräten wie Zapper und andere elektromedizinische Geräte und – zum Beispiel – von Silbergeneratoren.

Das Gesetz regelt den Verkehr, also den Handel, mit Medizinprodukten und deren Zubehör in Deutschland, wobei der Zubehör als eigenständiges Medizinprodukt behandelt wird.

Das Medizinproduktegesetz gilt auch für kombinierte Medizinprodukte, wo Arzneimittel und Medizinprodukt ein einheitliches, miteinander verbundenes Produkt bilden.

Das Medizinproduktegesetz gilt jedoch nicht für Arzneimittel im Sinne des § 2 Abs. 1 Nr. 2 AMG, für kosmetische Mittel, menschliches Blut, Produkte aus menschlichem Blut, Transplantate, Gewebe, Zellen menschlichen Ursprungs und persönliche Schutzausrüstungen.

Was sind also Medizinprodukte? Medizinprodukte sind – so führt der Gesetzgeber detailliert und gründlich in § 3 Abs. 1 MPG aus - Instrumente, Apparate, Vorrichtungen, Stoffe und Zubereitungen aus Stoffen oder andere Gegenstände, die der Erkennung, Verhütung, Überwachung, Behandlung, Kompensierung, Untersuchung, Ersetzung, Veränderung oder Linderung von Krankheiten, Verletzungen, Behinderungen etc. dienen.

Die Beschreibung der Definition „Medizinprodukte" nimmt in § 3 „Begriffsbestimmungen" des Medizinproduktegesetzes mit 21 Absätzen einen Umfang an, der mich aus Platzgründen zwingt, mich auf die Kernaussagen des Gesetzes zu beschränken.

Für die Hersteller von alternativen Geräten sind außer dem Abs. 1 die weiteren Absätze 1, 2, 7, 8, 9, 10, 11,12 13,15 von einiger Relevanz.

Absatz 2 sagt, dass Medizinprodukte auch Produkte sind, die einen Stoff enthalten, der gemäss § 2 Abs. 1 des Arzneimittelgesetzes als Arzneimittel angesehen werden können.

Absatz 7 schließt als eigenständige Medizinprodukte auch Kalibrier- und Kontrollmaterial ein.

Absatz 8 definiert Sonderanfertigungen für namentlich benannte Patienten als Medizinprodukte.

Absatz 9 sagt, dass auch der Zubehör von Medizinprodukten als eigenständiges Medizinprodukt anzusehen ist.

Absatz 10 beschreibt die Definition der Zweckbestimmung eines Medizinproduktes in der Kennzeichnung, der Gebrauchsanweisung und dem Werbematerial.

Absatz 11 definiert das Inverkehrbringen von Medizinprodukten, wobei auch das unentgeltliche Abgeben eines Medizinproduktes als In-den-Verkehr-bringen gilt.

Absatz 12 beschreibt die Inbetriebnahme eines Medizinproduktes durch einen Endabnehmer.

Absatz 13 definiert das Aufstellen oder Vorführen von Medizinprodukten zum Zwecke der Werbung.

Absatz 15 sagt, wer als Hersteller von Medizinprodukten anzusehen, nämlich der, der für die Auslegung, Herstellung, Verpackung und Kennzeichnung eines Medizinproduktes die Verantwortung trägt.

Der § 4 MPG verbietet, Medizinprodukte in den Verkehr zu bringen, zu errichten, in Betrieb zu nehmen, zu betreiben oder anzuwenden, wenn der begründete Verdacht besteht, dass diese Medizinprodukte die Sicherheit und die Gesundheit von Patienten, Anwendern und Dritten – auch bei sachgemäßer Anwendung – gefährden.

§ 4 MPG verbietet ferner, Medizinprodukte in den Verkehr zu bringen, also damit zu handeln, wenn diese Produkte mit irreführenden Bezeichnungen, Angaben oder Aufmachungen versehen sind, zum Beispiel eine Leistung vortäuschen, die das Gerät nicht besitzt oder einen Heilerfolg versprechen oder schädliche Wirkungen verleugnen oder den Endverbraucher über Produkteigenschaften täuschen.

Nach § 5 MPG ist der Hersteller von Medizinprodukten verantwortlich für das erstmalige Inverkehrbringen (also die Auslieferung). Werden ausländische Medizinprodukte in den europäischen Wirtschaftsraum eingeführt, ist der Einführer, also der Importeur, der Verantwortliche.

Gemäss § 6 MPG dürfen Medizinprodukte in Deutschland nur in den Verkehr (in den Handel) gebracht und/oder benutzt werden, wenn sie mit einer CE-Kennzeichnung versehen sind.

Mit dieser CE-Kennzeichnung dürfen Medizinprodukte nur versehen werden, wenn sie die grundlegenden Anforderungen nach § 7 MPG erfüllen und gemäss § 37 Abs. 1 MPG den vom Gesetzgeber formulierten Kriterien des vorgeschriebenen Konformitätsbewertungsverfahrens entsprechen.

Mit der CE-Kennzeichnung dokumentiert der Hersteller, dass das von ihm hergestellte und vertriebene Medizinprodukt den angewandten Rechtsvorschriften entspricht.

§ 9 MPG erstreckt die CE-Kennzeichnung auf drei Gruppen von Medizinprodukten, wovon für die Hersteller von alternativen Medizinprodukten die Einstufung als „sonstige Medizinprodukte gemäss Anhang XII der Richtlinie 93/42/EWG" in Frage kommt.

Das Medizinproduktegesetz sieht für Vertreiber, Hersteller, Errichter, Betreiber oder/und Anwender bei Verletzungen des MPG drastische Strafen vor.

§ 40 „Strafvorschriften" des Medizinproduktegesetzes (MPG) führt etwaigen Herstellern, Errichtern, Betreibern, Vertreibern oder Anwendern von illegalen Medizinprodukten) drastisch vor Augen, dass mit Freiheitsstrafe (also Gefängnis, vulgo: Knast) bis zu drei Jahren (in schweren Fällen bis zu 5 Jahren!) oder Geldstrafe bestraft wird, wer ohne Befugnis Medizinprodukte herstellt, in den Verkehr (in den Handel) bringt, errichtet, betreibt oder anwendet.

Angeführt werden Verstöße insbesondere gegen § 4 Abs. 1 Nr. 1, § 6 Abs. 1 Satz 1, § 6 Abs. 2 Satz 1, § 37 Abs. 1 und § 14 Satz 2 des Medizinproduktegesetzes

Bestraft wird nach dem Willen des Gesetzgebers mit Freiheitsstrafe bis zu einem Jahr oder mit Geldstrafe, wer gemäss § 41 MPG gegen § 4 Abs.2 Satz 1 und 2, § 6 Abs. 1 Satz 1, § 6 Abs. 2 Satz , § 37 Abs. 1, § 20 Abs. 1 Nr. 1-6 oder 9, auch in Verbindung mit Abs. 4 oder 5 oder § 21 Nr. 1, § 20 Abs. 7 Satz 1, § 24 Abs. 1 Satz 1 in Verbindung mit § 20 Abs. 1 Nr.1-6 oder 9, Abs. 4 oder 5 oder schließlich gegen § 37 Abs.2 Satz 2 verstößt.

Die zitierten §§ beschreiben z.B. Tatbestände wie das unerlaubte In-den-Verkehr-bringen von Medizinprodukten und sonstige Verstöße gegen das MPG.

Schließlich enthält § 42 des MPG auch noch umfangreiche Bußgeldvorschriften, die sich in 16 Tatbestände gliedern.

Zum Schluss führe ich den § 43 „Einziehung" des Medizinproduktegesetzes an, der bestimmt, dass alle Gegenstände (Medizinprodukte und Zubehör), auf die sich eine Straftat nach §§ 40,41 MPG oder eine Ordnungswidrigkeit nach § 42 MPG bezieht, vom Gesetzgeber eingezogen werden können.

Heilmittelwerbegesetz (HWG)

Ein weiteres Gesetz ist das Gesetz über die Werbung auf dem Gebiet des Heilwesens (Heilmittelwerbegesetz – HWG - (neueste Fassung), (BGBl. I 2004, S. 2049). Auf dieses Gesetz gehe ich näher ein, denn es regelt die zulässige oder unzulässige Werbung von Arzneimitteln, Medizinprodukten oder anderen Mitteln.

§ 1 des Heilmittelgesetzes erstreckt sich auf die Werbung von Arzneimittel im Sinne des § 2 AMG, auf Medizinprodukte im Sinne des § 3 MPG und auf andere Mittel, Verfahren,

Behandlungen oder Gegenstände, soweit sich die Werbeaussage auf die Erkennung, Beseitigung oder Linderung von Krankheiten, Leiden, Körperschäden oder krankhaften Beschwerden bei Mensch oder Tier bezieht.

§ 2 HWG definiert den Begriff „Fachkreise" und schließt auch sonstige Personen, soweit sie mit Arzneimitteln, Medizinprodukten, Verfahren, Behandlungen, Gegenständen oder anderen Mitteln erlaubterweise Handel treiben oder sie in Ausübung ihres Berufes anwenden, ausdrücklich ein.

Den Fachkreisen zugeordnet werden vom Gesetzgeber also nicht nur Ärzte, Apotheker, Therapeuten, Kliniken und andere Gesundheitsberufler, sondern auch die Händler und Vertreiber zum Beispiel von „kolloidalem Silber, „kolloidalem Gold" und alternativen elektromedizinischen Geräten.

§ 3 HWG verbietet die unzulässige oder irreführende Werbung für Produkte (Arzneimittel, Medizinprodukte, andere Mittel), wenn diese mit therapeutischen Wirksamkeiten oder Wirkungen beworben werden, die nicht vorhanden sind.

§ 3 HWG verbietet auch eine Werbung, die fälschlich den Eindruck erweckt, dass ein Erfolg mit Sicherheit erwartet werden kann, bei normalem oder längeren Gebrauch keine schädlichen (Neben)Wirkungen eintreten oder unwahre, täuschende oder irreführende Angaben über die Beschaffenheit oder Zusammensetzung der Produkte (Arzneimittel, Medizinprodukte, andere Mittel) gemacht werden.

§ 3 HWG untersagt insbesondere unwahre, täuschende oder irreführende Angaben oder Behauptungen über die Art und Weise des Heilverfahrens oder der Behandlungen oder – und das ist relevant für die Vertreiber von Geräten nach Rife, Lakhovsky, Beck, Clark und andere – über die Person, die Vorbildung, die Befähigung oder die Erfolge des Herstellers, Erfinders oder der für sie tätigen oder tätig gewesenen Personen.

Das Heilmittelwerbegesetz (HWG) regelt nun in einer Vielzahl von §§ die Mindestangaben bei der Werbung von Arzneimitteln im Sinne des § 2 Abs. 1 oder Abs. 2 Nr. 1 AMG und der §§ 11 ff. AMG.

Nach § 6 HWG ist eine Werbung unzulässig, die Gutachten oder Zeugnisse veröffentlicht oder erwähnt, die nicht von wissenschaftlichen oder fachlich hierzu berufenen Personen erstattet worden sind.

Die Werbung muss auch Angabe des Namens, Berufes und Wohnortes des Gutachters oder Ausstellers des Zeugnisses und den Zeitpunkt der Ausstellung des Gutachtens oder des Zeugnisses enthalten.

Nach § 6 HWG ist weiterhin eine Werbung unzulässig, die auf wissenschaftliche, fachliche oder sonstige Veröffentlichungen Bezug nimmt, ohne das folgende **Mindestangaben** aus der Werbung hervorgehen:

- Einen Hinweis darauf, ob die Veröffentlichung das Arzneimittel, das Verfahren, die Behandlung, den Gegenstand oder ein anderes Mittel selbst betrifft, für die geworben wird.

- Die Nennung des Namens des Verfassers, des Gutachtens oder des Zeugnisses, den Zeitpunkt der Veröffentlichung und der Fundstelle.

- Einen Hinweis darauf, dass aus der Fachliteratur entnommene Zitate, Tabellen oder sonstige Darstellungen wortgetreu übernommen wurden.

§ 7 HWG beschäftigt sich mit dem Verbot, Zuwendungen als Angehörige der Fachkreise anzubieten, anzukündigen, zu gewähren oder anzunehmen.

Nach § 8 HWG ist auch unzulässig die Werbeaussage, Arzneimittel im Wege des Teleshopping oder bestimmte Arzneimittel im Weg der Einzeleinfuhr nach § 73 AMG b, Abs. 2 Nr. 6a oder § 73 Abs. 3 AMG zu beziehen.

Unzulässig ist nach § 9 HWG eine Werbung für die Fernbehandlung (Erkennen oder Behandeln) von Krankheiten, Leiden, Körperschäden oder krankhaften Beschwerden von Menschen oder Tieren.

Für verschreibungspflichtige Arzneimitteln darf nach § 10 HWG nur von/bei Ärzten, Zahnärzten, Tierärzten, Apothekern oder Personen, die erlaubterweise Handel mit diesen Arzneimitteln betreiben, geworben werden. § 12 HWG enthält in 15 Unterabschnitten dezidierte Angaben über das Werbeverbot von Personen, die nicht den Fachkreisen angehören.

Ausserhalb dieser Fachkreise darf für Arzneimittel, Verfahren, Behandlungen, Gegenstände oder andere Mittel nicht geworben werden, mit:

Gutachten, Zeugnissen, wissenschaftlichen, fachlichen Veröffentlichungen oder Hinweisen darauf; - mit Angaben über ärztliche Empfehlungen oder Prüfungen, mit der Wiedergabe von Krankengeschichten oder Hinweisen darauf; - mit der bildlichen Darstellung von Personen der Heilberufe, mit der Darstellung von Tätigkeiten der Heilberufe, mit der bildlichen Darstellung von körperlichen Veränderungen, mit der vergleichenden Darstellung eines Körperzustandes vor und nach einer Behandlung; - mit fremd- oder fachspezifischen Bezeichnungen, die nicht allgemeinverständlich sind, mit angstauslösenden Werbeaussagen, durch Werbevorträge, die als Verkaufsveranstaltungen gedacht sind; - mit missverständlichen Werbeaussagen und Veröffentlichungen, mit Veröffentlichungen zur Selbstdiagnostik und Selbstbehandlung; - mit Dank- und Empfehlungsschreiben Dritter oder dem Hinweis darauf, mit Werbemaßnahmen, die sich an Kinder unter 14 Jahren richten; - mit Preisausschreiben, Verlosungen und andere Zufallsverfahren, durch die Abgabe von Mustern oder Proben von Arzneimitteln oder Gutscheinen dafür usw.

Nach § 14 HWG wird nach dem Willen des Gesetzgebers mit Freiheitsstrafe bis zu einem Jahr oder mit Geldstrafe bestraft, wer gemäss dem Verbot der irreführenden Werbung gemäss § 3 HWG zuwiderhandelt.

Ordnungswidrig handelt nach § 15 HWG, wer vorsätzlich oder fahrlässig gegen die Bestimmungen von §§ 3a, 4, 6, 7 Abs. 1 und 3, 7 Abs. 1. 8, 9, 10, 11, 12 und 13 HWG verstößt.

Der Gesetzgeber bestimmt in § 16 HWG, dass Werbematerial und sonstige Gegenstände, auf die sich eine Straftat nach § 14 HWG oder eine Ordnungswidrigkeit nach § 15 HWG bezieht, eingezogen werden können.

Kapitel IV/3

Deutsche- und EU-Rechtsgrundlagen für Medizinprodukte

Deutsche Rechtsgrundlagen für Medizinprodukte:

Die EU-Richtlinie über Medizinprodukte ist in der Neufassung des Gesetzes über Medizinprodukte (Medizinproduktegesetz – MPG) in deutsches Recht umgesetzt.

Die Veröffentlichung erfolgte im Bundesgesetzblatt, Teil I, Nr. 58 vom 7. August 2002, S. 3146 – 3164.

Ausserdem dienen die nachfolgend aufgeführten weiteren gesetzlichen Vorschriften der Umsetzung der Medizinproduktrichtlinie:

Verordnung über Medizinprodukte (Medizinprodukte-Verordnung–MPV) vom 20.12.2001, veröffentlich im BGL I, Nr. 72, S. 3854 – 3856).

Verordnung über das Errichten, Betreiben und Anwenden von Medizinprodukten (Medizinprodukte-Betreiberverordnung – MPBetreibV) vom 20.12.2001, veröffentlich im BGL I, Nr. 61, S. 3396 ff.).

Verordnung über die Verschreibungspflicht von Medizinprodukten (MPVerschrV) vom 21.08.2002, veröffentlich im BGL I, Nr. 61, S. 3393 ff.).

Verordnung über Vertriebswege für Medizinprodukte (Medizinprodukte-Betreiberverordnung – MPVertrV) vom 17.12.1997, veröffentlich im BGL I, Nr. 86, S. 3148 ff.).

zuletzt geändert durch Artikel 10 des Zweiten MPG-Änderungsgesetzes (2. MPG-ÄndG) vom 13.12.2001, veröffentlich im BGBI I, Nr. 68, S.3586 ff.).

Verordnung über die Erfassung, Bewertung und Abwehr von Risiken bei Medizinprodukten (Medizinprodukte-Sicherheitsplanverordnung – MPSV) vom 24.06.2002, veröffentlich im BGL I, Nr.401, S. 2131 – 2136).

EU-Rechtsgrundlagen für Medizinprodukte

Angaben über Medizinprodukte:

Medizinprodukte müssen die CE-Kennzeichnung tragen, aus denen hervorgeht, dass sie den grundlegenden Anforderungen nach Art. 3 der Richtlinie 93/42/EWG entsprechen und einer Konformitätsbewertung unterzogen wurden.

In den Anwendungsbereich der Richtlinie 93/42/EWG fallen alle einzeln oder miteinander verbundenen verwendeten Instrumente, Apparate, Vorrichtungen, Stoffe oder andere Gegenstände, die vom Hersteller zur Anwendung für Menschen für folgende Zwecke bestimmt sind:

- Erkennung, Überwachung, Behandlung, Linderung oder Kompensierung von Verletzungen oder Behinderungen.

- Untersuchung, Ersatz oder Veränderung des anatomischen Aufbaus oder eines physiologischen Vorgangs.

- Empfängnisverhütung.

Die bestimmungsmässige Hauptwirkung der eingesetzten Medizinprodukte im oder am menschlichen Körper darf weder durch pharmakologische oder immunologische Mittel noch metabolisch erreicht werden.

Die Wirkungsweise derartiger Mittel darf jedoch durch den Einsatz von Medizinprodukten mit der CE-Kennzeichnung unterstützt werden.

Die Richtlinie 93/42/EWG ist auch auf Zubehör von Medizinprodukten anzuwenden.

Zubehör sind Gegenstände, die selbst kein Medizinprodukt sind, sondern zusammen mit dem Produkt eingesetzt und verwendet werden. (zum Beispiel Zusatzgeräte oder Einmalartikel)

Seit dem 14. Juni 1998 dürfen Importeure, Hersteller, Vertreiber, Betreiber oder Anwender nur noch Medizinprodukte mit CE-Kennzeichnung in Betrieb nehmen.

Die in den Verkehr gebrachten und in Betrieb genommenen Medizinprodukte mit der CE-Kennzeichnung dürfen die Sicherheit und Gesundheit der Patienten, Anwender oder Dritten nicht gefährden.

Die grundlegenden Anforderungen an Medizinprodukte sind gemäss Anhang I der Richtlinie 93/42/EWG zu erfüllen, bevor sie angewendet werden.

Das sind neben den allgemeinen Anforderungen insbesondere Anforderungen an die Auslegung und Konstruktion der Medizinprodukte im Hinblick auf:

- Chemische, physikalische und biologische Eigenschaften der eingesetzten Werkstoffe,

260

- Infektion und mikrobielle Kontamination bei Verpackung und Verarbeitung.

- Eigenschaften der Konstruktion wegen der Minimierung der Risiken,

- Messfunktionen bezüglich der Genauigkeit und Anzeigevorrichtungen,

- Schutz vor beabsichtigten oder unbeabsichtigten (ionisierenden) Strahlungen,

- Schutz vor elektrischen, mechanischen oder thermischen Risiken durch externe oder interne Energiequellen,

- Bereitstellung von Kennzeichnungen und Gebrauchsanweisungen durch den Hersteller,

- Bereitstellung von klinischen Daten.

Die Klassen:

Medizinprodukte werden nach ihrem Gefährdungspotenzial nach den Regeln gemäss Anhang IX zur Richtlinie 93/42/EWG wie folgt klassifiziert:

Klasse I: Medizinprodukte mit EG-Konformitätserklärung gemäss Anhang VII, zum Beispiel steriles Produkt oder Produkt mit Messfunktion,

Klasse IIa: Medizinprodukte mit EG-Konformitätserklärung,

Klasse IIb: Medizinprodukte mit EG-Baumusterprüfung,

Klasse III: Medizinprodukte mit EG-Baumusterprüfung und EG-Auslegungsprüfbescheinigung.

Für die unterschiedlichen Klassen werden unterschiedliche Verfahren zur Konformitätsbewertung nach dem EG-Konformitäts-Bewertungsverfahren angewendet.

Produkte der Klasse I, zum Beispiel Brillenfassungen, Gehhilfen, die nur geringe Gefahren enthalten, können durch den Hersteller testet werden, wobei dieser erklärt, dass seine Produkte den Bestimmungen der Richtlinie 93/42/EWG entsprechen.

Der Hersteller erstellt die technische Produktdokumentation und kennzeichnet die Geräte mit dem Zeichen CE.

Dieses Verfahren wird nach Anhang VII der Richtlinie 93/42/EWG durchgeführt.

Für Produkte der Klasse I mit Messfunktion oder Desinfektionsprodukte muss zusätzlich ein Bewertungsverfahren nach Anhang IV, V oder VI der Richtlinie 93/42/EWG durchgeführt werden.

Produkte der Klasse IIa, wie zum Beispiel Hörgeräte, Desinfektionsprodukte, die höhere Gefahren enthalten, müssen in Verbindung mit dem vorbeschriebenen Verfahren der EG-Konformitätsprüfung gemäss Anhang VII der Richtlinie 93/42/EWG wahlweise nach den vier Verfahren eingestuft werden, von denen der Hersteller die EG-Konformitätserklärung gemäss Anhang VII vorlegt und die eingeschränkte EG-Produktprüfung gem. Anhang IV bei der Entwicklung und Produktion von Medizinprodukten wie folgt durchführt:

1. Stufe:

EG-Konformitätserklärung gemäss Anhang VII der Richtlinie 93/42/EWG:

- Der Hersteller erstellt die technische Produktdokumentation und kennzeichnet die Geräte mit dem Zeichen CE.

- Dieses Verfahren wird nach Anhang VII der Richtlinie 93/42/EWG durchgeführt.

- Für Produkte der Klasse I mit Messfunktion oder Desinfektionsprodukte muss zusätzlich ein Bewertungsverfahren nach Anhang IV, V oder VI der Richtlinie 93/42/EWG durchgeführt werden.

2. Stufe:

- Eingeschränkte EG-Produktprüfung gem. Anhang IV

- der Richtlinie 93/42/EWG

- Erbringung des Nachweises, dass das Medizinprodukt den grundlegenden Anforderungen gemäss Anhang I der Richtlinie 93/42/EWG entspricht.

- Nachweis des Herstellers, dass alle Produkte einer Herstellungsserie den Anforderungen der Richtlinie 93/42/EWG entsprechen.

Eine zertifizierte Stelle (Institut u.ä.) überprüft die Konformität der Medizinprodukte mit der vorgelegten technischen Dokumentation des Herstellers nach Anhang VII, Abschnitt 3, der Richtlinie 93/42/EWG.

Die wahlweise anzuwendenden weiteren Verfahren, wie zum Beispiel:

Das Verfahren der EG-Konformitätserklärung, hier die „Qualitätssicherung Produktion" gemäss Anhang V der Richtlinie 93/42/EWG, oder das Verfahren der EG-Konformitätserklärung, hier die „Qualitätssicherung Produkt" gemäss Anhang VI der Richtlinie 93/42/EWG oder das Verfahren der EG-Konformitätserklärung, hier das „vollständige Qualitätssicherungssystem" gemäss Anhang II der Richtlinie 93/42/EWG kommen bei den Produkten der CE-Klasse nicht in Betracht.

Das gilt auch für die Medizinprodukte der Klassen IIb und III.

Die seit dem 14. Juni 1998 zwingend vorgeschriebene CE-Kennzeichnung von Medizinprodukten ist verbunden mit dem Nachweis des Konformitätsbewertungsverfahrens gemäss der Richtlinie 93/42/EWG.

Je nach Klassifizierung des Medizinproduktes muss eines der vorbeschriebenen Verfahren eingehalten werden. Darüber ist ein Nachweis zu führen.

Für die Medizinprodukte zum Beispiel der Klasse I kommt die 1. Stufe, die eingeschränkte EG-Produktprüfung gem. Anhang IV der Richtlinie 93/42/EWG und die 2. Stufe, die eingeschränkte EG-Produktprüfung gem. Anhang IV der Richtlinie 93/42/EWG zur Anwendung.

Das gilt für alle von der deutschen Herstellern oder anderen EU-Firmen in der EU hergestellten Medizinprodukte und für alle Medizinprodukte, die in Ländern ausserhalb der EU hergestellt und in die EU exportiert bzw. importiert werden.

Die Technische Dokumentation von Medizinprodukten der Klassen I und IIa dient als Grundlage der EG-Konformitätsprüfung gemäss den Anforderungen der Richtlinie 93/42/EWG.

Diese Technische Dokumentation muss je nach Einstufung des zu bewertenden Medizinprodukts in die Klassen I, IIa, IIb, III folgende essentiellen Bestandteile enthalten:

- Eine allgemeine Beschreibung des Medizinprodukts einschliesslich der geplanten Varianten.

- Konstruktions- und Fertigungszeichnungen sowie Pläne von Bauteilen, Baugruppen, Schaltungen etc.

- Beschreibung und Erläuterung der Zeichnungen und Pläne sowie die Funktionsweise des Medizinprodukts.

- Ergebnisse der Risikoanalysen sowie eine Liste der angewandten Normen.

- Beschreibung der Lösungen zur Einhaltung der grundlegenden Anforderungen der Richtlinie 93/42/EWG.

- für sterile Produkte eine Beschreibung der verwendeten Verfahren.

- Ergebnisse von Berechnungen, Prüfungen etc.

- Prüfberichte und ggf. klinische Daten gemäss Anhang der Richtlinie 93/42/EWG.

- Kennzeichnung und Gebrauchsanweisung.

- Dokumentation über das jeweils angewendete Qualitätssicherungssystem.

Die Technischen Unterlagen der Technischen Dokumentation müssen für den Zeitraum der Lebensdauer des Medizinproduktes, mindestens ab 5 Jahre nach der Herstellung des letzten Produkts bereitgehalten werden. Mit der schriftlichen Konformitätserklärung gemäss der Richtlinie 93/42/EWG bestätigt der Hersteller, dass er für das in Verkehr gebrachte Medizinprodukt alle einschlägigen Sicherheitsanforderungen erfüllt.

Diese Konformitätserklärung enthält folgende Bestandteile:

- Den Namen des Herstellers

- Die Produktbeschreibung

- Die Auflistung der eingehaltenen Normen

- Die Auflistung der technischen Spezifikation

- Ggf. eine Aufstellung der zutreffenden EG-Normen und Übergangsregelungen.

- Weitere relevante Merkblätter zu den EU-Richtlinien:

73/23/EWG Sicherheit von elektrischen Betriebsmitteln

89/336/EWG Elektromagnetische Verträglichkeit

93/68/EWG CE-Kennzeichnung

EU-Richtlinien über Medizinprodukte

Für alle Hersteller, Vertreiber und Importeure von Medizinprodukten oder Zubehör ist die Richtlinie für Medizinprodukte von einiger Relevanz.

Diese EU-Richtlinie über Medizinprodukte muss in allen EU-Mitgliedsstaaten ab 14. Juni 1998 verbindlich angewendet werden.

Das betrifft:

Richtlinie 93/42/EWG des Rates vom 14. Juni 1993 über Medizinprodukte, veröffentlicht im Amtsblatt der EG Nr. L 169 vom 12.07.1993, S. 1.43, (gilt für das In-Verkehr-Bringen und die Inbetriebnahme von Medizinprodukten und ihrem Zubehör mit CE-Kennzeichnung), geändert durch die Richtlinie 98/79/EG des Europäischen Parlaments und des Rates vom 27. 10. 1998 über In vitro-Diagnostica (in vitro = lat. im Glas, im Reagenzglas durchgeführter wissenschaftlicher Versuch), veröffentlich im Amtsblatt Nr. L 331 vom 07.12.1998, S. 0-37

und die

Richtlinie 2000/70/EG des Europäischen Parlaments und des Rates vom 16.11.2000 zur Änderung der Richtlinie 93/42/EWG des Rates (hinsichtlich Medizinprodukten, die stabile Derivate aus menschlichem Blut oder Blutplasma enthalten; veröffentlicht im Amtsblatt

Nr. L 313 vom 13. 12.2000, S. 22-24, sowie die Richtlinie 2001/104/EG vom 07.12.2001, veröffentlich im Amtsblatt Nr. L 6 vom 10.01.2002

sowie

die 3-malige Änderungen der Richtlinie über Medizinprodukte. Die EG-Richtlinie über Medizinprodukte ist in der Neufassung des Gesetzes über Medizinprodukte (Medizinproduktegesetz – MPG) in deutsches Recht umgesetzt worden.

TEIL V

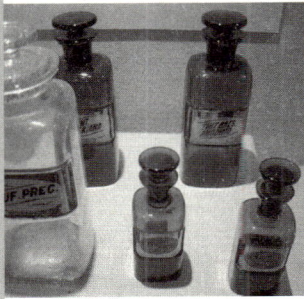

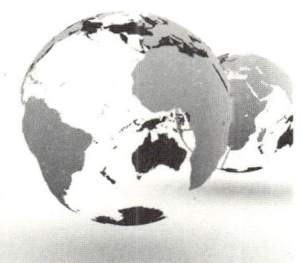

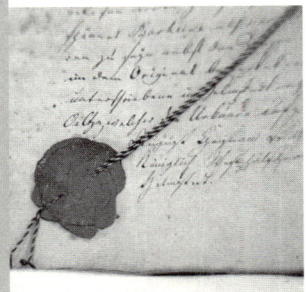

DAS SILBER-LEXIKON

Kapitel V/1

Das Silber-Lexikon

Vorbemerkung:

Die in diesem Silberlexikon aufgeführten Methoden, Dosierungen, Angaben, Bezeichnungen, Begriffe, Formeln, Tabellen, Abkürzungen, Ableitungen, Wirkungen, Nebenwirkungen, Empfehlungen, Ablehnungen, Aussagen, Meinungen, Erhebungen, Hypothesen, Thesen, Antithesen, Forschungsergebnisse, Studieninhalte, Excerpte etc. sind unabhängig von ihrer sachlichen und fachlichen Richtigkeit und ihrem objektiven Wahrheitsgehalt recherchiert worden und spiegeln in ihrer Aussagebedeutung die zum Teil widersprüchlichen Informationen und Auffassungen und die divergierenden Glaubensrichtungen und Dogmen der Befürworter und Gegner der Anwendung von kolloidalen Silber und kolloidalem Silberwasser und nicht immer die Meinungen der beiden Autoren und des Verlages wider.

A

AACR: Kurzbezeichnung für „Association for the Advanced Colloidal Research", eine amerikanische Gesellschaft zur Erforschung der Kolloide.

Abtötungseffekt von kS: Der Abtötungseffekt von kS auf humanpathogene Mirkroorganismen wurde unter Laborbedingungen bei In vitro-Experimenten (in der Petrischale) erforscht und funktionierte unter Anwendung von kolloidalem Silber in Konzentrationen von 2,5 – 5 ppm wie folgt:
Bildung von DNA-Silberkomplexen
Bildung von RNS-Silberkomplexen
Zerstörung der Nukleinsäuren
Wechselwirkung mit Aminosäuren, Proteinen, Enzymen, Zellmembran
Reduzierung der Energiezufuhr

AB: Kurzbezeichnung für Antibiotika

A. B. Flick: Inhaber der Pharmafirma „Argentum Research Inc"., die silberdurchwirkte Bandagen und Wundverbände mit antibakterieller und antibiotischer Wirkung entwickelte. Diese silberhaltigen Wundverbände wurden bei der FDA zur Zulassung eingereicht.

Abkürzungen von kS: kS, KoSi oder kS steht für kolloidales Silber (Silbersole, Silberkolloid, kolloides Silber), kSw steht für kolloidales Silberwasser. Csw steht für colloidales silver water, CS= colloidal silver, CSP= colloidal silver particles, Ag steht für Silber

Abwehrmechanismus: Spezifische oder unspezifische Abwehrreaktion (Immunreaktion) auf eingedrungene körperfremde Stoffe oder eigene entartete Zellen.

Acceptable daily intake: Amerikanische Bezeichnung für die tägliche, tolerierbare Dosis an kolloidalem Silber. Abkürzung: ADI.

Acticoat: Ist eine nanokristalline Silberauflage mit breitem Wirkungsspektrum bei Brandwunden.

ADI: Abkürzung für „Acceptable daily intake"; amerikanische Bezeichnung für die tägliche, tolerierbare Dosis an kolloidalem Silber.

Aerobes Milieu: Ist eine mit Sauerstoff angereicherte Umgebung, in der Organismen gedeihen können.

Aerosole: Sind Dispersionen von Stoffen in einem Gas, wobei je nach Art des Stoffes in Aerosolen flüssiger und fester Teilchen unterschieden wird.

Ag+Ion: Kurzbezeichnung für Silber und Ionen.

Alte Literaturangaben über kolloidales Silber: Allgemein ist bekannt, dass heute „über-den-Ladentisch-verkaufte" Nahrungsmittel nur bestimmte, zulässige Dosen Silber enthalten dürfen. Man sollte also nicht den Fehler machen, in der alten medizinischen Silberliteratur nach Angaben über toxische Konzentrationen von Silber zu suchen, da ein (im übrigen nicht zulässiger) Vergleich der heutigen sehr niedrigen Silberkonzentrationen in Silberpräparaten mit den früher sehr hohen und giftigen Silberanteilen von bis zu 30 % (gewichtsbezogen) zu falschen Schlüssen führen wird.

Alternativmedizin: Komplementäre Behandlungsmethoden, Sammelbegriff für Therapieverfahren, die mit natürlichen (zum Beispiel pflanzlichen) Heilmethoden oder psychologischen Verfahren arbeiten und den Gegensatz bilden zur so genannten (konservativen) Schulmedizin.

Alternative Medizin: Ist der Sammelbegriff für komplementäre Therapieverfahren, die mit natürlichen Heilmethoden, Heilmitteln, Heilstoffen und Heilgeräten arbeiten. Der Gegensatz zur Alternativem Medizin ist die (konservative) Schulmedizin.

Altmann-Experiment: Der Arzt und Chemie-Ingenieur Dr. Robert Altman führte an sich selbst einen Langzeitversuch mit kS durch, um die Absorption und die Ausscheidung von kS aus dem menschlichen Körper zu untersuchen. Dr. Altmann konnte nach Abschluss seiner Experimente am eigenen Körper Antworten auf folgende Fragen finden:

1.   Wie wirkt kolloidales Silber?
2.   Was bewirkt kolloidales Silber?
3.   Wann wirkt kolloidales Silber?
4.   Warum wirkt kolloidales Silber?
5.   Wo wirkt kolloidales Silber?

Altmann, Roger: Promovierter Arzt und Chemie-Ingenieur, der eine Reihe von Selbstversuchen mit kS an sich durchführte. Dabei sammelte er alle relevanten Daten. Dr. Altmann nahm in seinen Experimenten täglich 2,34 mg kolloidales Silber zu sich und das über einen Zeitraum von mehreren Monaten. Er vermerkte akribisch in seinen Ausscheidungen (Urin, Exkremente, Sputum) den Anteil des ausgeschiedenen Silbers; dabei stellte er fest, dass mit dem Urin die größte Menge, das heißt: Das meiste Silber ausgeschieden wurde und nur noch geringe Mengen im menschlichen Körper zurückblieben. Bei erhöhter Zusichnahme von Wasser erhöhte sich die Ausscheidungsmenge des Silbers im Urin beträchtlich. Im Rahmen eines 100-Tage-Experiments stellte Dr. Altmann fest, dass nach 100 Tagen nahezu das gesamte dem Körper zugeführte kolloidale Silber über den Urin wieder ausgeschieden worden war.

AMA: Abkürzung für „American Medical Association", einem amerikanischen Ärzteverband.

Amalgam-Tatoo: In den USA und insbesondere in Schweden ist ein Phänomen zu beobachten, das als „Almalgam-Tattoo" oder „Schleimhaut-Tätowierung" bezeichnet wird. Das sind Verfärbungen des Zahnfleisches, die bei Verletzungen des Zahnfleisches während der Behandlung durch das Silberamalgam auftreten können. Die Ursache liegt in den durch das Bohren freigesetzten Amalgam-Partikel, die Silber enthalten und für die Verfärbungen verantwortlich sind.

American Medical Association: Ist ein amerikanischer Ärzteverband; Abkürzung: AMA.

AMG: Arzneimittelgesetz, regelt insbesondere in den §§ 21 Abs. 1 und 96 Nr. 5 Tatbestände, die sich mit der Herstellung, dem Vertrieb und der Verschreibung von kolloidalem Silber beschäftigen.

Anaerobes Milieu: Ist eine ohne Sauerstoff auskommende Umgebung, in der Organismen nicht gedeihen können.

Anamnese: Krankengeschichte; Art, Beginn und Verlauf der (aktuellen) Beschwerden.

Angebotene bzw. verfügbare Silberverbände: Im deutschsprachigen Raum werden etwa 10 Silberverbände angeboten. Die Handelsnamen und der Aufbau der Silberverbände lauten wie folgt:

- Actisorb mit elementarem Silber plus Aktivkohle.
- Acticoat mit eingedampftem ionischen Silber in nanokristalliner Form auf Rayongewebe.
- Acticoat absorbent mit eingedampftem Silber in nanokristalliner Form auf Aiginatfaser.
- Aquel Ag mit Silberionen in unlöslicher Verbindung (Sylchryst) in Hydrofaser verwoben.
- Avance mit Silberzinconiumphosphat, eingebettet in Polyurethanschaum in Baktishield-Technologie.
- Avance A mit Silberzinconiumphosphat, eingebettet in Polyurethanschaum in Baktishield-Technologie.
- Atrauman mit ionischem Silber, ummantelt ein hydrophobes Polynamdnetz; wird mit einer Salbengrundlage kombiniert.
- Contreet H als löslicher Silberkomplex in einer Hydrokolloid-Matrix.
- Contreet Ag als löslicher Silberkomplex in einer Polyurethan-Matrix.
- Textus bioactiv als Silikatsilberzeolith in Filamente, eingebettet in einem Polymerträger.

Anode: Pluspol, positive Elektrode.

Anteil der Kolloide in kSw: Der genaue Anteil an kolloidalen Partikeln in kolloidalem Silberwasser könnte mit einem Supermikroskop festgestellt werden, in dem man die einzelnen Partikel zählt und sodann durch die Anwendung einer mathematischen Formel den Partikelanteil feststellt. Mit einem handelsüblichen TDS-Messgerät können die Partikel in der kolloidalen Silberlösung nicht festgestellt werden. Das TDS-Gerät misst den Leitwert der Lösung, die Silberionen in der kolloidalen Silbersuspension, wobei nach Aussage der Hersteller und Vertreiber von kS der Anteil der Silberionen ca. 80-85 % und der Anteil der kolloidalen Silberpartikel ca. 15-20 % betragen kann. Durch die Bestimmung des Anteils der Silberionen in der kolloidalen Silberlösung können daher keine Rückschlüsse auf den Anteil der kolloidalen Silberpartikel gezogen werden.

Anteile von kolloidalem Silber im Silberwasser: Die Anteile von kolloidalem Silber in einer frisch hergestellten kolloidalen Silbersuspension können anhand der vorhandenen Färbung des Silberkolloids nach den Ergebnissen aus der Silberforschung wie folgt überschlägig ermittelt werden:

- farblos: bis ca. 15 ppm
- goldgelbe Farbe: bis ca. 50 ppm
- braune Farbe: ca. 500 ppm
- dunkelbraune Farbe: ca. 2000 ppm
- graue Farbe: unbrauchbar
- schwarze Farbe: unbrauchbar
- weiße Farbe: Argyrie auslösend

Anteil von Silber im menschlichen Körper: Der durchschnittliche Anteil an Silber im menschlichen Körper beträgt bei einem Erwachsenen mit einem Körpergewicht von 75 kg nach Auffassung namhafter Forscher etwa 0,01 %.

Antibakterielle Silberanwendung: Ist ein aus der Frühgeschichte der Menschheit auf uns überkommener konservativer Einsatz von Silbermünzen, Silberdrähten, Silberfolien, Silbergewebe, Silberblechen, Silberbeschichtungen, deren antibakterielle Wirkung schon vor vielen tausend Jahren bekannt war und in der Volksmedizin genutzt wurde.

Antibakterielle Wirkung von kS: Wird bewirkt durch freie Silberionen und freie Silberradikale, die medizinisch aktiven Wirkstoffe im kolloidalen Silber. Freie Silberionen und freie Silberradikale sind verantwortlich für die antibakterielle Wirkung des kolloidalen Silbers. In jüngster Zeit werden neue Silber durchwirkte Werkstoffe und Beschichtungsverfahren entwickelt, die durch die ständige Silberabgabe antibakterielle Wirkungen erzielen, insbesondere als Silberfadentextilien, Silberbeschichtungen, Silberwundgewebe, Silberwundabdeckungen, kolloidale Silberlösungen.

Antibiotika-Therapie: Ist eine seit dem Aufkommen der synthetisch hergestellten Antibiotika im Jahre 1928 in der Medizin eingesetzte Therapie, um den menschlichen Körper im Kampf gegen die krankmachenden (pathogenen) Mikroorganismen wie Mikroben, Bakterien, Pilze und Parasiten zu unterstützen und die gefürchteten Infektionen abzuwehren bzw. zu heilen.

Antibiotikum: Ist ein bestimmtes medikamentöses Heilmittel, das auf pathogene Krankheitserreger einwirkt und zum Beispiel Infektionen zum Abklingen bringt. Antibiotika haben seit der Erfindung des „Penicillin" durch den schottischen Arzt Alexander Fleming im Jahre 1928 andere natürliche Antibiotika, wie zum Beispiel des kolloidalen Silberwassers, nahezu vom Markt und aus der Medizin verdrängt. Einige Antibiotika wirken – nach Aussage der Hersteller – gegen eine beschränkte Zahl von Krankheitserregern, andere – zum Beispiel die Breitbandantibiotika – gegen viele Krankheitserreger.

Antibiotika: Substanzen, die Mikroorganismen (u.a. Bakterien, seltener Pilze) abtöten oder an der Vermehrung hindern.

Antibiotisch-resistente Erreger: Seit der Erfindung und weltweiten Anwendung der synthetisch hergestellten Antibiotika im Jahre 1928 habe sich viele Erregerstämme, dass heißt die Stämme der humanpathogenen Mikroorganismen wie Viren, Mikroben, Bakterien, Pilze und Parasiten, zunehmend auf die Antibiotika eingestellt und verlieren insbesondere seit den 70-Jahren des 20. Jahrhundert an Wirkung, was bedeutet, sie sind resistent, also widerstandfähig, gegen die in den synthetischen Antibiotika befindlichen Wirkstoffe geworden.

Antibiotische Therapie: Wegen der zunehmenden Resistenz vieler Bakterienstämme gegen die synthetisch hergestellten Antibiotika geht die Eridikation der humanpathologschen Keime immer mehr zurück. Die Antibiotika werden zunehmend unwirksamer, so dass die Medizin immer stärker wirkenden Antibiotika in der antibiotischen Therapie einsetzen muss.

Antibiotische Wirkung von kS: Die Befürworter von kolloidalem Silber sprechen diesem die Fähigkeit zu, durch freie Silberionen und freie Silberradikale, die medizinisch aktiven Wirkstoffe im kolloidalen Silber antibiotisch zu wirken. Freie Silberionen und freie Silberradikale sind verantwortlich für d e antibiotische Wirkung des kolloidalen Silbers.

Anti-Infektivum: Kolloidales Silber wird auch als Mittel gegen Infektionen, also als Anti-Infektivum, angewendet.

Antimikrobielle Wirkung von kS: Die Befürworter von kolloidalem Silber sprechen diesem die Fähigkeit zu, durch freie Silberionen und freie Silberradikale, das sind die medizinisch aktiven Wirkstoffe im kolloidalen Silber, antimikrobiell zu wirken. Freie Silberionen und freie Silberradikale sind verantwortlich für die antimikrobielle Wirkung des kolloidalen Silbers.

Antikörper: Antikörper sind Eiweiße (Proteine), die von speziellen weißen Blutkörperchen (Plasmazellen, eine Entwicklungsstufe der B-Lymphozyten), gebildet werden, gezielt Antigene erkennen und diese binden. So kann das Immunsystem Erreger oder abnormale Zellen erkennen und sie zerstören.

Antimykotikum: Medikament (Arznei, Heilmittel), das gegen lokalen Pilzbefall durch pathogene Krankheitserreger wirkt und dadurch Pilzinfektionen auf Haut, Schleimhäuten und systemische Pilzinfektionen verhindert; Medikament zum Abtöten von Pilzen.

Antimykotische Wirkung von kS: Die Befürworter von kolloidalen Silber sprechen diesem die Fähigkeit zu, einzellige Krankheitskeime wie zum Beispiel Pilze abzutöten.

Antiseptische Langzeittherapie mit kS: Wird bei schlecht verheilenden Wunden und Brandwunden angewendet, in dem nanokristalline Silberauflagen (silberdurchwirkte Verbände, Silberfolien, Silbergewebe) auf die Wunden appliziert werden.

Antiseptikum: Medikament (Arznei, Heilmittel), das gegen Krankheitskeime wirkt und dadurch Infektionen auf Haut, Schleimhäuten und Wunden verhindert.

Antiseptische Wirkung von kS: Die Befürworter von kolloidalem Silber sprechen diesem die Fähigkeit zu, antiseptische Wirkung zu erzielen durch freie Silberionen und freie

Silberradikale, die medizinisch aktiven Wirkstoffe im kolloidalen Silber. Freie Silberionen und freie Silberradikale sind verantwortlich für die antibakterielle Wirkung des kolloidalen Silbers. In jüngster Zeit werden neue Silber durchwirkte Werkstoffe und Beschichtungsverfahren entwickelt, mit denen durch die ständige Silberabgabe antibakterielle Wirkungen erzielt werden, insbesondere als Silberfadentextilien, Silberbeschichtungen, Silberwundgewebe, Silberwundabdeckungen, kolloidale Silberlösungen. Die antiseptische Wirkung von kolloidalem Silber auf Bakterien, insbesondere auf gram-negative Bakterien, ist durch zahlreiche Untersuchungen gut belegt.

Anwendungsbereiche von kS: In der alternativen Medizin wird kolloidales Silber zumeist als kolloidales Silberwasser (kSw) gegen vielerlei Krankheiten verordnet.

Chronische Müdigkeit: Alternative Ärzte ordnen die orale Anwendung von kolloidalem Silber bei chronischer Müdigkeit an unter Hinweis auf die sublinguale Einnahmetechnik des kolloidalen Silbers.

Parasiten- und Hefepilzbefall: Alternative Ärzte ordnen die orale Anwendung von kolloidalem Silber bei Parasiten- und Hefepilzbefall (Candida) an unter Hinweis auf die sublinguale Einnahmetechnik des kolloidalen Silbers.

Virus- und Bakterieninfektionen: Alternative Ärzte ordnen die orale Anwendung von kolloidalem Silber bei Virus- und Bakterieninfektionen an unter Hinweis auf die sublinguale Einnahmetechnik des kolloidalen Silbers.

Entzündungen des Mund- und Rachenraumes: Stehen zu behandelnde Erkältungen und Entzündungen in Mund und Rachen an, sollte mit unverdünntem kolloidalem Silberwasser kräftig und nachhaltig gegurgelt und gespült werden.

Irritationen und Entzündungen im Verdauungstrakt: Hier sollte kolloidales Silberwasser oral und mit viel zusätzlichem Wasser getrunken werden, damit es im Dickdarm wirksam werden kann, bevor es im Darm resorbiert wird. Es empfiehlt sich, nach einer Darm-Kur mit kolloidalem Silberwasser einige Zeit Joghurt einzunehmen, damit sich die beanspruchte Darmflora wieder erholen kann.

Behandlung von empfindlichem Gewebe: Kolloidales Silberwasser wirkt – das ist in der alternativen Medizin seit langem bekannt – auf das entzündete Gewebe von Schnitt- und Brandwunden heilend ein und führt zu keinen Reizungen.

Ausschlusshinweis: Kolloidales Silberwasser ist nach Maßgabe von alternativen Ärzten nicht gleichzeitig mit Vitamin C einzunehmen, da das zu bestimmten Reaktionen im Körper führen kann. Zwischen der Einnahme von kolloidalem Silberwasser (auf nüchternen Magen zu nehmen) und dem Konsum von Vitamin C sollte einige Zeit liegen und vorher sollte man etwas Nahrung zu sich genommen haben.

Hinweis: Neben dem kolloidalen Silber werden auch silberhaltige Mittel zur Prophylaxe von Infektionen, bei der invasiven Behandlung von überschießender Wundgranulation und zur Gonorrhoe-Prophylaxe bei neugeborenen Kindern eingesetzt.

Anwendungsformen von kS: Kolloidales Silber sollte – wie alle Heilmittel – systematisch eingenommen werden. Ob das kolloidale Silberwasser unverdünnt oder nach Maßgabe von Einnahmevorschriften verdünnt und oral (also über den Mund) eingenommen werden sollte, ist vorab mit dem alternativen Arzt oder Heilpraktiker abzuklären. Wird das kolloidale Silber oral eingenommen, sollte es nicht sofort herunter geschluckt, sondern einen kurzen Zeitraum (in sublingualer Technik), unter der Zunge „aufbewahrt" werden. Das führt dazu, dass das kolloidale Silber bereits im Mund von der Schleimhaut aufgenommen wird, was dazu führt, dass bestimmte „Helferbakterien" im Verdauungstrakt nicht angegriffen und womöglich abgetötet werden.

Anwendungsgebiete von kS: Kolloidales Silber wird äusserlich und innerlich aufgetragen bzw. zu sich genommen. Äußerliche Anwendung erfolgt durch Aufsprühen, Einreiben, Applizieren von Silberwasser getränkten Läppchen, Auflagen, Verbänden, Pflaster, Tropfen. Die innerliche Anwendung erfolgt durch die orale Einnahme von kolloidalem Silberwasser durch schlucken, gurgeln, spülen, Inhalation, Spraytechnik und in vaginaler oder rektaler Verabreichungstechnik. Es sollte nicht verschwiegen werden, dass gesicherte Daten in randomisierte klinischen Studien über die Wirksamkeit und die Toxizität von kolloidalem Silber bei der Anwendung am Menschen fehlen oder nur unvollständige Angaben zu erlangen sind.

Anwendungen von Silber und Silberverbindungen: Einige Forscher in der Alternativen Silbermedizin gehen von so genannten „physiologischen Silberdepots" im menschlichen Körper aus, deren Reduzierung unter einen bestimmten Silberlevel angeblich zu massiven körperlichen und seelischen Störungen führen soll. Diese Hypothese ist bislang weder in testierten Versuchsreihen noch in randomisierte klinischen Studien bewiesen worden.

Applikation: Verabreichung.

Aqua bidestillata: Ist ein für medizinische Anwendung zweifach destilliertes Wasser.

Aqua destillata: Destilliertes Wasser ohne Rückstände und Bakterien.

Aqua purificata: Gereinigtes Wasser, mittels Ionenaustauscher von Salzionen befreites, gereinigtes Wasser, ohne Rückstände und Bakterien.

Aqueous colloidal Silver: Amerikanische Bezeichnung für ein wässriges Silberkolloid als Lösung.

Arcana: Bezeichnung der mittelalterlichen Alchimisten und Heilkundler für ein „Allheilmittel", das als Gold-Essenz oder Silber-Essenz hergestellt, verschrieben und eingenommen wurde. (Siehe auch „Hohe Arkanen").

Argentum colloidale: Alternative Bezeichnung für kolloidales Silberwasser; wird in der klassischen Homöopathie in geringsten Dosen (in D 5-Potenz) gegen eine Vielzahl von Krankheiten eingesetzt. Die homöopathischen Präparate, die Silber enthalten, werden als argentum colloidale bezeichnet.

Argentum foliatum: Blättchensilber, von Apothekern zur Versilberung von Pillen verwendet.

Argentum Medical: Fabriziert die Silverlon ® Negative Pressure Wound Dressings und die Silverlon ® IV Catheter Wound Dressing (steril), zwei mit großem Erfolg in der Behandlung von Brandwunden eingesetzte Verbände.

Argentum metallicum: Alternative Bezeichnung für kolloidales Silberwasser; wird in der klassischen Homöopathie in geringster Dosen (in D 5-Potenz) gegen eine Vielzahl von Krankheiten eingesetzt.

Argentum potabile: Kolloidal gelöstes Silber in einer Suspension, die auch als kolloidales Silberwasser oder Silber-Essenz bezeichnet wird.

Argentum Research Inc.: Ist eine pharmazeutische Firma unter der Leitung von Dr. A.B. Flick, die von der FDA zugelassene Silberverbände und Wundverbände entwickelte. Kurzbezeichnung AR. Adresse: Post Office Box 8700 27 Stone Mountain GA 300 87.

Argyrämie: Veraltete Bezeichnung für Argyrie.

Argyremie: Veraltete Bezeichnung für Argyrie.

Argyremia: Veraltete Bezeichnung für Argyrie, wird noch im angloamerikanischen Sprachraum benutzt.

Argyria: Englische Bezeichnung für Argyrie, die zu den Chromatosen der Haut gerechnet wird, wobei hauptsächlich die dem Sonnenlicht ausgesetzten Hautpartien (und auch der Schleimhäute) eine irreversible dunkelgraue, manchmal blau-graue Verfärbung aufweisen. Die Argyrie verursacht manchmal auch eine Verfärbung der Fingernägel und (seltener) auch der Haare. Neben der Hautverfärbung, die im Übrigen permanent ist, treten – einhergehend mit der Argyrie - noch andere Störungen auf, wie zum Beispiel Nierenschäden, Nyctalopie (Nachtblindheit) und andere organische und neurologische Symptome. Berichtet werde auch Fälle von schwerer Argyrie, bei denen silberhaltige Granuli im Gehirn gefunden wurden.

Argyriasis: Veraltete Bezeichnung für Argyrie.

Argyra: Titel eines amerikanischen Fachbuches über das Phänomen der „Argyrie", verfasst von den beiden Autoren Hill und Pillsbury im Jahre 1939.

Argyrie: Mit Argyrie bezeichnet man eine durch unsachgemäßen Gebrauch von Silbersalzen oder Silberproteinen verursachte graublaue Verfärbung der Haut. Argyrie ist eine Ablagerung von Silbersalzen in der Haut, der Schleimhaut und in verschiedenen Organen.

Argyrie-Bezeichnungen: Die irreversible Grauverfärbung der Haut und der Schleimhäute nach einem Silberabusus wird in der einschlägigen Literatur unter verschiedenen Bezeichnungen wie Argyrie, Argyrose, Argyriasis, Auriasis, Chrysiasis, geführt.

Argyrie-Fall: In der klinischen Literatur ist ein Fall bekannt, wo einer Patientin über einen Zeitraum von 9 Jahren insgesamt 124 Gramm Silbernitrat verabreicht wurden. Das führte zu einer schweren, irreversiblen Argyrie mit der typischen Grauverfärbung der Haut und Schleimhäute und zu ausgeprägten neurologischen Symptomen. Das der Patientin verabreichte Silbernitrat neigte dazu, sich mit Schwefel im Verhältnis zum anorganischen Ag_2S zu verbinden, was zu den beschriebenen neurologische Störungen und zu Ablagerungen von Schwefelkörnchen im Körpergewebe und in den Nervenzellen geführt haben soll.

Argyrie-Gefahr: Wenn im Mittel etwa 3,8 Gramm Silber pro Tag eingenommen werden, besteht die Gefahr einer Argyrie.

Argyrie, leichte: Wenn Menschen dauerhaft den Einwirkungen von Silber ausgesetzt sind, zum Beispiel die Bergleute in den Silberminen oder die temporären Benutzer von

Silberbestecken, kann es durch den Dauergebrauch zu einer Argyrie in leichter, abgeminderter Form kommen, die auch mit Grauverfärbungen der Haut einhergehen kann.

Argyrie, schwere: Durch die länger andauernde orale oder topikale (örtliche, äussere) Einnahme von Silberpräparaten kann es nach Aussagen der Schulmedizin zu einem irreversiblen Phänomen kommen, das als „Argyrie" bezeichnet wird. Argyrie ist eine schwere und nicht behandelbare Schiefergrau-Verfärbung der Schleimhäute und der Haut und wird verursacht durch die Einlagerung von Silbersalzen in den Organen des menschlichen Körpers, wodurch es – wie erwähnt – zu schweren Organ- und Hautschäden kommen kann. Ob nicht nur die in bestimmten Silberlösungen enthaltenen toxischen Silbersalze, sondern auch die in kolloidalem Silberwasser enthaltenen Silberionen und Silberradikale eine schwere Argyrie verursachen können, ist leider noch nicht durch randomisierte klinische Studien nachgewiesen worden.

Argyriestudien: In einigen der einschlägigen Argyriestudien wird konstatiert, dass bereits die Einnahme einer einzigen Dosis von ca. 4 Gramm Silber zu einer Argyrie geführt haben soll; andere Studien erwähnen ungleich höhere Initialeinnahmen von Silber. In den Studien wird auf Silbernitrat abgehoben, nicht auf kolloidales Silber, dass nach Auffassung der kS-Befürworter im Gegensatz zu Silbernitrat über keine (oder fast keine) Nebenwirkungen verfügen soll.

Argyrie-Terminus: Der Terminus „Argyrie" wurde in der Fachliteratur von einem gewissen Dr. H. Fuchs im Jahre 1840 benutzt, und der erste Fall wurde im Jahre 1872 gemeldet und aktenkundig.

Argyrie und Blue Man: in den Neunziger Jahren des 19. Jahrhunderts trat im amerikanischen Zirkus Barnum & Bailey ein Artist auf, der durch die jahrelange Arbeit in einer Silbermine am ganzen Körper eine intensiv-blaue Farbe angenommen hatte, also ein klassischer Argyriker gewesen ist. Der so genannte „Blue Man" galt als monströse Kuriosität und starb Anfang der 20er Jahre des 20. Jahrhunderts.

Argyrie und kS: Die Behauptung, dass die Entstehung der Argyrie ausschliesslich durch Silbersalze und nicht durch kolloidales Silber ausgelöst wird, entbehrt der wissenschaftlichen Grundlage, denn es sind Argyriefälle bekannt, wo diese Erkrankung nachweislich durch die Einnahme von kolloidalem Silber oder kolloidalen Silberprodukten ausgelöst wurde. Insbesondere betrifft das den Missbrauch (Abusus) von Silberpräparaten und/oder von selbst hergestelltem kolloidalen Silberwasser über einen längeren Zeitraum mit sehr hoher Dosierung.

Argyrie-Warnung der FDA: Weil nicht alle der vor 1938 zugelassenen Silberpräparate aus „true colloidal silver", sondern aus chemisch erzeugtem Silber hergestellt worden waren, wobei die Größe der Silberpartikel, die Wirksamkeit des Silberkolloids und die Toxizität von Präparat zu Präparat stark schwankte, stufte die FDA aus diesem Grund bestimmte Silberpräparate mit stark ätzenden Konzentrationen als „not safe", als ‚nicht sicher", ein und warnte die Anwender vor dem Auftreten von Nebenwirkungen, insbesondere vor der Argyrie, wobei in den Statements der FDA nicht dezidiert zum Ausdruck kam, dass nicht das „kolloidale Silber", sondern Silbernitratpräparate von der Warnung betroffen waren.

Argyrol Nose Drops: Handelsname für silberhaltige Nasentropfen

Argyrose: Sonderform der Argyrie, tritt insbesondere am Auge auf, wenn die Hornhaut nach einer Verletzung mit silberhaltigen Substanzen in Berührung kommt.

Arnim, Sigmund C.F.: Mitautor der Fachbücher „Das Kaali-Patent", „Das Unsterblichkeits-Patent", „Kolloidales Silber für Anwender und Heilpraktiker" und anderen Publikationen.

Auriasis Ist eine irreversible Verfärbung der Haut, die ähnlich wie die Argyrie im Bereich der Haut auftritt.

Ayurveda und kS: In der traditionellen indischen Ayurveda-Medizin werden seit Jahrhunderten speziell aufbereitete Metalle und Metalloxide für therapeutische Zwecke eingesetzt. Die Ayurveda-Mediziner schreiben dem Silber kühlende Eigenschaften zu, die auf Geist, Seele und Körper positiv und beruhigend einwirken sollen. Obgleich ionisches Silber, auch als Silberwasser, nach Auffassung der Ayurveda-Ärzte den gesamten Körper und das Immunsystem stärken soll, hat kolloidales Silber in der Ayurveda-Medizin noch keinen Eingang gefunden. Silber wird in der Ayurveda-Medizin in flüssiger Form als Tonic oder Elixier verschrieben, um dem Körper neue Energien zuzuführen. Eine wissenschaftliche Erklärung oder ein Nachweis, warum und wie diese Silberelixiere wirken, liegt nicht vor.

Ärztliche Praxis: In Intervallen erscheinende medizinische Fachzeitschrift für Ärzte mit dem Titel „Ärztliche Praxis".

Arzneimittel: Als Arzneimittel zählen in Deutschland alle Heilmittel, auch Nahrungsergänzungsmittel, Kosmetika und kolloidales Wasser, die in einem indikatorischen Kontext stehen, wo also eindeutige Heilaussagen und Indikationen genannt werden.

Arzneimittelgesetz (AMG): Regelt in Deutschland die Definition und Zulassung von Arzneimitteln.

Arzneimittelprüfungen: Gelten für alle zulassungspflichtigen Medikamente und Heilmittel, die in Deutschland zugelassen werden sollen.

Arzneimittelzulassungen: Werden im Arzneimittelgesetz und speziellen Verordnungen geregelt.

Arznei-Telegramm: In Intervallen erscheinende medizinische Informationsschrift für Ärzte und Apotheker mit dem Titel „arznei-telegramm".

AS: Kurzbezeichnung für „Argentum Research", einer pharmazeutischen Firma unter der Leitung von Dr. A.B. Flick, die von der FDA zugelassene Silberverbände entwickelte.

Association for the Advanced Colloidal Research (AACR): amerikanische Gesellschaft zur Erforschung der Kolloide.

Assoziationskolloid: Wenn grenzaktive Substanzen, wie zum Beispiel Tenside, in einem Lösungsmittel aggregieren, entsteht ein Assoziationskolloid, auch als „Mizelle" bezeichnet.

Aufbewahrung von kSw: Kolloidales Silberwasser sollte bei Zimmertemperatur an einem dunklen Ort in dunklen Glasbehältern maximal 3-4 Monaten aufbewahrt werden.

278

Auftreten von Argyrie: Argyrie, eine Grauverfärbung der Haut und der Schleimhäute kann durch die Einnahme von kolloidalem Silber oder kolloidalen Silberprodukten ausgelöst werden. Insbesondere betrifft das den Missbrauch (Abusus) von Silberpräparaten und/oder selbst hergestelltem kolloidalen Silberwasser über einen längere Zeitraum mit sehr hoher Dosierung.

Aurum potabile: Kolloidal gelöstes Gold in einer Suspension, die auch als kolloidales Goldwasser oder Gold-Essenz bezeichnet wird.

Ausleitung von Quecksilber: Die Wissenschaft weiss, dass Silber aus dem menschlichen Körper nur deswegen ausgeleitet werden kann, weil Silber das in den menschlichen Organismus gelangte giftige Quecksilber neutralisiert. Die Menschen werden im Alltag – meistens ohne dass sie es bemerken – mit Quecksilber in den verschiedensten Erscheinungsformen konfrontiert und nehmen Quecksilber in geringen Mengen zu sich.

Dieses okkulte Quecksilber wird vom Silber aus dem menschlichen Körper ausgeleitet. In der Zahnheilkunde wird die Fähigkeit des Silbers, Quecksilber zu binden damit es nicht in den menschlichen Organismus gelangt, genutzt, denn das im verwendeten Amalgam enthaltene toxische Quecksilber wird durch das Silber im Amalgam geburden.

Austrian Agency for Health and Food Safety: Ist eine österreichische Institution, die sich ähnlich wie die US-FDA oder das deutsche Bundesamt für Verbraucherschutz und Lebensmittelsicherheit mit dem Ausarbeiten von Schutzvorschriften und dem Überwachen der Ausführung beschäftigt. Abkürzung AAHFS.

Äussere Anwendung von kSw: Durch Applizieren wie Einreiben und Einsprayer wird kolloidales Silberwasser örtlich (lokal) aufgebracht und wirkt dort ein.

Äußerliche Anwendung von kolloidalem Silber: Die Heilmittelindustrie hat nach langen Forschungsreihen festgestellt, dass bei grosser wirksamer Oberfläche der Silberpartikel oder Silberionen der oligodynamsche Effekt gravierend zunimmt. Das führte zu dem Schluss, das Silber auf einer grossen, wirksamen Oberfläche der Heilmittel möglichst fein zu verteilen. Die äußerliche Anwendung von kolloidalem Silber erfolgt in der Medizin in Form von silberbeschichteten Pflastern, Verbänden, Bandagen, Textilien, Sprays, Salben, Tropfen, Lösungen, wobei die Wirksamkeit des kolloidalen Silbers klinisch belegt ist.

Autoaggressionserkrankungen: Sind körperliche Störungen, durch die sich das menschliche Immunsystem autoaggressiv, also von selbst, gegen den eigenen Körper richtet.

Autoimmunerkrankung: Bei einer Autoimmunerkrankung kommt es zur Bildung von Antikörpern gegen eigene Proteine (Eiweiße) und zu einer Abwehrreaktion (immunologische Reaktion) gegen körpereigene Strukturen.

Autorenschaften über kS: Eine Reihe von Autoren hat sich mit dem Thema „Kolloidales Silber in der Alternativen Medizin" beschäftigt und eine Fülle von Sach- und Fachbüchern verfasst. Einige dieser Autoren werden nachstehend aufgeführt:

- Altmann, Roger: Autor von Fachbüchern und Artikeln in medizinischen Fachzeitschriften, der in seinen Veröffentlichungen und auf seinen Vortragsreisen über seinen Langzeit-Selbstversuch berichtet, in dessen Verlauf er täglich eine bestimmte Menge Silber zu sich nahm, um die Ausscheidung und den Verbleib des Silbers im menschlichen Körper zu untersuchen.

- **Arnim & Hammerstein:** Autoren der Fachbücher „Das Kaali-Patent", „Das Unsterblichkeits-Patent", „Kolloidales Silber für Anwender und Heilpraktiker" und anderen Veröffentlichungen über die Alternative Medizin und Dr. Robert C. Beck.

- **Arnim, Sigmund C.:** Mitautor der Fachbücher „Das Kaali-Patent", „Das Unsterblichkeits-Patent", „Kolloidales Silber für Anwender und Heilpraktiker" und anderen Veröffentlichungen über die Alternative Medizin und Dr. Robert C. Beck.

- **Beck, Robert C.:** Autor von Fachbüchern und Artikeln in medizinischen Fachzeitschriften, der in seinen Veröffentlichungen und auf seinen Vortragsreisen die These aufstellte, dass die Anwendung von elektromedizinischen und kolloidalen Silbertherapien fast alle Krankheiten im Menschen besiegen könne. Dr. Beck schuf das von ihm als „Die vier Beck-Protokolle" benannte Therapiekonzept und erfand den Beck-Zapper, den Beck-Magnetpulser, den Beck-Silbergenerator und den Beck-Ozongenerator.

- **Becker, Robert O.:** Autor von Fachbüchern und Artikeln in medizinischen Fachzeitschriften, der an der Syracuse University lehrte und in seinen Fachbüchern „The Body Electric! Electromagnetism and the Foundation of Life". und „Cross Currents" die These aufstellte, dass negativ geladenes Silber keinen heilenden und abtötenden Effekt aufweise, positiv geladenes Silber jedoch die vorhandenen Krebszellen im menschlichen Körper im Labor-Versuch (In vitro) neutralisiere. Dr. Becker meinte mit „Silber" offenkundig das kolloidale Silber Ag+1, welches das Wachstum der Krebszellen mindestens in der Petrischale verlangsamte. Dr. Becker lehrte am „Upstate Medical Center an der Syracuse University, N.Y."

- **Barnowski, Zane:** Autor von Fachbüchern über kolloidales Silber, der insbesondere das Buch mit dem Titel: „Colloidal Silver – The Natural Antibiotic Alternative". schrieb, welches im Verlag Headling Wisdom Publications in New York verlegt wurde.

- **Bartel, O.:** Verfasser der Studie „Silber, kolloidales Silber ist kein Silbernitrat".

- **Begley, S.: Pillsbury, D.:** Autor des Fachartikels "The End of Antibiotics." (Newsweek, 1994)

- **Bird, Christopher:** Mitautor des Fachbuches „ Secrets of the Soil", der in diesem Buch mit seinem Kollegen die negativen Einwirkungen der chemisch erzeugten und in die Erde gebrachten Gifte beschreibt und sich darüber beklagt, dass zum Beispiel Spurenelemente des Minerals „Silber" durch die Vergiftung des Bodens aus diesem fast völlig verschwunden sind.

- **Breckenridge, Michael:** Autor des Fachartikels „Silver to the rescue". (Stars media), der sich in seinem Artikel „Silver to the rescue" mit der Renaissance des Silbers in der Medizin auseinander setzte.

- <u>Clark, Hulda Regehr:</u> Autorin des Fachbuches „The Cure of All Diseases".

- <u>Cobum, Dayana L.:</u> Autor des Fachbuches „The Wonders of Colloidal Silver".

- <u>Courtenay, Keith:</u> Autor des Fachbuches „Colloidal Silver: The Hidden Truth".

- <u>Crookes, Henry:</u> Autor von positiv berichtenden Artikeln über die von der Pharma-Industrie hergestellten, vertriebenen und von den Ärzten damals relativ kritiklos verschriebenen Silberpräparate. Henry Crookes berichtete ausführlich über Metalle in einem kolloidalen Status und die Wirkung dieser Kolloide auf krankmachende Keime, wobei zu bedenken ist, dass Dr. Henry Crooke der Inhaber der gleichnamigen Pharmawerke war. Er schrieb das Buch „Use of Colloids in Health and Disease".

- <u>Davies, Richard L.:</u> Autor von Fachbüchern über kolloidales Silber, der insbesondere als Direktor des „Silberinstitutes" wusste, worüber er schrieb.

- <u>Day, Philipp:</u> Autor von Fachbüchern und Artikeln in medizinischen Fachzeitschriften, der insbesondere in dem Buch „The ABC's of Disease" und anderen Veröffentlichungen und auf seinen Vortragsreisen die These aufstellte, dass kolloidales Silber eines der Bollwerke der natürlichen, antifungiziden und antibakteriellen Behandlungsarten sei, welches sich auf einfache Art und Weise zusammen mit anderen Heilmitteln einsetzen liesse. Philipp Day postulierte in seinen Schriften ausserdem, dass es eine große Anzahl von Krankheiten gäbe, die durch Pilze- und Hefebakterien und andere humanpathogene Keime ausgelöst werden würden. Dr. Day wies daraufhin, dass kolloidales Silber seiner Auffassung nach auch bei natürlichen (alternativen) Krebsbehandlungen wie Leukämie, Melanome und anderen Krankheiten eingesetzt werden könne, da diese Krankheiten seiner Meinung nach durch die erwähnten Pilze und Hefebakterien ausgelöst werden würden.

- <u>Donay, Edith</u>: Autorin von Artikeln in medizinischen Fachzeitschriften, die sich mit dem erfolgreichen Einsatz von kolloidalem Silber und anderen Silberpräparaten in der Wundheilung auseinander setzte.

- <u>Duhamel, B.:</u> Autor des Facharrtikels „Electric Metal Colloids and Their Therapeutical Applications". (Lancet 1912).

- <u>Eicheler, Josef:</u> Autor des Fachbuches „Über Serum- und Silbertherapie bei septischen Erkrankungen". (1922).

- <u>Farber, M. Paul:</u> Autor des Fachbuches „The Micro Silver Bullet".

- <u>Ford, Larry C.:</u> Autor von positiv berichtenden Artikeln über die von der Pharma-Industrie hergestellten, vertriebenen und von den Ärzten bei Infektionen verschriebenen Silberlösungen. Dr. Ford lehrte an der UCLA School of Medicine Centre for the Health Service" und beschrieb in einem 1988 erschienenen Artikel über den erfolgreichen Einsatz von kolloidalen Silberlösungen.

- <u>Fowler, B.:</u> Mitautor des Fachkapitels „Silver" im "Handbook on the Toxicology of Metals". (Amsterdam, 1986).

- <u>Gaul & Staud:</u> Autoren eines 1935 geschriebenen Artikels mit kritischem und warnenden Inhalt über das Auftreten von Argyrie bei der Anwendung von Silberpräparaten in „The Journal of the American Medical Association". (JAMA).

- <u>Gibbs, Ronald J.:</u> Autor des Fachbuches „ Silver Colloids - Do They Work?"

- <u>Goodman & Gilmann:</u> Autoren eines kritischen Artikels über den Einsatz von Silberlösungen in der Prophylaxe gegen Infektionen und in diesem Zusammenhang über das Auftreten von Argyrie.

- <u>Hammerstein, Carl Heinz:</u> Mitautor der Fachbücher „Das Kaali-Patent", „Das Unsterblichkeits-Patent", „Kolloidales Silber für Anwender und Heilpraktiker" und anderen Veröffentlichungen über die Alternative Medizin und Dr. Robert C. Beck.

- <u>Hartmann, R.J.:</u> Autor von positiv berichtenden Artikeln über die von der Pharma-Industrie hergestellten, vertriebenen und von den Ärzten damals relativ kritiklos verschriebenen Silberpräparate.

- <u>Hill, John:</u> Autor des Fachbuches „Colloidal Silver, A Literature Review. Medical Uses, Toxology and Manufacture".

- <u>Hill, W.:</u> Mitautor des Fachbuches „Argyria – The Pharmacology of Silver." (Baltimore, 1939)

- <u>Hirschberg, Leonard Keene:</u> Autor von Fachbüchern und Fachartikeln über kolloidales Silber, der in namhaften Magazinen veröffentlichte.

- <u>Jefferson, Warren:</u> Autor des Fachbuches „Colloidal Silver today: The All Natural, Wide Sprectum Germ Killer".

- <u>Kaali, Steven:</u> Autor und promovierter Forscher, der das „Kaali-Patent" anmeldete, auf dessen Grundlagen der US-Forscher Dr. Robert C. Beck seine elektromedizinischen Geräte, u. a. auch den „Silver Generator", entwickelte und die „Beck-Protokolle", eine alternative Vier-Säulen-Therapie, erfand.

- <u>Kleist C. Zerobein:</u> Mitverfasser des Artikels „Meilensteine evidenzbasierter Arzneimittelprüfungen" im Schweizerischen Ärzteblatt 2005; 86 Nr. 44.

- <u>Kleist, P.:</u> Mitverfasser des Artikels „Meilensteine evidenzbasierter Arzneimittelprüfungen" im Schweizerischen Ärzteblatt 2005; 86 Nr. 44.

- <u>Kühnli, Werner:</u> Mitautor des Fachbuches „Kolloidales Silber als Medizin". (AT, 2005)

- <u>Levine, Arthur:</u> Autor eines kritischen Artikels im „New England Journal of Medicine" aus dem Jahre 1942 über die Praxis der niedergelassenen Ärzte, trotz der täglichen Konfrontation mit Argyrie bei ihren Patienten fast keine warnenden Artikel und Hinweise in der medizinischen Literatur veröffentlicht zu haben.

- <u>Lindemann, Peter:</u> Autor von Fachbüchern und Fachartikeln über kolloidales Silber, der in namhaften Magazinen veröffentlichte u. a. im Jahre 1997 den Artikel „Colloidal Silver, A Close Look" schrieb.

- Marcial-Vega, Victor: Autor von Artikeln aus dem medizinischen Bereich, der als Onkologe und Direktor der „Health Horizons Rejunvenation Clinic" in Gables, Florida, in einer viel beachteten Denkschrift beschrieb, wie er eine wirksame Methode zur Prävention von Anthrax-Bazillen durch vorbeugende Gabe von kolloidalem Silber durch Inhalation entwickelte und erfolgreich an Patienten anwendete.

- Margraf, Henry: Mitautor von positiv berichtenden Artikeln über die von der Pharma-Industrie hergestellten, vertriebenen und von den Ärzten verschriebenen Silber-Compounds zur Wundbehandlung. Dr. Margraf war Chefchemiker des „Washington State University's Department of Surgery" und testete mit seinem Kollegen Dr. Carl Moyer ziemlich erfolglos ca. 22 antiseptische Compounds (Verbindungen) in der Behandlung von Brandwunden. Dr. Margraf, Dr. Moyer und ihr Team fanden heraus, dass Silber seit Jahrtausenden in der Wundheilkunde angewandt worden war und weder zu Nebenwirkungen noch zu Gegenreaktionen mit anderen Medikamenten führte. Dr. Margraf, Dr. Moyer und ihr Team entwickelten auf Grund ihrer In vivo-Experimente an den Patienten einen Wirkstoff auf Silberbasis, den sie „Sulfadiazine" nannten. Unter dem Markennamen „Flamazine" wurde die Silbersalbe erfolgreich bei Brandwunden und Infektionen eingesetzt.

- Mayer-Picard, Robert G.: Verfasser eines Artikels im Internet über angewandte Elektromedizin und die Beck'schen Protokolle.

- McCabe, Ed: Autor des Fachbuches „Flood Your Blood with Oxigen".

- Metcalf, Mark: Autor des Fachbuches „Colloidal Silver: Making the Safest and Most Powerful Medicine on Earth for the Price of Water".

- Morris, Malcom: Autor von positiv berichtenden Artikeln über die von der Pharma-Industrie hergestellten, vertriebenen und von den Ärzten damals relativ kritiklos verschriebenen Silberpräparate. Wirkte mit Dr. Henry Crokkes an verschiedenen Artikeln pro kS mit.

- Moyer, Carl: Autor von positiv berichtenden Artikeln über die von der Pharma-Industrie hergestellten, vertriebenen und von den Ärzten verschriebenen Silber-Compounds zur Wundbehandlung. Dr. Moyer war Leiter des „Washington State University's Department of Surgery" und testete mit seinen Kollegen ziemlich erfolglos ca. 22 antiseptische Compounds (Verbindungen) in der Behandlung von Brandwunden. Dr. Moyer und sein Team fanden heraus, dass Silber seit Jahrtausenden in der Wundheilkunde angewandt worden war und weder zu Nebenwirkungen noch zu Gegenreaktionen mit anderen Medikamenten führte. Dr. Moyer und sein Team entwickelten auf Grund ihrer In vivo-Experimente an den Patienten einen Wirkstoff auf Silberbasis, den sie „Sulfadiazine" nannten. Unter dem Markennamen „Flamazine" wurde die Silbersalbe erfolgreich bei Brandwunden und Infektionen eingesetzt.

- Nordberg, G.: Mitautor des Fachkapitels „Silver" im Handbook on the Toxicology of Metals". (Amsterdam, 1986).

- Nordström, Björn: Promovierter Arzt und Autor von Fachbüchern und Artikeln in medizinischen Fachzeitschriften, der als Krebsforscher am Karolinsky-Institut in Stockholm die These aufstellte, dass die Anwendung von Silber in der Behandlung von Krebskranken selbst im finalen Stadium zu signifikanten Remissionen geführt habe. Dr. Nordström wandte – so berichtete er der Öffentlichkeit – seine Silbertherapie über einen längeren Zeitraum (mehrere Jahre) bei seinen Krebspatienten an.

- Pies, Josef: Autor des Fachbuches „Immun mit kolloidalem Silber. Wirkung, Anwendung, Erfahrungen.

- Pillsbury, D.: Mitautor des Fachbuches „Argyria – The Pharmacology of Silver". (Baltimore, 1939).

- Powell, Jim: Autor des Fachartikels „Silver, our mightest Germ fighter" in der Märzausgabe von „Science Digest" 1970, der besagte, dass die Anwendung von elektromedizinischen und kolloidalen Silbertherapien fast alle Krankheiten im Menschen besiegen könne. (Science Digest, 1978).

- Roe, A. Legge: Autor des Fachartikels „Collosol Argentum and its Ophthalmis Uses". (1915) und Autor von positiv berichtenden Artikeln über die von der Pharma-Industrie hergestellten, vertriebenen und von den Ärzten damals relativ kritiklos verschriebenen Silberpräparate. Wirkte mit Dr. Henry Crookes an verschiedenen Artikeln pro kS mit.

- Searle, Alfred: Autor des Fachbuches „The Use of Colloids in Health and Disease" (1920) und Autor von positiv berichtenden Artikeln über die von der Pharma-Industrie hergestellten, vertriebenen und von den Ärzten damals relativ kritiklos verschriebenen Silberpräparate.

- Schaufelberger-Landherr, Edith: Autorin des Fachbuches „Kolloidales Silber".

- Schauss, Alexander: Autor des Fachbuches „Silver and the other Colloidal Minerals".

- Silverseed, Jonny: Autor des Fachbuches „Colloidal Silver: Antibiotic Superhero".

- Simonetti, N.: Mitautor des Fachartikels "Electrochemical Ag+ for Preservative Use". (Appl. Environ.,1992).

- Smith, Gary: Autor von Fachbüchern und Artikeln in medizinischen Fachzeitschriften, der in seinen Veröffentlichungen die These aufstellte, dass der Silberspiegel im menschlichen Körper eine signifikante Rolle spielte und Silberdefizite zu Infektionskrankheiten führten. Gary Smith kam zu dem Schluss, dass ein Silbermangel möglicherweise einer der Gründe dafür sei könnte, dass Krebs existent ist und in bedrohlichem Ausmaße zunimmt. Dr. Gary Smith war von der Unbedenklichkeit des kolloidalen Silber in der Medizin überzeugt.

- Tichy, Daryl: Autor von medizinischen Fachartikeln, der als leitender Arzt an der Brigham Young University eine Denkschrift veröffentlichte, in der er über In vitro-Versuche berichtete, in denen er erfolgreich Aids-Viren mit kolloidalem Silber abgetötet hätte. Dr. Tichy beauftragte – so schrieb er in seiner Denkschrift – zwei unabhängige Laboratorien mit der Überprüfung seiner Versuchsergebnisse. Resultat: In der Lösung aus kolloidalem Silber fände eine Abtötung vieler Bakterien und Viren, darunter auch des Aids-Virus, statt.

- Tompkin, Peter: Mitautor des Fachbuches „ Secrets of the Soil", der in diesem Buch mit seinem Kollegen die negativen Einwirkungen der chemisch erzeugten und in die Erde gebrachten Gifte beschreibt und sich darüber beklagt, dass zum Beispiel Spurenelemente des Minerals „Silber" durch die Vergiftung des Bodens aus diesem fast völlig verschwunden sind.

- Van Amber Brown, G.: Autor des Fachartikels „Colloidal Silver in Sepsis". (1916).

- Von Holst, Walter: Mitautor des Fachbuches „Kolloidales Silber als Medizin". (AT, 2005).

- Worthington, Maurice: Autor des Fachbuches „Medicinal Silver Home Remedies". (1928)

Avicenna: Bekannter Arzt, Medizinhistoriker und Philosoph, der im frühen Mittelalter lebte (980 – 1037 n. Chr.) und in Bagdad medizinische Aufzeichnungen über die Anwendung von Silber in der Medizin der Ägypter verfasste.

B

Bakterien: Sind einzellige Kleinlebewesen, die sich durch Teilung vermehren, benötigen keinen Wirtsorganismus.

Bakterien mit Silberempfindlichkeit: In Versuchen wurde festgestellt, dass eine Reihe von humanpathogenen Bakterien über eine gewisse Silberempfindlichkeit verfügten, wobei die Forscher nicht nur „gram+" sondern auch „gram-" feststellten.

Bakteriostatisch: Wirkungsweise von Antibiotika, verhindert die Vermehrung von Bakterien.

Bakteriostatische Wirkung von Silber: Die Keim abtötende Wirkung von Silber ist seit vielen tausend Jahren bekannt und nachgewiesen.

Bakterizid: Wirkungsweise von Antibiotika, tötet Bakterien ab.

Bakterizide Eigenschaften von kS: Die Bakterien abtötende Wirkung von Silber ist seit vielen tausend Jahren bekannt und nachgewiesen.

Bakterizide Wirkung von kS: Die Befürworter von kolloidalen Silber sprechen diesem die Fähigkeit zu, Bakterien in über 650 Krankheitsbildern abzutöten.

Bakterizides Wirkungsspektrum von kS: Ist nach der Überzeugung der kS-Befürworter praktisch unbegrenzt.

Bartel, O.: Autor des Fachartikels „Silber, kolloidales Silber ist kein Silbernitrat".

Bauanleitungen für Elektrolysegeräte: Findet man im Internet auf den Homepages von Elektro-Freaks oder auch bei Dr. Robert C. Beck, um damit unter Anleitung kolloidales Silberwasser herstellen zu können. Solche selbstgebastelten Geräte sind kritisch zu betrachten.

Bauanleitungen für Silber-Generatoren: Findet man im Internet auf den Homepages von Elektro-Freaks oder auch bei Dr. Robert C. Beck, um damit unter Anleitung kolloidales Silberwasser herstellen zu können. Solche selbstgebastelten Geräte sind kritisch zu betrachten.

Bauanleitungen für Silver-Maker: Findet man im Internet auf den Homepages von Elektro-Freaks oder auch bei Dr. Robert C. Beck, um damit unter Anleitung kolloidales Silberwasser herstellen zu können. Solche selbstgebastelten Geräte sind kritisch zu betrachten.

Bauanleitungen für Silber Pulser: Findet man im Internet auf den Homepages von Elektro-Freaks oder auch bei Dr. Robert C. Beck, um damit unter Anleitung kolloidales Silberwasser herstellen zu können. Solche selbstgebastelten Geräte sind kritisch zu betrachten.

Beck, Robert C.: Amerikanischer Autor von Fachbüchern über die Entwicklung, Herstellung und Anwendung von kolloidalem Silber und bio-elektrischen Geräten.

Becker, Robert O.: Mitautor des Fachbuches „The Body Electric: Electromagnetism and the Foundation of Life", in dem er als bekannter biomedizinischer Forscher, Autor und Pionier der bioelektrischen Wissenschaft den Einfluss der Elektrizität auf die Heilung von Krankheiten beschreibt. In dem Buch werden auch die neuesten Forschungsergebnisse veröffentlicht, die den Einfluss von kolloidalem Silber in der Medizin zum Inhalt haben.

Beck'sche Therapie: Dr. Robert C. Beck, der Nestor der Alternativen Elektromedizin, entwickelte in den 90er Jahren des 20. Jahrhunderts eine vierstufige Therapie, die er die „Beck Protokolle" nannte. Diese Beck Protokolle enthielten die Blutreinigung mit dem Beck-Zapper, die Anwendung von kolloidalem Silberwasser, die Behandlung mit dem Magnet Pulser und die Einnahme von ozonisiertem Wasser.

Beck-Zapper: Ein von Dr. Robert C. Beck entwickeltes Gerät zur elektrischen Blutreinigung.

Behandlung mit kS: Führt nach Ansicht vieler Forscher zu einer relativ nachhaltigen Befreiung des menschlichen Körpers von pathogenen Mikroorganismen, den humanpathogenen Keimen. Nach Ansicht vieler Forscher sollen sich bis auf eine temporäre Beeinträchtigung der Darmflora keine weiteren Nebenwirkungen einstellen. Auch soll die Behandlung mit kolloidalem Silber nicht zu einer Resistenzbildung bei den pathogenen Keimen führen, wie es bei den synthetisch hergestellten Antibiotika der Fall ist. Eine Argyrieausbildung ist nach Auffassung vieler Forscher selbst bei permanenter Behandlung mit kolloidalem Silber nicht zu erwarten, da die rein metallischen hochfeinen Silberkolloid-Suspensionen zu keiner Einlagerung von Silber im menschlichen Körper führen sollen. Nach Meinung vieler Forscher kommt es ausschliesslich durch die Einnahme von hohen Konzentrationen von Silbersalzen und Silberproteinen zu einer Argyrie, nicht jedoch durch moderat dosiertes kolloidales Silberwasser.

Bellavite, Paolo: Mitautor des Fachbuches „Homeophathy, a Frontier in Medical Science: Experimental Studies and Theoritical Foundations", in dem die Autoren eine Brücke schlagen zwischen den Anwendungen der klassischen Homöopathie, der Alternativen Medizin und den Ergebnissen der modernen Wissenschaft.

Beschleuniger im kS: Sind Salze, die bei der Herstellung von kolloidalem Silberwasser von bestimmten Herstellern dem entmineralisierten destillierten Wasser zugegeben werden, um den elektrolytischen Prozess zu beschleunigen. Das ist unverantwortlich, weil die Lösung der Salze im destilliertem Wasser durch die Elektrolyse zur Bildung von Silbersalzen führt, die wiederum – unter bestimmten Umständen – zur Ausbildung der irreversiblen Argyrie, der Grauverfärbung der Haut und Schleimhäute, führen kann. Diese Elektrolyse wird durch die Silber-Generatoren bewirkt, bei denen ein Gleichstrom (Gleichspannung), manchmal aber auch ein pulsierender Wechselstrom an die Elektroden (Silberstäbe) gelegt wird, um kolloidales Silber zu erzeugen.

Beschwerdebilder: Siehe Krankheitsbilder

Bezeichnungen für Dispersionen: Die Dispersionen von Stoffen in einem gasförmigen Medium werden als Aerosole bezeichnet, die aus flüssigen oder festen Teilchen bestehen.

- Die Dispersionen von zwei Flüssigkeiten in anderen Flüssigkeiten, die nicht miteinander mischbar sind, werden als Emulsionen bezeichnet.
- Die Dispersionen von mehr als zwei Flüssigkeiten in anderen Flüssigkeiten, (als multiple Kolloide bezeichnet, die nicht miteinander mischbar sind), werden als multiple Emulsionen bezeichnet.
- Die Dispersionen kleinster fester Teile in einem flüssigen Medium werden als Sole bezeichnet.
- Die Dispersionen kleinster fester Teile in einem flüssigen Medium werden auch als kolloidale Lösung bezeichnet.
- Die Dispersionen kleinster fester Teile in einem flüssigen Medium werden auch als kolloidale Suspension bezeichnet. Hierzu zählen auch das kolloidale Silber und das kolloidale Gold.
- Die Dispersionen aus grenzaktiven Substanzen, die in einem Lösungsmittel aggregieren, werden als Assoziationskolloid oder Mizelle bezeichnet.
- Die Dispersionen von Feststoffen in Feststoffen werden als feste Dispersionen bezeichnet.

Bezugsquellen von kolloidalem Silber: In Deutschland dürfen nach dem AMG (Arzneimittelgesetz) nur autorisierte Personen und Institutionen das zulassungspflichtige Heilmittel „Kolloidales Silber" gewerbsmäßig herstellen, vertreiben und (als Ärzte und Tierärzte und Heilpraktiker) anwenden. Kolloidales Silber wird in Apotheken, Tierärztlichen Labors und Pharmaunternehmen rezepturmässig hergestellt und vertrieben. Für den Eigenverbrauch ist die private Selbstherstellung erlaubt, die von dem privaten Hersteller und Anwender mit handelsüblichen Silbergeneratoren durchgeführt werden kann, wobei auf die zulässige Silberkonzentration und die Einsatzzeit des kolloidalen Silbers geachtet werden sollte.

BgVV: Abkürzung für das Bundesinstitut für gesundheitliche Verbraucherschutz und Veterinärmedizin.

Bichell, David: Mitautor des Fachbuches „The Body Electric: Electromagnetism and the Foundation of Life", in dem der bekannte biomedizinische Forscher und Autor Dr. Robert

O. Becker, ein Pionier der bioelektrischen Wissenschaft, den Einfluss der Elektrizität auf die Heilung von Krankheiten beschreibt. In dem Buch werden auch die neuesten Forschungsergebnisse veröffentlicht, die den Einfluss von kolloidalem Silber in der Medizin zum Inhalt haben.

Bingen, Hildegard von: Mittelalterliche, adlige Universalgelehrte, die im 11. Jahrhundert in zahlreichen Büchern u. a. die Anwendung von Silberessenzen, Goldessenzen und Silberamalgam in der Heilkunde beschrieb.

Bioenergetische Fluss und kS: Es gibt esoterisch ausgerichtete Forscher, die von dem Phänomen, dass kolloidales Silber durch die Erhöhung der elektrischen Leitfähigkeit die Kommunikation der Zellen untereinander verbessert, überzeugt sind, ohne dass randomisierte Studien über die Affinität von Silberkolloiden und dem bioenergetischen Fluss im menschlichen Körper vorliegen.

Biomedizin: Umfasst die weiten Bereiche der Alternativen Medizin mit der Anwendung von Heilstrom, Magnetstrom, Silberwasser, Ozonwasser und andere, aus der Natur entlehnte Heilmethoden.

Biomedizinische Forscher: Dr. Robert C. Beck, (Autor einiger Fachbücher über Heilströme und kolloidales Silber), Dr. Robert O. Becker, (Autor einiger Fachbücher über Ströme) sind die wohl bekanntesten biomedizinischen Forscher.

Biomedizinforschung: Ist in den letzten 25-30 Jahren auf dem Vormarsch, siehe auch Dr. Robert C. Beck, Dr. Robert O. Becker u. a. biomedizinische Forscher.

Blockade des bioenergetischen Flusses und kS: Es gibt esoterisch ausgerichtete Forscher, die von der These überzeugt sind, dass jede Störung, jede Erkrankung, des menschlichen Körpers auf den bioenergetischen Fluss der Energie in Form einer Blockade einwirkt. Kolloidales Silber soll – so die Forscher – in einer bestimmten Konzentration bewirken, dass nicht nur die Blockade des Energieflusses aufgelöst, sondern zusätzlich die Energieströme ausgerichtet und ins Lot gebracht werden, damit der körpereigene Heilungsprozess einsetzen kann.

Blauflaschen: Bezeichnung für blaugefärbte Spezialglasflaschen, die der Aufbewahrung von kolloidalem Silberwasser dienen.

Blutelektrifizierung: Ist eine von Dr. Robert C. Beck erfundene Methode, das Blut zu reinigen, in dem mit einem speziellen Gerät, dem Beck-Zapper, ein bestimmter Strom über einen vorgegebenen Zeitraum durch den menschlichen Organismus gesandt wird, um die dort befindlichen Bakterien und Parasiten abzutöten.

Borreliose: Auch als „Lyme Disease" oder „Borreliose-Krankheit" bezeichnet, ist eine durch Zeckenbiss übertragene schwere Infektionserkrankung, die in der Alternativen Medizin mit kolloidalem Silberwasser behandelt wird.

Brandverletzungen und kS: Bei Brandverletzungen der verschiedenen Verbrennungsgrade wird kolloidales Silber in Form von Salben in Spezialkliniken erfolgreich eingesetzt.

Bredig-Apparat: Der Chemiker Georg Bredig entwickelte in seinem Heidelberger Labor eine Versuchsanordnung zur Herstellung von kolloidalem Silber, in dem er ein Gefäß mit eisgekühltem Wasser füllte, zwei 2-3 mm dicke Silberstäbe als Elektroden mit einem Spitzenabstand von 2-3 mm im Wasser versenkte und für eine bestimmte Dauer einen Strom von ca. 100 Volt und 4-10 Ampere durch die Elektroden sandte. An der Spitze der Silberelektroden bildete sich ein grüner Lichtbogen, wobei das kolloidale Silber wolkenförmig dispergierte. Diesen Vorgang nannte man später „Bredig's Prozess".

Bredig's Apparat und Silbergenerator: Der Unterschied zwischen beiden Silbererzeugern liegt darin: Bredig's Apparat verwendet Hochspannung (100 Volt) und Starkstrom (4-10 Ampere). Silbergenerator verwendet Niedrigspannung (27-41 Volt) und Schwachstrom (1-30 Milliampere). Bredig's Apparat erzeugt Silber durch einen elektrischen Lichtbogen und durch mechanische Ablösung von elementarem Silber und geringfügigen Silberoxid. Silbergenerator erzeugt Silber durch Elektrolyse mit der Bildung von Silberionen und metallischem Silber. Bredig's Apparat kann Silbermengen von 1-1000 Gramm erzeugen. Silbergenerator kann Silbermengen bis zu 3-5 Milligramm herstellen.

Bredig's Methode: Ist eine Methode zur Herstellung von kolloidalem Silber, indem ein elektrischer Lichtbogen Silbermengen von 1 Gramm bis etwa 1000 Gramm erzeugt. Dazu wird der so genannte „Bredig-Apparat" verwendet, der Vorgang der Silbererzeugung wird „Bredig's Prozess" genannt.

Bredig's Prozess: Das ist ein Vorgang, in dem Silber durch eine elektrische Ladung, die bogenförmig über zwei im Wasser befindliche Elektroden fließt, in seine atomaren Bestandteile (Größen) zerlegt wird. Das führt dazu, dass durch zwei im destillierten Wasser befindlichen Silberelektroden ein elektrischer Strom von einer bestimmten Spannung und Stärke gesandt wird, der bewirkt, dass aus den Silberelektroden kleine Silberpartikel ausgefällt werden und sich im kolloidalen Silberwasser als Silberkolloid niederschlagen. Es entsteht durch Bredig's Prozess eine reine Silberlösung, die zuerst so klar wie Wasser ist, jedoch durch die Oxigene nach und nach in eine goldgelbe Färbung umgewandelt wird und im Endstadium des Prozesses sogar eine dunkelbraune Farbe entwickeln kann. Wird ein Lichtstrahl auf das Silberwasser projiziert, wandelt sich das Silberwasser in eine schwarze Färbung um.

Breitband-Antibiotikum: Die Befürworter von kolloidalem Silber stufen das kolloidale Silber als hochwirksames Breitband-Antibiotikum ein, das im Gegensatz zu den üblichen Antibiotika gegen etwa 630 Krankheitserreger wirksam sein soll.

Brown, Robert: Schottischer Botaniker, der in seinem Labor beobachtete, dass sich kleinste Teilchen in Flüssigkeiten ständig bewegten und sich dadurch permanent abstießen und nicht auf den Boden des Versuchsgefäßes sanken, um sich dort als Sediment abzusetzen. Dieser Vorgang wurde als „Brown'sche Molekularbewegung" weltweit bekannt.

Brown'sche Bewegung: Die so genannte „Brown'sche Bewegung oder auch „Brown'sche Molekularbewegung" bewirkt durch die elektrische Aufladung der Silberpartikel eine permanente Bewegung der Moleküle. Die Brown'sche Bewegung ist für das Schweben der Kolloide im destillierten Wasser und für die ständige Abstoßbewegung der Kolloide verantwortlich.
Im kolloidalen Silberwasser vollzieht sich so der erwähnte physikalische Vorgang, die so genannte „Brown'sche Molekularbewegung". Diese „Brown'sche Bewegung" tritt nur bei Partikeln auf, die kleiner sind als 1 Mikrometer und entsteht durch die Bewegungen der

kolloidalen Silberpartikel im so genannten „kollektiven magnetischen Feld" des behandelten Organismus.

Die Einwirkungen der „Brown'schen Bewegung" auf den Organismus sind folgende: Die Mikrokolloide im Silberwasser werden negativ aufgeladen. Diese negative Ladung entsteht durch die frequenzbedingte elektrische Polarisierung.

Die dadurch entstehenden bio-elektrischen Eigenschaften des Silberwassers wirken sich vielfältig und positiv auf den menschlichen und tierischen Organismus aus, so die Befürworter von kSw.

Buckley, Helen R.: Promovierte Forscherin, die als Dozentin für Mikrobiologie an der „Temple University School of Medicine" den Einfluss von mildem Silberprotein in Konzentrationen von 46-93 ppm untersuchte. Dr. Buckley stellte fest, dass in durchgeführten In vitro-Experimenten das Wachstum von bestimmten Bakterien bei einer Silberprotein-Konzentration von 0,7-1,4 ppm verlangsamt wurde. Bei Silberprotein-Konzentrationen von 130-300 ppm starben die C. Neoformans-Bakterien ab, bei Konzentrationen von 1500 ppm die Candida albicans.

Buhner, Stephen Harrod: Autor des Fachbuches „Herbal Antibiotics: Natural Alternatives for Treating Drug Resistant Bacteria (Storey Medicinal Herb Guide)", in dem die Gründe behandelt werden, warum Bakterien gegen Antibiotika eine Resistenz entwickeln, und es zeigt Kräuter auf, die auf resistente Bakterien einwirken.

Bundesamt für Verbraucherschutz und Lebensmittelsicherheit: Ist eine deutsche Institution, die sich ähnlich wie die US-FDA oder die österreichische Austrian Agency for Health and Food Safety mit dem Ausarbeiten von Schutzvorschriften und dem Überwachen der Ausführung beschäftigt und zuständig für die Zulassung von bestimmten Präparaten, Beimengungen und Stoffen ist.

Bundesinstitut für gesundheitlichen Verbraucherschutz und Veterinärmedizin (BgVV): Ist eine deutsche Institution, die sich ähnlich wie die US-FDA oder die österreichische Austrian Agency for Health and Food Safety mit dem Ausarbeiten von Schutzvorschriften und dem Überwachen der Ausführung beschäftigt und zuständig für die Zulassung von bestimmten Präparaten, Beimengungen und Stoffen ist.

Burgdorfer, Willi: Promovierter Forscher am „National Institute of Health", der in einem Brief beschrieb, dass kolloidales Silber in Konzentrationen von 150 ppm und 15 ppm hoch wirksam gegen eine Reihe von humanpathogenen Bakterien eingesetzt wurde.

C

Cabir Ibn Haiyan as-Sufi: Arabischer Arzt des frühen Mittelalters, der um das Jahr 950 n. Chr. (noch vor seinem Kollegen Avicenna), die Wirkung und Anwendung von Silber in der Medizin erforschte und die Ergebnisse für die Nachwelt festhielt.

Camouflage-Namen von kS: Kolloidales Silber wird weltweit unter den verschiedensten Bezeichnungen und Abkürzungen angeboten. Die Gründe für die manchmal schon abenteuerlich klingenden und für „kolloidales Silber" verwendeten Bezeichnungen, die auch als Camouflage-Namen oder Nome de Guerre, das sind Tarnbezeichnungen, verwendet werden, sind vielfältig. In Deutschland sorgen die Strafandrohungen und Sanktionen aus mehreren Gesetzen und Verordnungen für die Anwendung von verdeckten Handelsbezeichnungen, unter denen „kolloidales Silber" angepriesen und vertrieben wird. An erster Stelle steht das Arzneimittelgesetz (AMG), gefolgt vom Heilmittelgesetz (HMG). Dann ist da noch das Lebensmittel- und Futtermittelgesetzbuch (LFGB), gefolgt von der Verordnung über Nahrungsergänzungsmittel (NemV).

Kolloidales Silber wird im Handel unter verschiedenen, z.T. verschleiernden, Bezeichnungen angeboten: Kolloidales Silber, Silberkolloid, Kolloidalsilberlösung, Ionisiertes Silberwasser, Silberwasser (Ag+), colloidal silver, kolloidales Silberwasser, Silberkolloidwasser, Silberionenwasser, „Hunza" - Wasser, Experimentierwasser, Nahrungsergänzungsmittel (NEM), Pflanzenstärkungsmittel, Water of Gaia, KoSi-Zaubertrank, kS-Wundersubstanz, Ersatz-Antibiotikum, Wunderwasser, Wunderelixier, etc...

Candida albicans: Pilzart der Gattung Candida; Hefepilz, der sich in Körperfalten, Nagelwällen und Schleimhäuten einnistet.

Candida-Mykose: Sammelbezeichnung für Infektionen durch Pilze.

Caruso, Foster, Hermans, Rick: Autoren des Fachbuches „Aquacel Ag in the Managements of partial-thickness burns: Results of a Clinical Trial".

Cassius'scher Goldpurpur: Der Chemiker Cassius erfand in nach durchgeführten alchimistischen Experimentreihen das kolloidale Gold und nannte es: „Cassius'sche Goldpurpur".

ChemG: Abkürzung für Chemikaliengesetz.

Chemie des Kolloids: Der Wissenschaftler Richard Zsigmondy untersuchte in den „Zwanziger Jahren" des 20. Jahrhunderts die Chemie des Kolloids und stellte bahnbrechende Überlegungen über die Eigenschaften der Kolloide auf.

Chemie des Silbers: Silber, lat. „argentum", chemisches Symbol „Ag", ist ein Edelmetall, ein Element aus der 1. Nebengruppe des Periodensystems mit der Ordnungszahl 47. Reines Silber ist ein weiß-glänzendes, weiches und verformbares und dehnbares Metall. Von allen Metallen leitet Silber Wärme und Elektrizität am besten; Silber ist als Edelmetall nicht sehr reaktiv und daher auch an der Luft beständig. Durch seine speziellen Edelmetallgitter geht Silber Verbindungen mit starken Säuren ein; die Silberhalogenide sind schwer löslich.

Chemisch hergestelltes kolloidales Silber: Ist im Gegensatz zum „true colloidal silver", also dem wahren, echten kolloidalen Silber, das elektrolytisch und ohne Stabilisatoren und Beschleuniger hergestellt wird, ein Silber mit stark wirkenden, aber auch ätzenden Eigenschaften, dass auf Grund der vorhandenen Silbersalzkonzentrationen und der damit verbundenen Nebenwirkungen (Argyrie) nach den heutigen Erkenntnissen nicht für eine alternative Silbertherapie geeignet ist, sondern vorrangig in den 20er und 30er Jahren des 20. Jahrhundert medizinisch eingesetzt wurde. Chemisch hergestelltes kolloidales Silber wurde um 1912 erfunden. Eine chemisch hergestellte Silberlösung ist ätzend und verfügt über einen pH-Wert von 4,4 – 5,5, während kolloidales Silber ohne Stabilisatoren oder Beschleuniger als „true colloidal silver" einen pH-Wert von 6,5 hat.

Chrysiasis: Ist eine irreversible Verfärbung der Haut, die ähnlich wie die Silberargyrie im Bereich der Haut auftritt.

Cluster: Sind Ansammlungen (Zusammenballungen, Anhäufungen) von winzigen (kleinen) Teilchen eines Kolloids, die als Teilchen eine Grösse bis zu 50.000 Atome besitzen.

Clustergröße: Durch eine bestimmte Energieabgabe des Silber-Generators an die Silberelektroden (Silberstäbe) wird die von den Herstellern geforderte Clustergröße von 5-15 Atomen bzw. Ionen pro Silberpartikel erreicht.

Collosol Argentum: Markenname eines kolloidalen Silberpräparates der Crookes' Laboratories in den angloamerikanischen Ländern.

Collosol Ferrum: Markenname eines kolloidalen Silberpräparates der Crookes' Laboratories in den angloamerikanischen Ländern.

Collosol Hydargyrum: Markenname eines kolloidalen Silberpräparates der Crookes' Laboratories in den angloamerikanischen Ländern.

Comeback der Silbermedizin: Seit den 70er Jahren des 20. Jahrhunderts wird kolloidales Silber in der Alternativen Medizin mehr und mehr angewendet. Der Grund war die zunehmende Resistenz vieler Bakterienstämme gegen die synthetisch hergestellten Antibiotika.

Commonly called colloidal silver: in bestimmten Silberfreakkreisen benutzte abwertende Bezeichnung von so genanntem „Electro colloidal Silver".

Courtenay, F: Autor des Fachbuches „The Hidden Truth", in dem über die Forschung, die Wirksamkeit und die Wirkung des kolloidalen Silbers und seine Anwendung referiert wird.

Crede, Carl Sigmund Franz: Fand als Gynäkologe und Geburtshelfer nach umfangreichen Versuchen heraus, dass der damals grassierenden, oft zu Blindheit führenden Bindehautentzündung bei Neugeborenen durch das Einträufeln von Silbernitrat in die Augen vorgebeugt werden konnte.

Crede-Prophylaxe: Beschreibt die von dem Leipziger Geburtshelfer Dr. Carl Crede erfundene und praktizierte Methode, der damals grassierende, oft zu Blindheit führenden Bindehautentzündung bei Neugeborenen durch das Einträufeln einer 0,5%igen Silbernitratlösung in die Augen vorzubeugen. Aufgrund des überwältigenden Erfolges wurde diese „Crede-Prophylaxe" in vielen Ländern gesetzlich vorgeschrieben und trat ihren Siegeszug um die Welt an.

Crookes, Henry: Englischer Pharmaproduzent und Inhaber der Crookes' Laboratories, der kolloidale Silberpräparate unter dem Markennamen „Collosol" entwickelte und vertrieb. Dr. Crookes war der festen Überzeugung, dass bestimmte Metalle, wenn sie sich in einem kolloidalen Zustand befänden, eine hohe keimtötende Wirkung aufwiesen, aber für den Anwender harmlos seien. Diese kolloidalen metallischen Lösungen sollten nach dem Willen von Dr. Crookes in höheren Dosierungen angewendet werden, um bessere Heilungsresultate bei vielen Krankheiten zu erreichen. Darauf begann Dr. Crookes, in seiner pharmazeutischen Fabrik vorrangig kolloidale Silberpräparate herzustellen, ohne dezidiert und warnend auf die Gefahren der Argyrie hinzuweisen.

Crookes' Laboratories: Pharmazeutische Fabrik in England, die sich schwerpunktmäßig mit der Entwicklung und Herstellung von kolloidalen Silberpräparaten befasste.

Cs-Generator: Silbergenerator zur Herstellung von kolloidalem Silber.

CSP: amerikanische Kurzbezeichnung für Colloidal silver (colloidal silver particles).

CsPro HVAC machine: Markenname für einen bestimmten Silbergenerator.

CsPro Ultra Professional: Markenname für einen bestimmten Silbergenerator.

D

Datenlage zum kS: Gegner des kS aus der schulmedizinischen Ecke behaupten, es gäbe keine gesicherte Datenlage zum kS, insbesondere über die Wirksamkeit lägen – im Gegensatz zu den Nebenwirkungen – keine randomisierten klinischen Studien vor. Die Befürworter von kS behaupten genau das Gegenteil und verweisen auf diverse positive Studien von angloamerikanischen Ärzten, Labors und Kliniken.

Das richtige Silber: Jeder Anwender von Silberpräparaten sollte darauf achten, dass er das „richtige Silber", also elektrolytisch, niedrig dosiertes kolloidales Silber ohne Silber-salze verwendet, um die gefürchtete Argyrie zu vermeiden.

Day, Philipp: Amerikanischer Autor des Fachbuches „ABC's of Disease".

DE DI-Protocols: In diesen Protokollen wird die Behandlung der Lyme-Erkrankung (Bor-reliose) durch die 30-tägige Verabreichung von mildem Silberprotein in Konzentrationen von 30 ppm auf 1,50 Liter Flüssigkeit beschrieben; das entspricht in etwa 45-90 Milli-gramm (mg) Silber, wobei die totale Silbergabe etwa 10 % der Dosis an Silber erthielt, die nach den Erfahrungen der Forscher zu einer Argyrie führen kann.

Definition von kS: 1 Silberatom mit einer positiven Ladung ergibt Ag+1.

Definition von kolloidalem Silberwasser: Ein kolloidales System muss drei wissen-schaftlich vorgegebene Kriterien erfüllen, die Kolloide erst zu dem machen, was sie sind, nämlich heterogen, multiphasisch und unlöslich.
Heterogenes Kriterium: Unterschiedliche Bestandteile (im Fall von kSw Wasser und Sil-ber).
Multiphasisches Kriterium: Unterschiedliche Phasen der Bestandteile (flüssig/Gasförmig oder fest/flüssig).
Unlöslichkeits-Kriterium: Nichtlöslichkeit der Partikel.
Kolloide: Kleinste Teilchen, in die Materie ohne den Verlust ihrer spezifischen Eigen-schaften zerlegt werden kann.
Silberkolloide: Bieten von allen Kolloiden wegen des Silbers die beste Stromleitung
Atome: Jedes Kolloid enthält 15 Atome.
Partikel: Tragen eine positive elektrische Ladung in sich und schweben im destilliertem Wasser.
Schwebezustand der Partikel: Wird verursacht durch das Abstoßen gleicher elektrischer positiver Ladungen.
Wirksame Oberfläche: Wird durch die Zerkleinerung der kleinste Teilchen auf ein Vielfa-ches vergrößert und dadurch wirksamer.
Eindringtiefe der zerkleinerten Teilchen: Wird durch die mikroskopische Kleinheit signifi-kant so vergrößert, so dass die Teilchen auch in die kapilaren Gefässe des menschli-chen Körpers eindringen können.

<u>Verlust der Wirksamkeit:</u> Wird begünstigt durch Lichteinfluss und lange Aufbewahrungszeit.

Der Niedergang des kolloidalen Silbers in der Medizin: In den 90er-Jahren des 19. Jahrhunderts wurde kolloidales Silber (und silberhaltige Präparate) von der Pharmaindustrie als Umsatzbringer entdeckt und traten ihren Siegeszug um die Welt an. Diese Hochzeit des kolloidalen Silbers und der Silberpräparate hielt an etwa bis zum Jahre 1950, wobei dann ein deutlicher Rückgang zu erkennen war, der zum Teil auf die Entdeckung und Entwicklung der synthetisch hergestellten Antibiotika, zum Teil aber auch auf unerwünschte Nebenwirkungen der silberhaltigen Präparate zurückzuführen war. Erst in den 70er-Jahren des 20. Jahrhunderts begann die Renaissance des kolloidalen Silbers in der alternativen Medizin.

Destilliertes Wasser: Ein reines Silberkolloid kann nur aus reinem, das heißt stark entmineralisierten destillierten Wasser hergestellt werden. Es sollte nach den Forderungen der Hersteller von Silber-Generatoren kein nur entionisiertes destilliertes Wasser, sondern idealerweise dampfdestilliertes Wasser (Aqua destillata) verwendet werden, wobei keine Salze zugegeben werden sollten. Es besteht dadurch die Gefahr der Bildung von Silberchlorid, das eine der Ursachen der irreversiblen Störung „Argyrie" sein soll.

Diagnostik: Untersuchungen, die dazu dienen, ein Krankheitsbild zu erkennen oder näher einzugrenzen.

Die Entdeckung des kolloidalen Silbers zu Heilzwecken: Etwa um das Jahr 1865 entdeckten Forscher und Mediziner, dass sich Silber in seiner kolloidalen Form als Naturheilmittel bei der Behandlung von Krankheiten aller Formenkreise erfolgreich einsetzen liess. Etwa um das Jahr 1895 wurde kolloidales Silber als universelles Heilmittel von den Ärzten und medizinischen Fachzeitschriften propagiert. Um die Wende zum 20. Jahrhundert begannen Pharmaunternehmen, kolloidales Silber in vielerlei Form herzustellen und erfolgreich zu vertreiben, bis ab dem Jahre 1928 die synthetisch hergestellten Antibiotika das kolloidale Silber und andere Silberpräparate aus der Medizin verdrängten.

Dichte des Silbers: Die Dichte des Silbers in Silbermineralien gibt Aufschluss über den Silbergehalt. Bei Dichten von 7,22-9,74 enthalten die Silbermineralien bis zu 87,06% Silber.

Disperse Systeme: Unterscheiden sich in vier Systeme: 1. Molekular-disperse Systeme. 2. Monodisperse Systeme. 3. Isodisperse Systeme. 4. Polydisperse Systeme.

Dispersionskolloide: Sind Kolloide als feinst verteilte Teilchen in einer kolloidalen Flüssigkeit.

Dispersionsmedium: Ist eine kolloide Flüssigkeit, in der sich Kolloide als feinst verteilte Teilchen befinden. Ein Dispersionsmedium kann aus Feststoff, Flüssigkeit oder Gas bestehen.

Dispersionsmittel: Sind Flüssigkeiten wie zum Beispiel Wasser.

Dissertation von Adolphus Butini: "De uso interno praeparationum argenti." Diss. inaug. auct. Adolpho Butini, Monstelli, 1815.

Dissertation von Nikolay Stefanow Plachkov: „Bakterizid-Ausrüstung von Kunststoffen mittels Silber- und Silberlegierungs-Nanopartikeln". Dissertation zur Erlangung des Grades des Doktors der Naturwissenschaften der Naturwissenschaftlich-Technischen Fakultät III der Universität des Saarlandes. Saarbrücken, 2006.

Dissertationen über Silber: In den Archiven der Universitätsbibliotheken in aller Welt werden eine Reihe von Dissertationen vorgehalten, die sich mit der Heilkraft von Silber, kolloidalem Silber und ionischem Silber befassen.

Dog Studies: Studien über eine Reihe von In vivo-Experimenten mit Silberproteinen an Hunden, wobei die Silberkonzentrationen der Injektionen bis hin zu tödlichen (letalen) Dosen Silberprotein erhöht wurden.

Dosierungsberichte über kS: Die Immunisierung mit kolloidalem Silberwasser soll in Begleitung eines Silbertherapeuten, Arztes oder Heilpraktikers durch eine Silberkur über einen bestimmte Zeitraum erfolgen. Es gibt eine Reihe von praxisentnommenen Dosierungsberichten, die an anderer Stelle dieses kS-Lexikons beschrieben sind.

Dosierungsempfehlungen für kS: Die Dosierungsmengen des kolloidalen Silberwassers, die Silberkonzentration, die Art und Intervalle der Einnahme, der Zeitpunkt der Einnahme, die Dauer der Einnahme und etwaige Unterbrechungen in der Silbertherapie sind mit dem behandelnden Arzt oder Heilpraktiker abzustimmen. Das gilt auch für die prophylaktische Einnahme und die Einnahme bei chronischen Leiden.

Dosierung von kS: Es gibt keine medizinisch festgelegten Dosierungen von kS, sondern nur Dosierungsempfehlungen.

Downsett, C. Trust: Autoren des Fachbuches „The Use of Silver-based dressings in wound care".

Dr. Beck Silver: Bezeichnung für den Silbergenerator eines Deutschen Herstellers.

Dynamisiertes Wasser: Bezeichnung für das Phänomen der ständigen Schwebebewegungen der Silberionen, die durch ihre elektrische Eigenladung mit den Wasserteilchen des dynamischen Wassers in „Schwebe" gehalten werden.

E

e. c. silver: Amerikanische Abkürzung für auf elektrischem Wege gewonnenes kolloidales Silber.

Edelmetalle: Es gibt 9 Edelmetalle, darunter Silber, Gold, Platin.

Eichung des Silber-Generators: Um sicherzugehen, dass durch den verwendeten Silber-Generator die vom Hersteller gemachten Angaben und Aussagen über Leistungsfähigkeit und Zeitbedarf bei der Herstellung von kolloidalem Silberwasser auch tatsächlich erfüllt werden, sollte das Gerät geeicht sein. Dadurch soll sichergestellt werden, dass der in der Betriebsbeschreibung zugesicherte Anteil an kolloidalem Silber im kolloidalen Silberwasser auch vorhanden ist.

Eigenschaften der Kolloide: Kolloide weisen auf Grund ihres Verhältnisses „Volumen-Außenfläche" sehr große Grenzflächen auf, die zu signifikanten Effekten der Oberflächenchemie führen.

Einfaches Kolloid: Entsteht, wenn die disperse Phase und das Dispersionsmittel klar und unzweideutig zu unterscheiden sind.

Einfluss des Mondes auf die Wirkung von kS: Im Jahre 1929 meinten französische Forscher entdeckt zu haben, dass die Mondphasen einen erheblichen Einfluss auf die Wirkung des in diesen Mondphasen oral eingenommenen kolloidalen Silbers hätten. Die Forscher gaben den Rat, in der Vollmondphase, das heißt: 2 Tage vorher und 2 Tage nachher, kein kolloidales Silber einzunehmen oder anzuwenden, da es in dieser Mondphase angeblich keine antibakterielle, keimtötende Wirkung habe. In der Mondphase des Abnehmens, das heißt: 2 Tage nach dem vollen Mond, – so die Forscher – sollte die Wirkung des kolloidalen Silber wieder unbeeinträchtigt vom negativen Mondeinfluss einsetzen.

Eingebettetes Silber: In medizinisch eingesetzte Beschichtungsstoffe für Wundauflagen und Verbände werden Silberfäden eingewirkt (eingebettet), die kontinuierlich Silberionen und Silberradikale abgeben und dadurch eine antibakterielle Wirkung auf die Wunden (über die Haut) auslösen.

Einnahme von kS: Kolloidales Silberwasser kann auf verschiedenen Wegen eingenommen werden. 1. oral: durch den Mund. 2. sublingual: durch den Mund mit Zwischenablagerung unter der Zuge. 3. kutan: über die Haut. 4. subkutan: Durch Injektionen unter die Haut. 5. Rektal: Durch den Darm. 6. vaginal: Durch die Vagina. 7. topikal: Auf den Anwendungsort bezogen.

Einsatzmöglichkeiten von kS: Die Befürworter der Alternativen Medizin schwören auf die innerliche und äußerliche Anwendung von kolloidalem Silberwasser bei Krankheiten fast aller Formenkreise. Alternative Mediziner, Heilpraktiker und Anwender kennen eine Reihe von Krankheiten, wo kolloidales Silberwasser eingesetzt wird. Das sind unter anderem folgende körperlichen Störungen:

- Erkrankungen des Auges.

- Erkrankungen des Ohres.

- Erkrankungen der Atemwege.

- Erkrankungen der Haut.

- Erkrankungen des Urogenitaltraktes.

- Erkrankungen des Verdauungstraktes.

- Sonstige Erkrankungen.

Einsatzmöglichkeiten von kSw: Kolloidales Silberwasser wird in der Alternativen Medizin in folgenden Bereichen eingesetzt: Bereich Auge; Bereich Nase, Stirnhöhlen und Nebenhöhlen; Bereich Mund und Rachenraum; Bereich Ohr; Bereich Magen und Darm; Bereich Haut; Bereich Immunsystem; Bereich Allergien. Da kolloidales Silberwasser nach den Aussagen der Befürworter bei empfindlichem Körpergewebe keine Reizung verursacht, soll es sich auch für die Behandlung von Schnittwunden, Schürfwunden, Brandwunden, Entzündungen, Insektenstichen und anderen Verletzungen gut eignen.

Einwirkung des Silbers auf Bakterien: Silber kann nach Aussage der Experten nur als Ag+Ion auf Bakterien einwirken. Das funktioniert wie folgt:

Ag und Ionen binden sich an die äußere Bakterienzellwand und zerstören diese. Silberionen schleusen sich in die DNA des Zellkerns ein und hemmen die Zellteilung.

Silberionen beeinträchtigen die normale Zellfunktion, dadurch sterben die Bakterien ab.

Electrargol: Ist nach der Meinung vieler kS-Forscher das einzige Silberpräparat, welches ähnliche Eigenschaften besaß wie die heute elektrolytisch hergestellten kolloidalen Silberpräparate.

Elektrisch hergestelltes kolloidales Silber: Elektrisch hergestelltes kolloidales Silber wurde im Jahre 1912 erstmals unter dem Markenahmen „Electrocargol" hergestellt und vertrieben.

Electro Colloidal Silver: Erste Bezeichnung eines in Amerika auf elektrischem Wege gewonnenen kolloidalen Silbers. Das "Electro Colloidal Silver" soll angeblich durch einen elektrolytischen Prozess gewonnen worden sein und damals toxische Ionen enthalten haben.

Elektrodenabscheidungen: An den beiden Strom führenden Elektroden des Silbergenerators finden elektrolytische Reaktionen statt. Die negative Silber-Elektrode, die Kathode (Minuspol) sondert Wasserstoff ab. Die positive Silber-Elektrode, die Anode (Pluspol) sondert Chlor ab.

Elektrolyse: Ist ein chemisch-elektrischer Vorgang und erzeugt Stoffe, die in wässriger Lösung in geladene Teilchen zerfallen (zum Beispiel Natrium, Kalium).

Elektrolysegerät: Ist eine Bezeichnung für den Silber-Generator, der auch unter der Bezeichnung „Silber Pulser" vertrieben wird.

Elektrolytischer Prozess: Bezeichnet den elektrochemischen Vorgang der Herstellung von kolloidalem Silber, indem ein Silbergenerator einen Strom erzeugt, dieser über zwei in destilliertem Wasser eingetauchte Silberelektroden fließt und von den Silberelektroden kleinste Silberpartikel ablöst, die sich dann in der Silbersuspension des kolloidalen Silberwassers in einem Schwebezustand halten.

Elektromedizin: Ist eine von Dr. Robert C. Beck in den 90er Jahren des 20. Jahrhunderts entwickelte alternative bio-elektrische Medizintherapie; Dr. Beck setzte auf der Basis seiner Beck-Protokolle elektromedizinische Geräte (Zapper, Magnet Pulser, Silber Generator, Ozon-Generator) zur Behandlung von vielerlei Krankheiten ein.

Elektrophorese: Ist gleichbedeutend mit der Elektrolyse.

Elektrophoretische Herstellung von kS: Ist gleichbedeutend mit der elektrolytischen Herstellung von kolloidalem Silber.

Elektrotherapie: Ist die von Dr. Robert C. Beck in den 90er Jahren des 20. Jahrhunderts entwickelte alternative Medizintherapie; Dr. Beck setzte auf der Basis seiner Beck-Protokolle elektromedizinische Geräte (Zapper, Magnet Pulser, Silber Generator, Ozon-Generator) zur Behandlung von vielerlei Krankheiten ein.

Elementares Silber: Das ist Silber in geringster Partikelgrösse mit 0,00001 mm (10 nm)

Emulsionen: Sind Dispersionen einer Flüssigkeit in einer anderen Flüssigkeit, die miteinander nicht mischbar sind.

Energiefluss: Neben dem stark entmineralisierten destillierten Wasser und der Reinheit des Silbers in den Elektroden, ist der kontinuierliche, nicht schwankende Energiefluss des Silber-Generators, für die Herstellung eines guten kolloidalen Silberwassers von eminenter Bedeutung.

Energiemedizin: Ist die von Dr. Robert C. Beck in den 90er Jahren des 20. Jahrhunderts entwickelte alternative Medizintherapie; Dr. Beck setzte auf der Basis seiner Beck-Protokolle elektromedizinische Geräte (Zapper, Magnet Pulser, Silber Generator, Ozon-Generator) zur Behandlung von vielerlei Krankheiten ein.

Enviroment Protection Agency: Ist eine amerikanische Umweltbehörde, die in ihren Richtlinien u. a. den Silbergehalt in Nahrungsmitteln und Trinkwasser in so genannten „Reference Dose" (RFD) festlegt. Abkürzung: EPA.

Enzyme: Eiweißstoffe (Proteine) des Organismus, die für alle Stoffwechselvorgänge nötig sind. Zum Beispiel werden Verdauungsenzyme von der Bauchspeicheldrüse produziert und freigesetzt und spalten die mit der Nahrung aufgenommene Fette, Zucker und Proteine.

EPA: Abkürzung für die amerikanische „Enviroment Protection Agency": Die EPA ist eine Umweltbehörde, die in ihren Richtlinien u. a. den Silbergehalt in Nahrungsmitteln und Trinkwasser in so genannten „Reference Dose" (RFD) festlegt.

EPA-PCC: Abkürzung für die amerikanische Institution „Poison Control Center", eine Unterabteilung der EPA, der „Enviroment Protction Agency".

EPA-Richtlinien: Die EPA („Enviroment Protection Agency") hat in ihren Richtlinien festgelegt, wie hoch der Silbergehalt in Nahrungsmitteln und Trinkwasser sein darf. Diese empfohlene Dosis Silber wird von der EPA als „Reference Dose" (RFD) bezeichnet und kennzeichnet den täglichen, mit der Nahrung und dem Trinkwasser zu sich genommenen Höchstwert an Silber, der selbst bei lebenslanger Einnahme zu keinen gesundheitlichen Risiken und Schädigungen führen soll.

EPA-Studien: Die EPA (Environmental Protection Agency), eine amerikanische Umweltschutzorganisation), hat eine Studie durchgeführt und setzt eine empfohlene tägliche Dosis von 350 Mikrogramm für einen Erwachsenen mit einem Körpergewicht von 75 kg fest, wobei das Silber in fester oder flüssiger Form, in Lebensmitteln oder Flüssigkeiten oder Medikamenten eingenommen werden kann.

- Die EPA (Environmental Protection Agency) beziffert die kritische Tagesdosis an kolloidalem Silber für einen Erwachsenen mit einem Körpergewicht von 75 kg auf 1,09 Milligramm (mg).
- Die EPA (Environmental Protection Agency) empfiehlt ein Limit an Silber in Trinkwasser von 0,1 Milligramm (mg) per Liter, das entspricht 0,1 ppm.
- Ein Erwachsener mit einem durchschnittlichen Körpergewicht von 75 kg nimmt täglich etwa 90 Mikrogramm Silber mit seiner Nahrung zu sich.

Erfahrungsberichte über kS: In so genannten Fallgeschichten berichten Anwender subjektiv über ihre positiv oder negativ ausgegangenen Erfahrungen vor, während und nach den kS-Anwendungen gegen Krankheiten fast aller Formenkreise.

Erfolge von kS: In so genannten Erfolgsberichte berichten Anwender subjektiv im Rahmen ihrer Fallgeschichten über ihre positiv ausgegangenen Anwendungen gegen Krankheiten fast aller Formenkreise. Diese Erfolgsberichte haben natürlich stark subjektiv gefärbte Inhalte und sind (meistens) nicht durch ärztliche Überprüfungen attestiert.

Erfolgsberichte über kS: In so genannten Fallgeschichten berichten Anwender subjektiv über ihre positiv ausgegangenen Anwendungen gegen Krankheiten fast aller Formenkreise. Diese Erfolgsberichte haben natürlich stark subjektiv gefärbte Inhalte und sind (meistens) nicht durch ärztliche Überprüfungen attestiert.

Erreger, antibiotika-resistente: Das sind pathogene Erregerstämme, die gegen die übliche Antibiotika nahezu resistent, das heisst: unempfindlich, geworden sind und auf viele Antibiotika nicht mehr reagieren.

Erreger, pathogene: Viren, Bakterien, Pilze sind die Verursacher von vielfältigen körperlichen Störungen.

Erscheinungsbild des Silbers: Das elementare Silber ist von silbergrauer glänzender Farbe, die das Licht mit größter Reflexion aufnimmt und widerspiegelt.

Erste Umrechnungsformel: Mit der Umrechnungsformel mg/Liter/mmol/m³ lässt sich der Silbergehalt in mmol/Liter wie folgt bestimmen:

Wenn 1 Liter Wasser genau 1 kg wiegt, entspricht das 1.000.000 Milligramm (mg). 1 ppm davon wiegt dann 1 Milligramm (mg) und 100 ppm/Liter entsprechen bei einer Konzentration von 100 Milligramm (mg)/Liter Silber und einem Atomgewicht von 107,88 g/mol dann 100/107,88 = 0,92 mmol/Liter

Erzeugung einer Argyrie: Eine Argyrie ist eine Grauverfärbung der Haut und kann nach Annahme von Forschern und Heilkundlern bei Erwachsenen mit einem Körpergewicht von 75 kg entstehen, wenn eine Dosis von ca. 3,8 Gramm Silber oral eingenommen wird. Es sind in der einschlägigen Literatur Fälle beschrieben worden, wo die intramuskuläre Injektion von Silbernitraten mit einer Dosis von 6 Gramm bzw. die intramuskuläre Injektion von Silberarsenik zu einer irreversiblen Argyrie geführt habe sollen. Andere Studien schätzen die Minimaldosis von Silber auf 25 – 50 Gramm, über einen Zeitraum von 6 Monaten oral eingenommen, um eine irreversible Argyrie zu erzeugen.

Eso-Heinis: Schimpfwort in der kS-Szene (in den Internet-Foren) für eine bestimmte Gruppe von Verkäufern, die über MLM in aggressiver Manier alternative Heilmittel wie kS oder Nahrungsergänzungsmittel an den Mann oder an die Frau bringen wollen.

Ewald, Paul: Amerikanischer Autor, der in seinem Fachbuch „Evolution of Infectious Diseases" die These aufstellte, dass viele Krankheiten nicht nur durch den Einfluss aus Umwelt, Gene, Stress etc., sondern insbesondere durch bestimmte Bakterien als verursachende und auf den Menschen einwirkende pathogene Kräfte verursacht werden.

Experimentell: auf wissenschaftlichen Messungen und Beobachtungen beruhend.

Experimentierwasser kS: Tarnbezeichnung des Handels (Camouflage-Name) für kolloidales Silberwasser, welches als zulassungspflichtiges Heilmittel der Zulassung gemäss Arzneimittelgesetz (AMG) unterliegt.

Exposition und kS: Gegner und Kritiker des kolloidalem Silbers behaupten, dass jeglicher Gebrauch von kolloidalem Silber, auch in geringen Mengen, bei einer Langzeitanwendung (Exposition) die Gefahr einer Argyrie in sich birgt.

F

Fallgeschichte der Rosemary Jacobs: Es handelt sich hier um den wohl bekanntesten Fall von irreversibler Argyrie, der in der Literatur unter Nennung des vollen Namens der Betroffenen subjektiv dokumentiert ist. Rosemary Jacobs, eine US-Amerikanerin, wurde in den Vierziger Jahren des 20. Jahrhunderts von ihrem Arzt mit Silberpräparaten behandelt. Diese Silberpräparate hatten einen sehr hohen Silberanteil, man schätzt etwa 30-40 %, der bei Rosemary Jacobs eine schwere Argyrie auslöste. Dieser Fall zeigt auf, wie wichtig es ist, keine Silberpräparate herzustellen oder anzuwenden, wo der zulässige Silberanteil überschritten wird.

Fallgeschichten: In so genannten Fallgeschichten berichten Anwender subjektiv über ihre positiv ausgegangenen Anwendungen gegen Krankheiten fast aller Formenkreise. Diese Erfolgsberichte haben natürlich stark subjektiv gefärbte Inhalte und sind (meistens) nicht durch ärztliche Überprüfungen attestiert.

Farben von kolloidalen Silberwasser: Kolloidales Silberwasser weist ummittelbar nach der Herstellung charakteristische Farbtöne auf, die Aufschluss auf die Anteile der Silberkonzentration geben können

- farblos: bis ca. 15 ppm
- goldgelbe Farbe: 15 - 50 ppm
- braune Farbe: ca. 500 ppm
- dunkel braune Farbe ca. 1100 ppm
- fast schwarze Farbe: ca. 2000 ppm
- graue Farbe: unbrauchbar
- schwarze Farbe: unbrauchbar
- weiße Farbe: Argyrie auslösend

Farber, M. Paul: Autor des Fachbuches „The Micro Silver Bullet. Lyme Disease, Aids-Virus, Yeast Infection", in dem die Erfahrungen des Autors im Kampf gegen diese Geißeln der Menschheit und die Suche nach Wirkstoffen aus der Silbermedizin beschrieben sind. Der Autor wirkte als Forscher an der „Temple University".

Färbung des kS: Optimal hergestelltes kolloidales Silberwasser ist durchsichtig, vorerst ohne Färbung und hat eine relativ geringe Konzentration von ca. 15-50 ppm. Ist der ppm-Anteil im kolloidalen Silberwasser höher als 15 ppm, weist das kS eine gold-gelbe Farbe aus, die in etwa der Farbe von Apfelsaft ähnelt. Nicht verwenden sollte man kolloidales Silberwasser, das nach der Herstellung folgende negative Eigenschaften aufweist:

- graue bis schwarze Farbe.
- Abgesetzter grauer Belag am Boden des Glasgefässes (Grau-Sediment).
- Übermäßig viele Silberoxidpartikel an der Oberfläche. In diesem Fall sind die Silberoxidpartikel durch die Filterung so lange zu behandeln, dass die kolloidale Lösung von den Silberoxiden getrennt wird.

Feste Dispersionen: Sie entstehen durch Feststoffe in Feststoffen. Besteht die disperse Phase aus Gas, entstehen Flüssigkeit (Schaum) oder Feststoff (fester Schaum).

FDA: Kurzbezeichnung für die amerikanische Arzneimittelbehörde FDA (Food and Drug Administration)

FDA-Erlass 1991: Dem kolloidalen Silber wurde von der FDA die vor 1938 erteilte Herstellungszulassung und Vertriebsgenehmigung als Arzneimittel entzogen, jedoch wurde kolloidales Silber als diätisches Nahrungsergänzungsmittel weiterhin zugelassen.

FDA-Erlass 1999: Die FDA bemängelte, dass die Angaben der kommerziellen Hersteller und Vertreiber von Silberpräparaten und Silberprodukten über die Silberanteile in den Präparaten nicht mit den stichprobenartig genommenen Prüfergebnissen der FDA-Labore übereinstimmten und dass schon aus diesem Grunde der Entzug der Zulassung als Arzneimittel im Jahre 1991 gerechtfertig sei.

FDA-Empfehlung von kS: Die FDA bezifferte die höchstzulässige Dosis von kolloidalem Silber bei einem Menschen auf 5 Mikrogramm pro kg Körpergewicht. Die kritische Tagesdosis von kolloidalem Silber wurde von der FDA mit 14 Mikrogramm je kg Körpergewicht angegeben.

FDA-kS-Erlass: Über 53 Jahre nach dem „pre-1938-drug act" bestätigte die FDA am 13. September 1991 in einem „pre-drug-act", dass kolloidales Silber unter bestimmten Auflagen weiterhin gehandelt und vermarktet werden dürfe, wenn es bereits vor 1938 als „over-the-counter" - Mittel für den Handel und Vertrieb zugelassen war.

FDA-pre-drug-act: Das FDA-Zentrum für Arzneiauswertung gab am 13. September 1991 bekannt: Kolloidales Silber wird als „pre-1938-Arznei" eingestuft. Das bedeutet: Die vor 1938 von der FDA zugelassenen ‚Over-the-Counter' - Produkte (OTC - products) durften weiterhin ohne neuerliche Vorlage eines Nachweises über Sicherheit und Wirksamkeit vermarktet werden. Das galt für alle Arzneimittel und andere Produkte, die mit einer Zulassung als OTC - Produkte vor 1938 versehen und nach 1938 vermarktet wurden. Der FDA-pre-drug-act vom 13.09.1991 galt jedoch mit der Einschränkung, dass die vor 1938 zugelassenen OTC- Produkte in der gleichen Art und Weise wie vor 1938 hergestellt und für den gleichen Gebrauch wie vor 1938 angeboten und ausgezeichnet wurden.

Der pre-drug-act der FDA vom 13.09.1991 umfasste unter anderem auch eine große Anzahl von Präparaten aus kolloidalem Silber, die offiziell als so genannte „pre-1938-drugs" von der FDA anerkannt worden waren, obgleich nicht alle der vor 1938 zugelassenen Silberpräparate aus „true colloidal silver", sondern aus chemisch erzeugtem Silber hergestellt worden waren, wobei die Größe der Silberpartikel, die Wirksamkeit des Silberkolloids und die Toxizität von Präparat zu Präparat stark schwankte. Aus diesem Grund stufte die FDA bestimmte Silberpräparate mit stark ätzenden Konzentrationen als „not safe", als „nicht sicher", ein und warnte die Anwender vor dem Auftreten von Nebenwirkungen, insbesondere vor der Argyrie, wobei in den Statements der FDA nicht dezidiert zum Ausdruck kam, dass nicht das „kolloidale Silber", sondern bestimmte Silbernitrat-Präparate von der Warnung betroffen waren.

FDA-Reaktion 1998: Die FDA monierte, dass die kommerziellen Hersteller und Vertreiber von Silberpräparaten und Silberprodukten erneut keine Nachweise über die Wirksamkeit und die Indikationen von kolloidalem Silber vorgelegt hätten.

FDA-Unbedenklichkeitsanforderung: Die FDA forderte von den kommerziellen Herstellern und Vertreibern von Silberpräparaten und Silberprodukten im Jahre 1991 den Nachweis der Unbedenklichkeit und der Wirksamkeit und forderte auch Gegner der Präparate auf, ihre Meinungen darzulegen. Nachdem von den kommerziellen Herstellern und Vertreibern von Silberpräparaten und Silberprodukten keine Antworten kamen, forderte die FDA im Jahre 1996 die kommerziellen Hersteller und Vertreiber von Silberpräparaten und Silberprodukten erneut auf, Nachweise und Erfolgsberichte bis 1997 vorzulegen. Im Jahre 1997 gingen bei der FDA etwa 250 Stellungnahmen (Statements) mit Pro und Kontra für die Silberpräparate und Silberprodukte ein, wobei die Gegner der Präparate nicht zwischen kolloidalem Silber, Silberproteinen und Silbersalzen unterschieden.

FDA und kS: Bei einer Reihe von Kontrolluntersuchungen von kolloidalen Silberprodukten stellte die FDA (Food and Drug Administration) fest, dass die tatsächlich gefundenen Silberkonzentrationen in den gezogenen Proben sehr stark von den Angaben der Hersteller auf den Chargen abwichen.

FDA-Warnung: Vor dem Hintergrund der diversen FDA-Richtlinien und anderen Verwaltungsakten und angesichts der Unlust von vielen (fast allen) kommerziellen Herstellern und Vertreibern von Silberpräparaten und Silberprodukten, warnte die FDA in einem Rundschreiben vor Silberproteinen und Silbersalzen, nicht jedoch im speziellen vor metallisch kolloidalem Silber. Die FDA-Warnung bezog sich auf bestimmte Krankheitsfälle (Argyrie, Nierenschäden, Fieberanfälle, Nervenausfälle etc.) die durch die Langzeiteinnahme von Silberproteinen verursacht worden waren. Das kolloidale Silber wurde als Krankheitsverursacher nicht direkt erwähnt, aber auch nicht ausdrücklich ausgeschlossen.

Fertigarzneimittel: Sind zulassungspflichtige Arzneimittel, die gemäss Arzneimittelgesetz nur von Firmen und Ärzten mit behördlicher Zulassung hergestellt werden dürfen. Kolloidales Silber und kolloidales Gold zählen zu den zulassungspflichtigen Fertigarzneimitteln, haben in Deutschland jedoch keine Zulassung als Heilmittel.

Flamazine-Creme: In Europa registriertes und zugelassenes Arzneimittel in Creme-Form, das auf der Basis von Silbersulfanamid hergestellt und insbesondere zur Behandlung von Brandwunden und gegen Infektionen eingesetzt wird.

Flick, A.B.: Inhaber der Pharmafirma „Argentum Research Inc"., die silberdurchwirkte Bandagen und Wundverbände mit antibakterieller und antibiotischer Wirkung entwickelte. Diese silberhaltigen Wundverbände wurden bei der FDA zur Zulassung eingereicht.

Flüssigkristalle: Wenn grenzaktive Substanzen, wie zum Beispiel Tenside in einem Lösungsmittel aggregieren und geordnete Strukturen ausbilden, entstehen Flüssigkristalle.

Food and Drug Administration: Oberste amerikanische Arzneimittelbehörde (FDA).

Ford, Larry C.: Promovierter Forscher an der „University of California" in Los Angeles der den so genannten "Letter of Colloidal Silver" schrieb, in dem er am 1. November 1988 die Ergebnisse einer Studie zusammenfasste, die sich mit dem Erfolg von standardisierten antimikrobiellen Tests von Desinfektionsmitteln auf Silberbasis beschäftigte. Das Ergebnis der Studie war: Die getesteten Silberlösungen wirkten antibakteriell gegen eine Vielzahl von pathogenen Keimen.

Formen kolloidalen Goldes: Den mittelalterlichen Alchimisten und ihren Epigonen im 18. und 19. Jahrhundert wie Pierre Joseph Maques und R. Selmi waren erste kolloide Formen bereits bekannt. Die Wissenschaftler vermuteten (und wiesen später nach), dass es sich bei den damals gebräuchlichen Goldwassern um feine Verteilungen des Goldes in einer Dispersion handeln müsse.

Frustane antibiotische kS-Therapie: Wird auch als antiseptische Langzeittherapie bezeichnet und bei schlecht verheilenden Wunden und Brandwunden angewendet, in dem nanokristalline Silberauflagen (silberdurchwirkte Verbände, Silberfolien, Silbergewebe) auf die Wunden appliziert werden.

Fungistatisch: Wirkungsweise der Antimykotika, unterbindet die Vermehrungsfähigkeit von Pilzen.

Fungizid: Wirkungsweise der Antimykotika; Pilze werden direkt abgetötet.

Fungizider Wirkstoff: Ist in einem bestimmten medikamentösen Heilmittel enthalten das auf pathogene Krankheitserreger (Pilze) einwirkt und zum Beispiel Pilzbefall zum Abklingen bringt.

Fungizide Wirkung von kS: Die Befürworter von kolloidalem Silber sprechen diesem die Fähigkeit zu, einzellige Krankheitskeime wie zum Beispiel Pilze abzutöten.

G

Ganzheitliche Therapie: Auch holistische Therapie genannt, bündelt eine Reihe von Therapieansätzen aus der Alternativen Medizin.

Gel: Ist die Bezeichnung für eine kolloidale Lösung, die statt einzelner Partikel langkettige Makromoleküle besitzt.

Generatorenspannung: Die Silber-Generatoren arbeiten – je nach Arbeitsprinzip und Hersteller – mit Gleichstrom oder mit Wechselstrom. Die verwendete Spannung reicht von 24 – 41 Volt. Durch die Verwendung von destilliertem Wasser führt eine geringe Spannung zu einem geringen Stromfluss.

Geregelte Silbergeneratoren: Werden elektronisch so geregelt, dass der Strom infolge des ständigen Wechsels der Polaritäten nicht zu stark wird und den Elektrolyseprozess und den gewünschten ppm-Wert nicht gefährdet.

Geschichte des kS: Beginnt im 19. Jahrhundert mit der ersten industriellen Herstellung von kolloidalem Silber in gemahlener Form (Silbermühlen).

Gesunderhaltung durch kS: Die Anhänger von kolloidalem Silber schwören auf die universelle Wirkung und den positiven Einfluss des kolloidalen Silbers auf die Gesundheit, insbesondere auf das Immunsystem und die Abwehr von ca. 650 Krankheiten.

Gewebsbildung und kolloidales Silber: Einige biomedizinische Forscher, wie zum Beispiel der US-amerikanische Dr. Robert O. Becker, vertreten die Auffassung, dass kolloidales Silber nicht nur als Antibiotikum und Antibakterium bei vielen durch human-pathogenen Mikroorganismen wie Mikroben, Viren, Bakterien, Pilze und Parasiten verursachte Krankheiten wirkt, sondern auch – zum Beispiel bei Brandwunden – durch einen speziellen – im kolloidalen Silber immanent wirkenden Heilstimulus - die Regenerierung und Neubildung von zerstörtem Körper- und Knochengewebe bewirke.

Gewinnung von Silber: Silber wird aus silberhaltigen Erzen seit einigen Tausend Jahren durch Abbau in Minen gewonnen. Im Mittelalter auch in Europa, wobei die Schwerpunkte des Silbererzabbaus heute in Südamerika und Nordamerika liegen. Durch Recycling von silberhaltigen Abfällen in flüssiger und fester Form wird in der heutigen Zeit eine nicht unbeträchtliche Menge an Silber zurückgewonnen.

Glaubensstreit um das kS: Durch die „Silberszene" geht weltweit ein Riss. Während die einen behaupten, Silberionen seien das hochwirksame „Non plus Ultra" der Silbermedizin, behaupten die Gegner im anderen Lager, nur das elementare Silber mit den reinen kolloidalen Silberpartikel sei das richtige Silber „nach der reinen Lehre".

Gibbs, Ronald: Promovierter Forscher, der eine Reihe von Experimenten mit verschiedenen Arten von kolloidalem Silber durchführte, wobei er die Silberkonzentration, die Partikelgröße, die Präsenz von festen Körpern, die Präsenz von Silberpartikeln in Flocken-, Wolken - oder Clusterform und die antimikrobiellen Eigenschaften des kS untersuchte und in Berichten festhielt.

Gibbs, Ronald G.: Prof. Dr. Gibbs war der Direktor des "Centre for Colloidal Science" an der „University of Deleware" seit 1981, der in über 85 Fachartikeln in internationalen Fachzeitschriften und über 50 Artikeln in technisch-wissenschaftlichen Magazinen über den Einsatz von kolloidalem Silber in der Medizin referierte. Er schrieb u. a. den berühmten Artikel „Do they work?", in dem er der Frage nachging, ob kolloidales Silber tatsächlich gegen Krankheiten wirkte.

Gill, Bob: Mitautor des Fachbuches „Selbstheilung ist machbar. Die Vier-Säulen-Therapie".

Gletscherstaub: Der ultrafein gemahlene Gletscherstaub, der in den Alpen gewonnen wird, hat eine milchige Farbe und soll nach Angabe der Hersteller hohe Konzentrationen von Silber in submikroskopischer Kolloidform enthalten.

Gold-gelbe Farbe von kSw: Die goldgelbe Farbe des frisch hergestellten kolloidalen Silberwassers gibt dem Augenschein nach Auskunft darüber, ob das kolloidale Silberwasser gut gelungen ist. Tatsächlich gibt die goldgelbe Färbung des kolloidalen Silberwassers Auskunft über die Größe der Silberpartikel. Der Grund ist: Große Silberpartikel verursachen eine bestimmte Lichtstreuung, welche die Farbveränderung ins Goldgelbe bewirkt. Wobei eine leichte goldgelbe Färbung kurz nach der Herstellung des Silberwassers durchaus akzeptabel ist.

Goldtherapie, mittelalterliche: Bereits die Alchimisten der Antike und des Mittelalters verwendeten Gold (lateinisch: aurum, chemisches Zeichen: au) in vielfacher Form zur Herstellung heilender Substanzen und Suspensionen. Dem oral eingenommenen Goldwasser – es wurde als Trinkgold („Aurum potabile") bezeichnet – schrieben die Heilkundler des Altertums besondere Kräfte zu. Es wurde in Wasser oder Wein zu sich genommen.

Goldtherapie, moderne: Gold hat sich in der modernen Medizin bei der Behandlung von Krankheiten des rheumatischen Formenkreises bewährt. Die Goldpräparate werden den Kranken in Form von injektiven Goldspritzen verabreicht, was zur Minderung der Gelenkschmerzen und entzündlichen Prozesse bei den Anwendern geführt haben soll. Gegen eine Goldtherapie sprechen nach Aussagen der Anwender signifikante Nebenwirkungen wie allergische Hautreaktionen, Veränderungen des Blutbildes, der Leber- und Nierenwerte und der Urinzusammensetzung.

Graham, Thomas: Englischer Chemiker, der den Terminus „kolloidal" prägte und in die wissenschaftliche Kolloid-Literatur einführte.

Gramnegative Bakterien: Sind nach dem dänischen Bakteriologen Gram benannte Bakterien, die sich nach dem Gram'schen Färbungsverfahren dunkelgrau färben. Kolloidales Silber vernichtet diese speziellen Bakterien.

Grandfather Clause: Die FDA verwies im Zusammenhang mit der Herstellung von Silberprodukten auf die so genannte „Großvater-Klausel" (Grandfather Clause) aus dem Jahre 1938, die von den Herstellern und Vertreibern von Silberpräparaten von der FDA den Nachweis forderte, dass ihre Präparate nach den Rezepten vor 1938 hergestellt und vertrieben wurden.

Graue Hautverfärbung: Die Verfärbung der Haut und der Schleimhäute durch eine Argyrie ist irreversibel und kann nicht behandelt werden. Die graue Hautverfärbung bleibt dem Träger der Argyrie das ganze Leben lang erhalten. Zusätzlich zur Argyrie können bei Silberabusus (Missbrauch) durch die Einnahme von sehr hohen Silberdosen erhebliche neurologische und internistische Körperschäden auftreten.

Graue Schleimhautverfärbung: Die Verfärbung der Haut und der Schleimhäute durch eine Argyrie ist irreversibel und kann nicht behandelt werden. Die graue Hautverfärbung bleibt dem Träger der Argyrie das ganze Leben lang erhalten. Zusätzlich zur Argyrie können bei Silberabusus (Missbrauch) durch die Einnahme von sehr hohen Silberdosen erhebliche neurologische und internistische Körperschäden auftreten.

Grob dispers: Ist die Bezeichnung für eine kolloidale Lösung, die als Suspension zwischen einer echten Lösung (Molekular dispers) steht. Dazu zählt auch das kolloidale Silberwasser.

Großvater-Klausel: Die FDA verwies im Zusammenhang mit der Herstellung von Silberprodukten auf die so genannte „Großvater-Klausel" (Grandfather Clause) aus dem Jahre 1938, die von den Herstellern und Vertreibern von Silberpräparaten von der FDA den Nachweis forderte, dass ihre Präparate nach den Rezepten vor 1938 hergestellt und vertrieben wurden.

Größenordnung von Kolloiden: Bezieht sich auf mindestens eine Dimension und ist unterschiedlich ausgebildet. Bei Emulsionen kann die Größe von Kolloiden die Grenze von 1.000 nm überschreiten. Kolloide müssen nicht unbedingt aus einzelnen Partikeln bestehen. Es gibt verschiedene dünnplattige, faserartige und netzwerkartige Kolloidstrukturen, die in zwei Raumrichtungen kolloidale Strukturen aufweisen. Sind die Kolloide kleiner als 1 Nanometer (nm), kommt es zu einem Übergang dieser kolloiden Strukturen hin zu den Eigenschaften von molekular-dispersen Systemen.

<u>Zustand und Eigenschaft der Kolloide:</u>

Ein kolloides System hat drei Eigenschaften: es ist heterogen, multiphasisch, unlöslich und besitzt aber tatsächlich vier Zustandsformen, nämlich fest, flüssig, gasförmig oder kolloid.

Größenordnungen in der Silbermedizin: Die wichtigsten Größenordnungen in der Silbermedizin beziehen sich auf folgende Objekte, gestaffelt nach der Größe:

1 Silberion (Ag+) entspricht:	0,115 nm (Nanometer)
1 Silberatom entspricht:	0,175 nm (Nanometer)
15 kolloidale Silberatome entsprechen:	1,00-5,00 nm (Nanometer)
1 Virus entspricht:	20-300 nm (Nanometer)
1 Bakterie entspricht:	200-80000 nm (Nanometer)

<u>Hinweise auf die Partikelgröße:</u>
In Lösungen ist die Partikelgröße kleiner als 1,00 Nanometer.
In Kolloiden liegt die Partikelgröße zwischen 1,00 – 1000 Nanometer.
In Suspensionen ist die Partikelgröße größer als 1000 Nanometer.

Guarnaschelli, Maria D.: Mitautorin des Fachbuches „The Body Electric: Electromagnetism and the Foundation of Life", in dem der bekannte biomedizinische Forscher und Autor Dr. Robert O. Becker, ein Pionier der bioelektrischen Wissenschaft, den Einfluss der Elektrizität auf die Heilung von Krankheiten beschreibt. In dem Buch werden auch die neuesten Forschungsergebnisse veröffentlicht, die den Einfluss von kolloidalem Silber in der Medizin zum Inhalt haben.

Guerilla-Marketing: Bezeichnung für die nicht immer feinen Vertriebsmethoden, die von den aggressiv auftretenden und auf Provisionsbasis arbeitenden Außendienstmitarbeitern der speziellen Strukturvertriebe (MultiLevelMarketing-MLM), den so genannten „Strukkis" oder „Drückern", beim Vertrieb und Verkauf von Nahrungsergänzungsmitteln, unter anderem auch für Silberwasser, eingesetzt werden, um den Umsatz nach oben zu treiben.

H

Hahnemann, Samuel: Der promovierte Mediziner stellte im Jahre 1796 im „Hufeland-Journal" erstmals seine neue medizinische Methode vor, die er „Homöopathie" nannte.

Haley, Daniel: Amerikanischer Autor des Fachartikels „Politics in Healing The Suppression and Manipulation in American Medicine".

Hammerstein, Carl Heinz: Mitautor der Fachbücher „Das Kaali-Patent", „Das Unsterblichkeits-Patent", „Kolloidales Silber für Anwender und Heilpraktiker" und anderen Publikationen.

Hämatologie: Spezialgebiet der Inneren Medizin, das sich mit Physiologie und Pathologie des Blutes und der blutbildenden Organe befasst, sowie mit allen Blutkrankheiten.

Handelsnamen von Silberpräparaten: Insbesondere in den USA wurden zahlreiche Silberpräparate unter den verschiedensten Bezeichnungen angeboten. So finden wir Albargin, Argonin, Argyn, Argyrol, Electrargol, Largin, Lunosol, Novargon, Proganol, Silvol und andere Handelsnamen, die zum Teil noch heute auf dem Markt angeboten werden.

Hasen-Experimente: An mit Streptokokken infizierten Hasen wurden reihenweise In vivo-Versuche mit elektrisch hergestelltem kolloidalen Silber (Electrargol) durchgeführt, wobei den infizierten Hasen 10-20-40 ppm kS injiziert wurden, um die Wirkung des Electrargol auf die Fieberschübe der Hasen zu beobachten. Der Experimentator berichtete in einer Zusammenfassung der Experimente, dass diese Experimente auch an Menschen durchgeführt worden seien.

Hasen-Versuche: An mit Streptokokken infizierten Hasen wurden reihenweise In vivo-Versuche mit elektrisch hergestelltem kolloidalen Silber (Electrargol) durchgeführt, wobei den infizierten Hasen 10-20-40 ppm kS injiziert wurden, um die Wirkung des Electrargol auf die Fieberschübe der Hasen zu beobachten. Der Experimentator berichtete in einer Zusammenfassung der Experimente, dass diese Experimente auch an Menschen durchgeführt worden seien.

Hautverfärbung: Die Verfärbung der Haut und der Schleimhäute durch eine Argyrie ist irreversibel und kann nicht behandelt werden. Die graue Hautverfärbung bleibt dem Träger der Argyrie das ganze Leben lang erhalten. Zusätzlich zur Argyrie können bei Silberabusus (Missbrauch) durch die Einnahme von sehr hohen Silberdosen erhebliche neurologische und internistische Körperschäden auftreten.

Heilaussagen über kS: Sind in Deutschland, Österreich und der Schweiz in der Werbung per Gesetz verboten.

Heilung mit kS: Ist laut den Fallgeschichten und Erfolgsaussagen von Anwendern und Heilkundigen mit und/oder Einschränkungen möglich.

Heilmittelgesetz: Regelt in der Schweiz die Zulassung von Heilmitteln.

Heilmittelwerbegesetz (HWG): Regelt in Deutschland und Österreich die zulässige und unzulässige Werbung für Heilmittel.

Heilstimulus von kS: Bioforscher wie zum Beispiel der amerikanische Physiker Dr. Robert C. Beck stellten die Behauptung auf, dass die Einnahme von kolloidalem Silberwasser einen tief greifenden Heilstimulus für die Haut und andere zarte Gewebe bewirke und eine neue Art des Zellwachstums fördere.

Heilversprechen: Sind laut Heilmittelwerbegesetz in Deutschland, aber auch in Österreich und der Schweiz untersagt.

H.E.L.P. ful NEWS: Ist ein US-amerikanischer Informationsdienst, der periodisch Informationen über kS, kSw (Behandlungen, Neuentwicklungen, Gesetzeslagen, Gesetzestexte etc.) veröffentlicht.

Herstellung von kS: Grundsätzlich sollte bei der eigenen Herstellung von kolloidalem Silberwasser nach Angabe der seriösen Hersteller und Anbieter von Silber-Generatoren wie folgt vorgegangen werden:

- Einen dunklen Standort für die Herstellung des kolloidalen Silberwassers auswählen.
- Das richtige (hochreines, destilliertes, entmineralisiertes) Wasser auswählen.
- Den gewünschten Reinheitsgehalt des destillierten Wassers mit einem TDS-Meter überprüfen.
- Der Messwert, das heißt: der ppm-Anteil des destillierten Wassers, sollte kleiner als 2 ppm sein und idealerweise bei 0 ppm liegen.
- Keine Beschleuniger, (keine Salze) dem destillierten Wasser zugeben!
- Die Temperatur des destillierten Wassers beeinflusst die Herstellungsdauer des kolloidalen Silberwassers.
- Bei der Verwendung von destilliertem Wasser mit Zimmertemperatur dauert der elektrolytische Prozess länger als bei der Verwendung von warmem, besser: erhitztem Wasser.
- Die richtige Menge (0,50 -1,00 Liter) des destillierten Wassers in einem feuerfesten Glas aufkochen.
- Das abgekochte Wasser ca. eine halbe Stunde stehen lassen, um die Temperatur ein wenig abzusenken.
- Das leicht abgekühlte Wasser während der Herstellungsvorganges von kS in einem feuerfesten Glas auf ein Teelicht-Stövchen stellen, damit das destillierte Wasser in der Zeit der Elektrolyse nicht abkühlt.
- Für die Zubereitung nur ein Glasgefäß verwenden.
- Optimalen Silbergenerator auswählen.
- Absolut reines Silber in Stäbchenform mit einem zertifizierten Reinheitsgehalt von 99,99 % einkaufen und verwenden.
- Optimale (geringste/höchste) Stromspannung nach Werksangabe einstellen.
- Optimale Erzeugungszeit nach Werksangaben einstellen.
- Auf die richtige Konsistenz (farblos-goldgelb) des zubereiteten Silberwassers achten.
- Die gold-gelbe Färbung ist ein Hinweis auf eine Konzentration des ppm-Anteils höher als 15 ppm.
- Auf die dunkle Oxidschicht auf den Silberstäben achten und zwischendurch ggfs. reinigen.
- Die gewünschte Konzentration der Silberpartikel im hergestellten kolloidalen Silberwasser messen.
- Das fertige kolloidale Silberwasser auf dunkle, Licht geschützte Fläschchen ziehen.
- Die Fläschchen mit kolloidalem Silberwasser an einem dunklen Ort (Kammer, Schrank) lagern.
- Auf die richtige Lagertemperatur achten.
- Auf die maximale Lagerzeit von kolloidalem Silberwasser achten.
- Abgelaufenes kolloidales Silberwasser entsorgen.

Henderson, Earl E.: Dr. Henserson lehrte als Professor der Mikrobiologie an der „Temple University School of Medicine" und beschrieb bereits 1995 in einem Studienbeitrag die Ergebnisse von durchgeführten In vitro-Experimenten, in denen Silber-Proteine gegen HI-Viren eingesetzt wurden. Der Bericht enthielt Informationen über die Wirkung von Silberproteinen in Konzentrationen von 10 – 100 ppm, durch die bestimmte Viren nahezu vollständig abgetötet wurden.

Dr. Henderson veröffentlichte 1995 einen weiteren Bericht, der Angaben über In vitro-Experimente enthielt, in denen die Hemmung der Reproduzierbarkeit von Aids-Viren durch Konzentrationen von mildem Silberprotein und kolloidalen Silber beschrieben wurde, wobei die höheren Konzentrationen die besseren Resultate aufwiesen.

Herkunft der Bezeichnung „Silber": Die Wurzeln liegen im Griechischen (argyron = licht-glänzend), im Lateinischen (argentum). Aus dem althochdeutschen Wort „Silabar" entwickelte sich das Wort „Silber".

Herodot: War ein griechischer Historiker der Antike, der beschrieb, wie die medizin-technologisch hochstehenden Perser unter ihrem König Cyrus auf den langen Kriegszügen silberbeschichtete Behälter mitführten, in denen sie das lebensnotwendige Trinkwasser über Monate keimfrei und frisch hielten.

Herstellerangaben: Informationen des Herstellers eines Heilmittels, die Angaben über Wirkungsweise, Wirksamkeit, Indikationen, Nebenwirkungen, Unverträglichkeiten, Darreichungsformen und andere relevante Positionen enthalten.

Herstellungsverfahren von kS: Kolloidales Silber wurde und wird in verschiedenen Herstellungsverfahren produziert.
- Mechanische Silberherstellung: Das Silber wird zermahlen, es entstehen grobe Silberpartikel.
- Chemische Silberherstellung: Unter Umwandlung von Silbersalzen in Silbernit-rat wird Silber hergestellt, wobei Silberpräparate mit bis zu 30 % Silberanteil produziert wurden.
- Elektrische Silberherstellung: Durch ein spezielles Lichtbogenverfahren (electric arc) wird Silber zwischen zwei Elektroden ausgefällt.
- Elektrolytische Silberherstellung: Hier kommt es zwischen zwei Silberelektro-den, die in destilliertes Wasser eingetaucht sind, zu Absonderungen von Silber-partikeln.

Herxheimer Reaktion und kS: Auch als „Jarisch-Herxheimer-Reaktion" bekannt; ruft im mit kolloidalem Silber behandelten Organismus bestimmte Reaktionen wie Fieber, grip-peähnliche Symptome, Müdigkeit, Zerschlagenheit etc. hervor. Treten diese Symptome auf, sollte die Behandlung mit kolloidalem Silber vorübergehend ausgesetzt werden. Die J.-H. - Reaktion wurde nach den beiden Ärzten Adolf Jarisch (1850-1902) und Karl Herxheimer (1861-1944) benannt. Der Forscher Jarisch-Herxheimer beschrieb in einer Abhandlung die Hypothese vom Vorhandensein einer bestimmten Reaktion nach Vera-breichen bestimmter Wirkstoffe und dem Vorhandensein bestimmter Erkrankungen, die als „Herxheimer Reaktion" Eingang in die wissenschaftliche Literatur fand. Ob sich diese „Herxheimer Reaktion" auch nach der Einnahme von kolloidalem Silber einstellt, ist durch das Fehlen von randomisierten wissenschaftlichen Studien noch nicht belegt. Zu-dem ist die Diagnostizierung einer „Herxheimer Reaktion", die bestimmte Symptome aufweist, selbst für klinisch erfahrene Diagnostiker äußerst schwierig, weil es in der Me-dizin einige Erkrankungen mit „Herxheimer" - ähnlichen Symptomen gibt, die unbedingt eine Differentialdiagnose erforderlich machen.

Hill, John W.: Autor des Fachbuches „Colloidal Silver. A Literature Review. Medical Uses, Toxicology & Manufacture". Erschienen bei Rainier 2000.

Hinweise auf die Partikelgröße: In Lösungen ist die Partikelgröße kleiner als 1,00 Nanometer. In Kolloiden liegt die Partikelgröße zwischen 1,00 – 1000 Nanometer. In Suspensionen ist die Partikelgröße größer als 1000 Nanometer.

Hippokrates: Altgriechischer Arzt der Antike, der nicht nur durch den „Hippokratischen Eid" die moralisch-ethischen Grundlagen des ärztlichen Standes festlegte, sondern auch über die Wirkung von Silber in der Medizin schrieb.

Hohe Arkanen: So wurden in der mittelalterlichen alchemistischen Heilkunde die "höchsten Heilmittel" genannt, die durch spezielle, geheimgehaltene Rezepte (chemische Auflösungen aus Metallen und Edelsteinen) hergestellt wurden. Hohe Arkanen sind zum Beispiel Gold-Essenzen, (Aurum Potabile) und Silber-Essenzen (Argentum Potabile) u. a.

Höchstdosis an kS: Kolloidales Silber wird von den Anwendern in bestimmten Dosen angewendet, wobei hier die Höchstdosen einzuhalten und nicht zu überschreiten sind. Nachstehend nun einige relevanten Angaben und Hinweise zu Dosis und Höchstdosis von kS:

- Die EPA (Environmental Protection Agency), eine amerikanische Umweltschutzorganisation) setzt eine tägliche Dosis von höchstes 350 Mikrogramm (μkg) für einen Erwachsenen mit einem Körpergewicht von 75 kg fest, wobei das Silber in fester oder flüssiger Form, in Lebensmitteln oder Flüssigkeiten oder Medikamenten eingenommen werden kann.
- Die EPA (Environmental Protection Agency) beziffert die kritische Tagesdosis an kolloidalem Silber für einen Erwachsenen mit einem Körpergewicht von 75 kg auf 1,09 Milligramm (mg).
- Die EPA (Environmental Protection Agency) empfiehlt ein Limit an Silber in Trinkwasser von 0,1 Milligramm (mg) per Liter, das entspricht 0,1 ppm.
- Ein Erwachsener mit einem durchschnittlichen Körpergewicht von 75 kg nimmt täglich etwa 90 Mikrogramm (μkg) Silber mit seiner Nahrung zu sich.
- Eine Dosis an kolloidalem Silber muss – um eine antibakterielle Wirkung zu erzielen – 1 Milligramm (mg) Silber betragen.
- Fallberichte und Untersuchungen haben zu der Annahme geführt, dass die geschätzte Höchstdosis von Silber etwa 18-90 Milligramm (mg) betragen muss, (über einen Zeitraum von 30 Tagen eingenommen), um ernsthafte Infektionen abwehren zu können.

Höchstwert von Silber im Trinkwasser: Der Höchstwert von Silber im Trinkwasser sollte nach Ermittlungen der EPA („Enviroment Protection Agency") unter 0,1 Milligramm je Liter Trinkwasser liegen, das entspricht weniger als 0,1 ppm. Wird das Silber im Trinkwasser zu sich genommen, (entsprechend den von der EPA ermittelten Höchstwerten von Silber im Trinkwasser), nimmt ein Erwachsener von 75 kg Körpergewicht etwa 2 Liter Trinkwasser täglich und somit weniger als 200 Mikrogramm (μkg) Silber zu sich. Zusätzlich gelangen über die tägliche Nahrung etwa 90 Mikrogramm (μkg) Silber in den menschlichen Körper, so dass ein Erwachsener täglich etwa 290 Mikrogramm (μkg) Silber zu sich nimmt.

350 Mikrogramm (μkg) Silber täglich entsprechen ca. 5 ppm kolloidalem Silber pro kg Körpergewicht bei einem 75 kg schweren Erwachsenen.

Das ist die Höchstmenge der täglichen Zufuhr an kolloidalem Silber, die ein Erwachsener nach den EPA-Vorgaben („Enviroment Protection Agency") über die Nahrung, das Trinkwasser und das kSw zu sich nehmen sollte.

Hollistische Therapie: Auch „holistische Therapie" genannt, ist ein Therapiemodell unter Anwendung eines Bündels ganzheitlich zusammengesetzter Therapieansätze der Naturheilmedizin.

Homöopathie: Therapieverfahren, das durch Anwendung hochverdünnter Arzneizubereitungen in abgestufter Verdünnung charakterisiert ist.

Homöopathische Präparate und kS: Seit einigen Jahren sind eine Reihe von homöopathischen, medizinisch einsetzbaren Präparaten auf dem Markt, die Silber in potenzierter Form enthalten.

Homöopathische Potenzen und kSw: Samuel Hahnemann, der Begründer der klassischen Homöopathie, teilte die Verdünnungen in verschiedene Triturationen ein, die er als Potenzen bezeichnete.

- Die Verdünnung der fünften (5x) Trituration (Potenz) der klassischen Homöopathie entspricht ungefähr 10 ppm kolloidalen Silber.
- Die Verdünnung der sechsten (6x) Trituration (Potenz) der klassischen Homöopathie entspricht ungefähr 1 ppm kolloidalen Silber.
- Die Verdünnung der siebten (7x) Trituration (Potenz) der klassischen Homöopathie entspricht ungefähr 0,1 ppm kolloidalen Silber.
- Die Verdünnung der achten (8x) Trituration (Potenz) der klassischen Homöopathie entspricht ungefähr 0,01 ppm kolloidalen Silber.
- Die Verdünnung der neunten (9x) Trituration (Potenz) der klassischen Homöopathie entspricht ungefähr 0,001 ppm kolloidalen Silber.

Human: „menschlich", den Menschen betreffend, vom Menschen stammend

Humanpathogene Keime: Sind die krankmachenden (pathogenen) Mikroorganismen im menschlichen Körper: Viren, Mikroben, Bakterien, Pilze und Parasiten, denen in der Alternativen Medizin mit kolloidalem Silber zu Leibe gerückt wird.

Hunzakuts: Stamm der Hunzakuts, auch Hunza oder Hunzukuc genannt; siedelt im Karakorum-Gebirge in der Jammu-Kashmir-Region, im Norden von Pakistan, im Tal des Hunza-Flusses; die Hauptstadt der Hunza heißt Baltik. Die Hunza verwenden angeblich eine „Hunza-Wasser" genannte, mit Mineralien und Edelmetallen angereicherte, energetisierte Suspension, die bei Daueranwendung angeblich zu Lebenserwartungen bis 145 Jahren führen soll, wobei die Hunza trotz dieses „Wunderwassers" an einigen Strumastörungen leiden, ausgelöst angeblich durch akuten Jodmangel in dieser Region.

Hunza-Wasser: Tarnbezeichnung des Handels (Camouflage-Name) für kolloidales Silberwasser, welches als zulassungspflichtiges Heilmittel der Zulassung gemäss Arzneimittelgesetz (AMG) unterliegt. Das Hunza-Wasser entspricht eher destilliertem Wasser als Quell- oder Brunnenwasser. Angeblich soll im Hunza-Fluss gewonnenes Hunza-Wasser mit nur 45 dyn/cm Oberflächenspannung dem Zellgewebswasser im menschlichen Körper entsprechen, wobei normales Leitungswasser ca. 73 dyn/cm enthält. Auch sollen im Hunza-Wasser genau wie im Gewebswasser des menschlichen Körpers überwiegend kristalline Strukturen enthalten sein, die in Form von kleinen, kugelförmigen Mineralkolloiden vorherrschen, die negativ geladen sind. Durch die elektrische Ladung sollen sich – so die ungeprüften Analysen – Wassermoleküle rund um das Mineralkolloid gruppieren, wobei die so generierten Flüssigkristallstrukturen durch die entropische Verringerung des Hunza-Wassers die Oberflächenspannung des Wassers verringern und damit Energie freisetzen.

HVAC Cs: Handelsbezeichnung für elektrochemisch hergestelltes kolloidales Silber.

HVAC Home brew: Bezeichnung für selbsthergestelltes kolloidales Silberwasser.

HWG: Heilmittelwerbegesetz, regelt die zulässige und unzulässige Werbung für Heilmittel.

I

ICSC: Abkürzung für das „International Colloidal Silver Council".

Immunologie: Ist die Lehre von der Struktur und den Funktionen des Immunsystems.

Immunschwäche: Soll angeblich auch durch Silbermangel im menschlichen Körper verursacht werden.

Immunsystem: Körpereigenes Abwehrsystem mit der Hauptaufgabe: Abwehr und Bekämpfung von körperfremden Substanzen (Krankheitserreger).

Indikation: Medizinisch-fachlich allgemein anerkannter Grund (aus der Diagnose) für medizinische Betreuungsmaßnahmen wie zum Beispiel medizinische Therapie, stationäre Behandlung, Medikation.

Infektion: Eindringen, Ansteckung, Übertragen von/durch Bakterien, Viren, Pilzen oder Parasiten in den menschlichen Organismus/Körper, wo es zur Vermehrung der pathogenen Keime kommt und das Immunsystem mitsamt der Abwehr geschwächt wird.

Informationsdienst der Ärzte: Informiert die Ärzte und Apotheker unter dem Rubrum: Fakten und Vergleiche für die rationale Therapie! nicht nur über neue Medikamente und neue Therapien, sondern auch über Geschehnisse und Entwicklungen auf dem Gebiet der Alternativen Medizin und der so genannte „Quacksalberei" und „Scharlatanerie". Der IfÄ warnt seine Leser mit Schlagzeilen wie „Obskure Mittel aus dem Internet!" oder „Quacksalberei auf dem Vormarsch!" und hat es insbesondere auf die Nahrungsergänzungsmittel und die so genannten „Wunderarzneien" und „Wundermittel" abgesehen.

Inhibierende Wirkung von kS: Ist eine Wirkung auf bestimmte pathogene Mikroorganismen, die nicht von Dauer, sondern reversibel sein kann.

Inkubationszeit: Zeitspanne zwischen der Ansteckung und dem Auftreten von Krankheitszeichen.

Impure Water: Ist ungereinigtes Wasser, das Bakterien und schädliche Rückstände enthalten kann. Impure Water, die englische Bezeichnung, muss vor Gebrauch gefiltert und gereinigt werden.

Infekt: Ist die Ansteckung eines Menschen durch einen in den Organismus eingeschleusten humanpathogenen Mikroorganismus, den Krankheitserreger, der ein Virus, eine Mikrobe, eine Bakterie, ein Pilz oder ein Parasit sein kann.

Infektion: Ist die Ansteckung eines Menschen durch einen in den Organismus eingeschleusten humanpathogenen Mikroorganismus, den Krankheitserreger, der ein Virus, eine Mikrobe, eine Bakterie, ein Pilz oder ein Parasit sein kann.

Infektionsbekämpfung mit kS: Die Befürworter von kS empfehlen, Infektionen mit Gaben von kolloidalem Silberwasser zu bekämpfen.

Infektionsprophylaxe mit kS: Die Befürworter von kS empfehlen, Infektionen bereits im Vorfeld, vor der Ansteckung durch humanpathogene Keime (Viren, Mikroben, Bakterien, Pilze, Parasiten), mit Gaben von kolloidalem Silberwasser zu verhindern.

Indikation: Ist eine aus der medizinischen Diagnose durch Arzt oder Heilpraktiker sich ergebende zwingende Veranlassung, ein bestimmtes Heilmittel (Medikament, Arznei, Naturmittel, Therapie etc.) zu verabreichen oder anzuwenden.

Indikationsbereiche für kS: Nach Ansicht der kS-Befürworter in der Alternativen Medizin sollte kolloidales Silber gegen ca. 650 Krankheiten verschrieben werden.

Inkorporieren: Die Aufnahme von bestimmten Stoffen durch Essen, Trinken, Applikation.

Innere Anwendung von kolloidalem Silber: Über die innerliche Einnahme von kolloidalem Silber in Form von Lösungen und die von den Befürwortern propagierten Wirkungen auf diverse Krankheiten, gehen die Meinungen der Experten aus Medizin und Forschung weit auseinander. Kritiker des kolloidalen Silbers behaupten, dass die Wirksamkeit des kolloidale Silbers noch nicht ausreichend klinisch belegt sei, denn es existierten keine bekannten randomisierten Studien. Die Befürworter des kolloidalen Silbers stellen dagegen die Behauptung auf, dass kolloidales Silber gegen fast alle Krankheiten von Mensch und Tier helfen würde. Auch diese Behauptung über die Wirksamkeit des kolloidalen Silbers ist noch nicht ausreichend klinisch belegt, denn auch hier existierten keine bekannten randomisierten Studien.

International Colloidal Silver Council: Ist eine halbamtliche Institution, die angeblich eine Zulassung für den medizinischen Einsatz von kolloidalem Silber (oral, rektal, vaginal, intravenös) erteilt haben soll. Abkürzung: ICSC.

In vitro-Versuche und kS: Die Wirkung von kolloidalem Silber und anderen Silberpräparaten wurde in der Hauptsache im Labor getestet, weniger an Menschen und Tieren. In vitro-Versuche sind Versuche, die unter Laborbedingungen in Petrischalen und Reagenzgläsern stattfinden, um die Wirkung von Silber auf humanpathogene Mikroorganismen nach genau bestimmten Einwirkzeiten zu ergründen und festzuhalten.

In vitro-Versuche und Silberkationen Ag+: In einer Reihe von In vitro-Versuchen stellten Forscher fest, Silberkationen Ag+ unter bestimmten Bedingungen (wie lange Einwirkzeiten und hohe Konzentrationen), auf bestimmte pathogene Mikroorganismen einwirkten und diese durch die desinfizierenden, inhibierenden, bakteriostatischen und bakteriziden Eigenschaften des Silbers beeinflussen konnten, wobei die Versuche ergaben, dass die inaktivierten Erreger wieder virulent werden konnten.

Interior electro colloidal silver: In bestimmten Silberfreakkreisen benutzte abwertende Bezeichnung von so genanntem „Electro colloidal Silver", dass, durch Elektrolyse herge-stellt, angeblich keine Silberatome, sondern toxische Silberionen enthalten soll.

In vitro-Experimente: Im Reagenzglas (in der Petri-Schale) im Labor beobachtete und durchgeführte wissenschaftliche Versuche.

In vivo-Experimente: Am lebenden Objekt (Mensch, Tier) beobachtete und durchge-führte wissenschaftliche Versuche.

In vitro-Versuche: Im Reagenzglas (in der Petri-Schale) im Labor beobachtete und durchgeführte wissenschaftliche Experimente.

In vivo-Versuche: Am lebenden Objekt (Mensch, Tier) beobachtete und durchgeführte wissenschaftliche Experimente.

Ionator und kS: In der Seeschifffahrt wird Wasser haltbar gemacht, in dem man in ei-nem so genannten Ionator Wechselstrom angelegt an zwei Silberelektroden durch das Wasser fließen lässt.

Ionen: Mit Ionen werden Atome bezeichnet, die entweder keine oder zu viele Elektronen aufweisen. Ionen sind dann negativ geladen, wenn zusätzliche Elektronen vorhanden sind. Ein so genanntes positiv geladenes Kation wird gebildet, wenn ein Elektron fehlt. Das ist bei Silberionen (Ag+) der Fall. Positiv geladene Silberionen erzeugen in Verbin-dung mit negativ geladenen Ionen (Chlorionen) oder Nitrat die in der Silbermedizin ge-fürchteten Silbersalze, die zu einer irreversiblen Argyrie führen können.

Ionenstrecke: Bei angelegtem Gleichstrom bildet sich nach Auffassung von Physikern zwischen den beiden Elektroden des Silbergenerators eine Ladungsstrecke, über die Ionen fließen. Eine so genannte „Ionenstrecke" ist die Strecke im destillierten Wasser, die eine erhöhte Leitfähigkeit besitzt.

Ionic- colloidal SilverMaker: Bezeichnung für den Silbergenerator eines Deutschen Herstellers.

Ionische Silberpartikel: Nach Ansicht von Skeptikern aus der Chemie ein Trugschluss: Es soll Silberpartikel mit Silberionen geben, jedoch keine ionischen Silberpartikel.

Iontophorese: Ist eine obsolete (veraltete) Behandlungsmethode aus den Anfangsjah-ren des 19. Jahrhunderts, die damals weltweit von Kliniken und niedergelassenen Ärzten angewandt wurde. Die Iontophorese war ein Prozess, in dem unter Zuführung eines niedriges Gleichstroms Kupfer- oder Silberionen in das behandelte Gewebe diffundier-ten, wobei die verwendeten Kupfer- oder Silbernitrate in verdünnten Laugen eingesetzt wurden, um Kollateralschäden durch Verätzungen zu vermeiden. Die entstehenden Sil-berpartikel der Silber- oder Silberchloride wurden über die positiv geladenen Silberelekt-roden des Behandlungsgerätes auf die Haut des Patienten appliziert, um dort ihre Wir-kung zu entfalten.

Isodisperse Systeme: Werden mit annähernd gleichen Teilchengrößen auch als mono-dispers bezeichnet.

J

Jacobs, Rosemary: Bekannteste Argyrie-Patientin der medizinischen Silber-Geschichte; geboren im Jahre 1942 in New York, seit 1953 von verschiedenen amerikanischen Ärzten mit Silberpräparaten behandelt, dadurch Ausbildung einer schweren, irreversiblen Argyrie, einer signifikanten Grauverfärbung der Haut

JAMA: Kurzbezeichnung für das renommierte amerikanische Medizinjournal "The Journal of the American Medical Association (JAMA).

JAMA's Council on Pharmacy and Chemistry: In Intervallen stattfindender Fachkongress des renommierten amerikanischen Medizinjournals "The Journal of the American Medical Association (JAMA).

Jarisch-Herxheimer-Reaktion: Auch als „Herxheimer-Jarisch Reaktion" bekannt; ruft im mit kolloidalem Silber behandelten Organismus bestimmte Reaktionen wie Fieber, grippeähnliche Symptome, Müdigkeit, Zerschlagenheit etc. hervor. Treten diese Symptome auf, sollte die Behandlung mit kolloidalem Silber vorübergehend ausgesetzt werden. Die J.-H.-Reaktion wurde nach den beiden Ärzten Adolf Jarisch (1850-1902) und Karl Herxheimer (1861-1944) benannt.

J.-H.-Reaktion: Auch als Jarisch-Herxheimer-Reaktion bekannt; ruft im mit kolloidalem Silber behandelten Organismus bestimmte Reaktionen wie Fieber, grippeähnliche Symptome, Müdigkeit, Zerschlagenheit etc. hervor. Treten diese Symptome auf, sollte die Behandlung mit kolloidalem Silber vorübergehend ausgesetzt werden. Die J.-H.-Reaktion wurde nach den beiden Ärzten Adolf Jarisch (1850-1902) und Karl Herxheimer (1861-1944) benannt.

K

Kaali-Patent: US-Patent Nr. 5.188.738 vom 23. Februar 1993, eingereicht von Dr. Steven Kaali et. al.; beschreibt eine bioelektrische In vitro-Methode zur Abtötung bestimmter HI-Viren.

Katalysator: Silber wirkt als Katalysator, wobei die Hauptfunktion des Silbers die Strukturierung der Körperflüssigkeit ist; das ist ein Vorgang, wie er auch im kolloidalen Silber zu beobachten ist.

Katalyse: Veränderung einer chemischen Reaktion durch Beteiligung eines Katalysators, hier das kolloidales Silber.

Katalytische Anregung: Das in einer Lösung enthaltene kolloidale Silber regt durch katalytische Vorgänge die Abwehrreaktionen des menschlichen Organismus an, ohne jedoch die pathogenen Mikroorganismen direkt zu vernichten.

Katadyn-Silber: Wurde im Jahre 1928 von einem Schweizer Forscher entwickelt und beschreibt ein Verfahren zur Wasseraufbereitung durch kolloidales Silber. Wird bis heute in Wasserfiltern eingesetzt, um unerwünschte Keime abzutöten. Das Katadyn-Silber ist in Apotheken freiverkäuflich.

Kathode: negativ geladene Elektrode.

Kationen: Gelangen nach den Aussagen von einigen Forschern als Silberkationen über die Blutbahn in die Körperzellen, wo sie durch Reaktionen mit Sulfid-Gruppen, (jedoch nicht mit elementarem Schwefel), enzymatische Vorgänge blockieren können. Silberionen (Ag+) werden – so die Forscher - auf Grund ihres höheren Reoxidationspotentials im menschlichen Körper zu so genannten „nullwertigen" Atomclustern (Ag0) reduziert, deren Grösse zwischen 1-50 nm liegen soll. Dieser Vorgang soll nach Auffassung einiger Forscher dazu führen, dass zwischen dem Element Silber (Ag+) und den ionischen Sulfidgruppen in Bezug auf die elektrische Ladung und die Größe keine chemische Affinität zustande kommt.

Keimabtötung: Kolloidales Silber soll nach Ansicht der Befürworter in der Alternativen Medizin ca. 650 humanpathogene Keime abtöten.

Keimtötung und kS: Auf dem deutschsprachigen Markt sind eine Reihe von Desinfektionsprodukten erhältlich, die auf Silberbasis hergestellt werden. Firmen wie Sanosil und Katadyn beherrschen den Markt. Einige der Produkte leiten durch ihre Silberanteile eine Inaktivierung der für Silbersalze empfindlichen Keime durch Konzentrationen unter dem Grenzwert von 0,08 mg/l ein.
Es handelt sich um folgende Präparate:

- Certisil argento der Fa. Katadyn
- Micropur classic der Fa. Katadyn.
- Micropur Forte der Fa. Katadyn.
- Romin RP der Fa. Relags ist ein reines Silberpräparat,
- Combin RC (Relags) ist ein Kombinationspräparat auf Silber/Chlorbasis.
- Drinkwell der Fa. MS Water GmbH ist ein Silberpräparat mit Chlor.
- Bafry der Fa. Hess enthält Silber und H_2O
- Herlisil der Fa. Feldmann Chemie enthält Wasserstoffperoxyd und Silber.

In den Präparaten wird in einigen Produkten nicht nur das Silber wirksam, sondern auch zusätzlich beigefügte Chlorzusätze, die den bisher nicht bekämpfbaren, weil silberunempfindlichen, Viren und Parasiten den Garaus machen.

Trinkwasserhygiene und kS: Bezüglich der „Keimfreiheitmachung" durch silberhaltige Produkte sind sich die Forscher und Hersteller nicht einig. Während einige Hersteller ihren Präparaten die Entkeimungsfähigkeit von Trinkwasser zuschreiben, sind Kritiker der Auffassung, dass silberhaltige Produkte durch ihren Wirkungsmechanismus nicht fähig seien, Wasser »keimfrei« zu machen.

Keratinozyten: Die so genannten „Kerationozyten" sind schwefelhaltige Zellen. Elementares Silber wirkt in bestimmten Konzentrationen auf die Keratinozyten ein und zerstört diese.

KES: Abkürzung für „Kolloidales Elementares Silber", das aus einem Kolloid (feste Konsistenz) und Wasser (flüssige Konsistenz) sowie elementarem Feinsilber besteht.

Killer-Mikroben: Es gibt ungefähr 650 humanpathogene Mikroorganismen, die als Mikroben, Viren, Bakterien, Pilze und Parasiten in den menschlichen Organismus eingreifen und ihn – wenn es sich zum Beispiel um Ebola-Viren handelt – auch abtöten können. Dagegen soll – so die Befürworter des kolloidalen Silbers – die Kraft des Silbers wirken.

Kinetische Theorie für kolloidale Systeme: Der Wissenschaftler Dr. Marian von Smoluchowski schuf in den „Zwanziger Jahren" des 20. Jahrhunderts die so genannte „Kinetische Theorie für kolloidale Systeme".

Kleinkinder und kS: Bei den in der einschlägigen Literatur empfohlenen Tagesdosen von kolloidalem Silber gelten folgende Einschränkungen: Kleinkinder und Menschen mit sensiblen Reaktionen auf bestimmte Stoffe müssen selbst bei minimalen Dosen von kolloidalem Silber mit körperlichen Störungen rechnen. Der Grund dafür könnte sein, dass bereits ausreichend Silber durch den Verzehr der täglichen Nahrung und des Trinkwassers in den Körper gelangt ist und durch die zusätzliche Verabreichung von kolloidalem Silber eine Überdosierung stattfindet, die gesundheitliche Störungen auslöst.

Klinische Argyrie und kS: Gegner und Kritiker des kolloidalen Silbers behaupten, dass bei Anwendern nach der langzeitlichen Einnahme, der versehentlichen Einnahme, dem Missbrauch oder durch berufliche Einwirkung (Exposition) Argyrien aufgetreten seien, die klinisch diagnostiziert und beschrieben worden wären, wobei das Vorhandensein dieser Studien und der Inhalte (noch) nicht nachgewiesen wurde.

Dokumentiert wurden angeblich Argyriefälle nach Einnahme bzw. Verabreichung von silberhaltigen Präparaten wie Silber-Albumin-Präparaten in Form von Nasentropfen, argyrophedrinen Nasentropfen, Alsilin®, „Ionic silver"-Kolloid, kolloidalem Silber, Silbersole, Silberwasser, „Silver water", Eniva (Inhaltsstoff auch kolloidales Silber), Tagesin, Targophagin (ist ein Silberalbuminat), Silbernitrat AgNO3, Collargol (Ag+Fe-Citrat), Protargol (Ag+Fe-Citrat), Silber-Azetat, Silberzitrat, Silver arsphenamine, Silberoxid, Adsorgan (Salizylat+Silber), Silberthiosulfat (Fotoentwicklung), Silver sulfadiazine cream, Jintan Silver Pills (mit Silberüberzug), mild silver protein, Gastrarctin (silberhaltiges Medikament), colloidal silver protein, silberhaltige Kräutertees, Silberstäbe, Silbererze, (berufliche Exposition).

Klinische Indikation von kS: In Kliniken und Krankenhäusern wird kolloidales Silber (noch) nicht verschrieben. Nur in Ausnahmefällen erfolgt eine klinische Anwendung in Form von Silberverbänden und Silbersalben.

Klinische Studien und kS: Bei klinischen Studien werden die Erfolge von neuen Medikamenten mit den Resultaten herkömmlicher Therapien verglichen, in dem beide Medikamente parallel in jeweils einer Patientengruppe eingesetzt werden.

Kolloidales Silber als Mikrobenkiller: Von der alternativen Silberforschung wird seit vielen Jahren die Hypothese verbreitet, dass kolloidales Silber als natürliches Antibiotikum im menschlichen und tierischen Organismus fast alle pathogenen Mikroorganismen wie Mikroben, Viren, Bakterien, Pilze und Parasiten abtöten, also „killen", könne.

Die alternative Forschung versteigt sich zudem zu der Behauptung, mit kolloidalem Silber könne man auch die gegenwärtigen Geißeln der menschlichen Gesundheit, wie zum Beispiel die Erreger von Krebs, Aids, Ebola, Vogelgrippe, Milzbrand und andere „Todesmikroben" aus dem schrecklichen Arsenal der „Killermikroben" wirksam behandeln und abtöten. In den einschlägige Kreisen der „Silber-Szene" wird die Behauptung verbreitet, kolloidales Silber wirke gegen etwa 650 Krankheitskeime und die synthetisch hergestellten Antibiotika nur etwa gegen ein Dutzend pathogener Erreger. Doch ist für diese Behauptung der Wahrheitsbeweis in Form von randomisierten Studien noch nicht angetreten worden, so dass die Gegner des kolloidalen Silber in die Lage versetzt werden, zu behaupten: Kolloidales Silber sei unwirksam und habe einschneidende Nebenwirkungen.

Körperliche Störungen bei kS-Anwendung: Medizinische Studien berichten von bestimmten körperlichen Störungen (wie unsicherer schwankender Gang, Nierenversagen, Atemnot, Verdauungsbeschwerden etc.) als Folge der Behandlung mit Silberpräparaten.

Kolistko, Eugen und Lily: Forscherehepaar, das in den 20er und 30er Jahren des 20. Jahrhunderts die Theorie aufstellte, dass nicht nur mechanische, sondern auch kosmische Kräfte und Energien Einfluss auf Metalle hätten. Das Forscherpaar experimentierte in zahlreichen Laborversuchen und wies angeblich den Einfluss der Planeten (und des Mondes) auf spezifische Metalle der Erde nach. Insbesondere wiesen die beiden nach, dass die Mondphasen auf Lösungen aus Silberchloriden Einfluss nahmen und dass bestimmte Phänomene während der Mondeclipse auftraten.

Kollargol: Ist ein medizinisches silberhaltiges Präparat.

Kolloid: Zustandsform eines Stoffes, die durch eine gleichmäßige Verteilung (Lösung) von Teilchen mit einem Durchmesser von 1 bis 1000 Nanometer in einem Dispersionsmittel gekennzeichnet ist. Ein Kolloid ist auch ein durchscheinendes Produkt von Zellen; zum Beispiel Schilddrüsenzellen. Kolloid: Von griechisch: „kolla"=Leim und „Eidos"= Form, Aussehen". Ein Kolloid besteht aus einem Cluster (Gruppe, Haufen) von Teilchen mit bis zu 50.000 Atomen oder kleinen Festkörpern, das sind Teilchen mit mehr als 50.000 Atomen, die fein verteilt in einem gasförmigen oder flüssigen Medium vorliegen.
Das kolloide Medium wird von Chemikern als Dispersionsmedium bezeichnet, wobei die Teilchen allgemein eine Größenordnung von 1 – 1000 nm in mindestens einer Dimension aufweisen.
Ein Kolloid ist also ein Stoff, der sich in feinster mikroskopisch nicht mehr erkennbarer Verteilung in einer Flüssigkeit oder in einem Gas befindet. Kolloid im Zusammenhang mit kSw ist eine Flüssigkeit, in der Kolloide (auch: kolloidale) Teilchen in ungelöster Form enthalten sind.

Kolloidal: Eigenschaft feinst verteilter Stoff in einer Flüssigkeit die kolloidale Lösung genannt wird.

Kolloidalchemie: physikalische Chemie, die sich mit den besondere Eigenschaften der Kolloide befasst.

Kolloidales elementares Silber: Ist eine Lösung, die aus einem Kolloid (feste Konsistenz) und Wasser (flüssige Konsistenz) sowie elementarem Feinsilber besteht. Abkürzung: KES.

Kolloidales Gold: Lässt sich mit handelsüblichen Generatoren, die zur Herstellung von kolloidalem Silber benutzt werden, nicht herstellen. (Siehe auch das ausführliche Kapitel – Kolloidales Gold – in diesem Buch.

Kolloidale Lösung: Ist eine Dispersion kleinster fester Teilchen in einer Flüssigkeit und befindet sich als Kolloid zwischen den so genannten echten Lösungen (molekular dispers) und den Suspensionen (grob dispers). Wird auch als Sole oder kolloidale Suspension bezeichnet. Auch kolloidales Silberwasser zählt zu den kolloidalen Lösungen.

Kolloidale Phase: Zwischen flüssig und fest liegt die so genannte „kolloidale Phase".

Kolloidalsilber: Als Kolloidalsilber werden Zubereitungen genannt, die mikroskopisch kleine, nicht sichtbare Teilchen metallischen Silbers in Kolloidform enthalten, also eine

Aufschwemmung ungelöster, aber feinstverteilter fester Stoffe (Silber) in einer Flüssigkeit.

Kolloidales Silber: Als kolloidales Silber werden Zubereitungen genannt, die mikroskopisch kleine, nicht sichtbare Teilchen (Partikel) metallischen Silbers in Kolloidform enthalten, also eine Aufschwemmung ungelöster, aber feinstverteilter fester Stoffe (Silber) in einer Flüssigkeit. Die Silberpartikel haben eine Größe von 1-1000 nm (Nanometer).

Kolloidales Silber und Krankheitserreger: Die Anhänger des kolloidalen Silbers haben von der einschlägigen, alternativen Forschung die Hypothese übernommen, dass kolloidales Silber mindestens 650 verschiedene humanpathogene Mikroorganismen (Krankheitskeime) in einem Zeitraum von 4-6 Minuten abtötet, nachdem das kolloidale Silber eingenommen wurde.
Die Forscher sind nach wie vor der Auffassung, dass kolloidales Silber im menschlichen Körper keinerlei Nebenwirkungen erzeugt, sondern im Gegenteil das Immunsystem stärkt und nicht schwächt, wie es (angeblich) bei den synthetisch hergestellten Antibiotika zu beobachten ist.

Kolloidales Silberwasser: Ist eine aus entmineralisiertem Wasser bestehende Flüssigkeit in einem Glasbehälter, in der über einen bestimmten Zeitraum hindurch, ein bestimmter Stromfluss durch Silberelektroden geschickt wird, der auf elektrolytischem Wege Silberionen und Silberpartikel, das eigentliche kolloidale Silber, erzeugt. Die Befürworter von kS behaupten, dass die Silberionen und die Silberpartikel im kolloidalen Silberwasser heilende Wirkung im menschlichen Organismus erzeugen. Die Kritiker von kS behaupten, dass Silberionen, die positiv geladen sind, sich im Magen mit der dort vorhandenen Schwefelsäure zu Silbersalzen verbinden und dass dieser Vorgang bei permanenter Einnahme von kolloidalem Silberwasser zu der allseits gefürchteten „Argyrie", der Grauverfärbung der Haut und Schleimhäute führen kann. Dem gegenüber stellten die Befürworter von kS die Behauptung auf, dass die sublinguale Einnahme von kolloidalem Silberwasser, also das orale Einnehmen des kolloidalen Silberwassers mit einer kurzen Verweildauer unter der Zunge, dazu führt. Dass die Silberionen über die Schleimhäute im Körper aufgenommen werden, bevor sich diese Silberionen im Magen mit der Schwefelsäure zu Silbersalzen umwandeln können.

Kolloidale Suspension: Ist eine Dispersion kleinster fester Teile in einer Flüssigkeit und wird auch als Sole, kolloidale Lösung oder „grob dispers" bezeichnet.

Kolloid-disperse Phase: Sind clustergebundene Kolloide oder kleine Festkörper als feinst verteilte Teilchen in einem Dispersionsmedium, zum Beispiel in destilliertem Wasser, vorhanden, so wird dieser Zustand als Kolloid-disperse Phase bezeichnet. Eine disperse Phase kann – auch als Dispersionsmedium - aus Feststoff, Flüssigkeit oder Gas bestehen.

Kolloide im kolloidalen Silber: Nicht nur das Blut und die Lymphe im Körper eines Lebewesens befinden sich in einem kolloidalen Status; es gibt noch andere kolloidale Zustandformen in der Natur, in der Technik und im Lebensbereich des Menschen wie zum Beispiel Nebel, Säfte etc. Im kolloidalen Silberwasser befinden sich Kolloidpartikel als kleinste Teilchen in einer Lösung aus destilliertem Wasser, die eine elektrische Ladung in sich tragen und sich durch das permanente Abstoßen in einem Schwebezustand halten. Kolloide sind die zweitkleinsten Teilchen in der Naturphysik, die nächste Stufe der Größenreduzierung wäre das Atom.

Kolloidosome: Der vor einiger Zeit neu geprägte Terminus technicus „Kolloidosome" beschreibt neue Anwendungsmöglichkeiten von Kolloiden in der Alternativen Medizin.

Kolloidpartikel: Sind clustergebundene Kolloide oder kleine Festkörper als feinst verteilte Teilchen in einem Dispersionsmedium, zum Beispiel in destilliertem Wasser.

Kolloidales Silber als Pflanzenstärkungsmittel: In der Pflanzenbewirtschaftung und im Pflanzenschutz wird kolloidales Silber in Form von Lösungen und als Spray seit vielen Jahren eingesetzt. Professionelle Gärtner und private Anwender berichten über ausgezeichnete Erfolge, wenn kolloidales Silber (verdünntes Silberkolloid) als Pflanzenschutzmittel oder als Pflanzenstärkungsmittel eingesetzt wird. Siehe auch den ausführlichen Bericht in Teil II, Kapitel II/7.

Kolloidales Silber gestern und heute: Früher wurde kolloidales Silber durch grobe mechanische Zerkleinerungen in so genannten „Silberkolloid-Mühlen" hergestellt. Dieser Methode folgten chemische, elektrochemische und elektrolytische Verfahren

Kolloidales Silber in der Tierheilkunde: In der Tiermedizin wird kolloidales Silber in Form von Lösungen, Salben, Sprays seit vielen Jahren eingesetzt. Tierärzte und Anwender berichten, dass die kS-Anwendungen bei Tieren ähnlich wie bei den Menschen wirken. Siehe auch den ausführlichen Bericht in Teil II, Kapitel II/6.

Kolloidales Silber und die Wirkung gegen Krankheiten: Einige biomedizinische Forscher, wie zum Beispiel der US-amerikanische Dr. Robert C. Beck, der Erfinder des „Silver Generators" und des „Beck Zappers", vertraten und vertreten die Auffassung, dass kolloidales Silber die „Wundermedizin" der Zukunft sei.
Diese Auffassung ist mit äusserster Vorsicht zu betrachten, denn viele Krankheiten bergen hohe Gefährdungspotentiale in sich, die nicht oder nur unzureichend von der Alternativen Silbermedizin ausgeschaltet werden können.
In Teil II, Kapitel II/1 ff. ist eine Aufstellung von vielerlei menschlichen Krankheiten, gegen die kolloidales Silberwasser nach der Meinung vieler Befürworter und Anhänger bis zur Remission helfen soll, aufgeführt. Diese Aufstellung ist nur nachrichtlich zu verstehen, und es sollten vom Leser dieses Handbuches und dem Anwender von kS bei Auftreten einer dieser Krankheiten Ärzte, Kliniken oder/und Heilpraktiker aufgesucht werden, um eine Differentialdiagnose und ggfs. schulmedizinische Behandlung zu erhalten.

Kolloidales Silber und Krankheiten: Die Befürworter von kolloidalem Silber als Heilmittel, das sind Heilkundler und Anwender, sind der festen Überzeugung, dass eine Reihe von körperlichen Störungen und Krankheiten des Menschen durch die Gabe von kolloidalem Silber als Lösung oder Salbe positiv behandelt oder vollständig geheilt werden können. In der spezifischen Primär- und Sekundärliteratur stösst man auf ausführliche und detaillierte Listen mit Krankheiten, gegen die kolloidales Silber eingesetzt werden kann.

Kolloidales Silber und pathogene Mikroorganismen: Einige biomedizinische Forscher, wie zum Beispiel Dr. Robert C. Beck, berichten, dass kolloidales Silber in einer Reihe von In vitro-Versuchen, (also in der Petrischale unter Laborbedingungen), selbst antibiotisch resistente pathogene Mikroorganismen (Mikroben, Viren, Bakterien, Pilze,

Parasiten) bei 5-7 ppm kolloidalem Silber pro Liter in einem Zeitraum von 5-7 Minuten abgetötet habe.

Kolloidales Silber und seine Grenzen: Bei gravierenden körperlichen und seelischen Störungen, akut oder chronisch, sollte nicht einfach kolloidales Silber angewendet werden, ohne den Hintergrund der Erkrankung zu kennen. Es ist unbedingt ratsam, einen Arzt oder Heilpraktiker aufzusuchen, bevor man mit einer Selbstmedikation und der Einnahme oder Anwendung von kolloidalem Silber beginnt. Auf medizinischen Rat und medizinische Hilfe sollte nicht verzichtet werden, dafür ist der Komplex Gesundheit und Krankheit für medizinische Laien viel zu unübersichtlich und nicht überschaubar.

Kolloidales Silber und seine Wirkungsweise: Einige biomedizinische Forscher, wie zum Beispiel der US-amerikanische Arzt Dr. Robert O. Becker, wiesen in einer Reihe von Experimenten nach, dass kolloidales Silber die humanpathogenen Mikroorganismen im menschlichen Körper über die Bildung von DNS-Silberkomplexen und RNA-Silberkomplexen abtötet, einhergehend mit einer Zerstörung der Nukleinsäuren. Die Forscher vermuten, dass kolloidales Silber die human-pathogeen Mikroorganismen wahrscheinlich über eine Blockade der Phosphataufnahme und die Störung der Durchlässigkeit der Zellmembranen der pathogenen Mikroorganismen abtötet.

Kombinierte Silbergeneratoren: Helfen aus dem Dilemma des ständigen Wechsels der Polaritäten, denn sie sind mit Wechselstrom- und Gleichstromankern ausgerüstet.

Kontraindikation: Gegenanzeige durch Umstände, die die Durchführung einer Behandlungsmaßnahme verbieten. Zum Beispiel Lebensalter, Schwangerschaft, andere Medikamente.

Kombinationsheilmittel: Durch Konzentration von elementarem Silber mit bestimmter Stoffen wurden im europäischen Raum Medikamente zur lokalen antiseptischen Wundbehandlung entwickelt, die durch ihre hohe Wirksamkeit zu einer Renaissance der Silbertherapie führten.

Konduktivität: Leitfähigkeit des destillierten Wassers.

Kontrolle des kSw: Das frisch hergestellte kolloidale Silberwasser sollte nach bestimmten Qualitätskriterien kontrolliert werden.

Konzentration von Silber in kS: Die Konzentration des Silbers im kolloidalen Silberwasser wird in Teilen per Millionen, im angloamerikanischen Raum mit „parts per million", Kurzbezeichnung „ppm", gemessen. Die Angabe „parts per million" bezieht sich auf die Anzahl der Wirkstoffanteile auf 1 Million Lösungsanteile. Der Wert ppm ist ein Vergleichsmaß und leitet keine direkte Aussage über die Menge des im Silberwasser enthaltenen kolloidalen Silbers ab.

KoSi: Kurzbezeinung für kolloidales Silber.

Krankheitserreger: Pathologische Mikroorganismen wie Mikroben, Viren, Bakterien, Pilze.

Krankheitsbilder und kSw: Die Alternative Medizin kennt ca. 650 Krankheitsbilder, bei denen die Anwendung von kolloidalem Silberwasser indiziert sein soll.

Krankheitsphänomene: Das sind die mehr oder weniger ausgeprägten Symptome, das heisst: Erscheinungsbilder einer körperlichen oder seelischen Störung. Jedes Symptom hat charakteristische Ausprägungen, wobei bestimmte starke Symptome als Leitsymptome bezeichnet werden.

Krankheiten und Silberanteile: Einige biomedizinische Forscher, wie zum Beispiel der US-amerikanische Dr. Robert O. Becker, vertreten die Auffassung, dass zwischen dem Absinken des körpereigenen Silberspiegels, also dem Vorhandensein eines immanenten Silberanteils von etwa 0,001 Silberanteil im menschlichen Körper, und dem Absinken dieses Silberspiegels unter ein bestimmtes Maß und dem Auftreten von bestimmten Krankheiten ein ursächlicher Zusammenhang bestünde, weil dadurch das Immunsystem des Körpers zu Fehlfunktionen angeregt werden würde.

Krankheitserreger: Bezeichnung für pathogene (krankheitserregende) Mikroorganismen (Bakterien, Pilze), Viren und Parasiten.

Krebsentstehung durch kS: Es gibt eine Reihe von Forschern, die nach einer Reihe von durchgeführten In vitro-Experimenten mit Silberionen feststellten, dass Silber in Interaktion mit der DNA treten kann, was zu den so genannten „DNA strand breaks" führen kann. Was genau mit dieser Aussage gemeint ist, scheint immer noch unklar zu sein, denn es gibt keine zuverlässigen und randomisierten Studien über die Krebsentstehung bei Menschen nach Einnahme von bestimmten Silbergaben. Die amerikanische EPA führte in den 80er-Jahren des 20. Jahrhundert Tierversuche durch und stellte fest, dass nach einem Langzeitversuch mit silberversetztem Trinkwasser (0,5 mg/Liter Silbergabe) sich bei den Versuchstieren neurologische Defizite und eine Reduzierung der so genannten Immunantwort einstellten.

Kritische Tages-RFD: Die kritische Tages-RFD (Reference Dose) soll nach den Ermittlungen der EPA („Enviroment Protection Agency") bei ca. 14 Mikrogramm (μkg) per Kilo Körpergewicht pro Tag liegen, die tolerierbare Tagesdosis bei 5 Mikrogramm pro kg Körpergewicht.

kS: Abkürzung für kolloidales Silber.

kS-Absorption: Im menschlichen Körper wird kolloidales Silber aufgenommen (absorbiert) und resorbiert.

kS-Atome: Es sind 15 Atome pro Kolloid vorhanden.

kS-Geschmack: Ist leicht metallisch-neutral und geruchlos.

kSw-Geruch: kS ist geruchlos, schmeckt leicht metallisch-neutral.

kS-Resorption: Kolloidales Silber wird im menschlichen Körper passiv und aktiv resorbiert. Die Resorption findet im Darmsystem statt.

kS-Sedimente: Setzen sich auf dem Boden des Glasgefässes während oder/und nach der Herstellung des kolloidalen Silberwassers als graue bis braune Partikel ab. Das Vorhandensein von kS-Partikeln ist ein Beweis für die Unwirksamkeit des hergestellten oder zulange gelagerten kolloidalen Silberwassers und gilt als Indiz, dass die so genannte „Brown'sche Bewegung" im Kolloid erloschen ist.

kS und der oligodynamische Effekt: Kolloidale Silberdispersionen verstärken den oligodynamischen Effekt sichtlich, weil die Oberfläche der wirksamen Silberpartikel abgewickelt am größten und damit am wirksamsten ist.

kS und die rechtliche Lage in Deutschland: Kolloidales Silber ist ein in Deutschland zulassungspflichtiges Heilmittel, das nur von Apotheken, Pharmaunternehmen, Ärzten und Tierärzten mit einer staatlichen Zulassung hergestellt, vertrieben und angewendet werden darf.
Kolloidales Silber ist kein Nahrungsergänzungsmittel, sondern ein zulassungspflichtiges Heilmittel, also ein Arzneimittel, ein Medikament. Es ist in Deutschland als Heilmittel noch nicht zugelassen.
Wird kolloidales Silber als Nahrungsergänzungsmittel angeboten, fällt es automatisch in den Geltungsbereich des LFBG, denn es würde dann als Lebensmittel eingestuft.
Doch kolloidales Silber ist kein Nahrungsergänzungsmittel, sondern ein zulassungspflichtiges Heilmittel, zur Zeit ohne amtliche Zulassung; diese würde umfangreiche und kostenträchtige klinische Studien und den Nachweis der Wirksamkeit erfordern.
Als Nahrungsergänzungsmittel fällt kolloidales Silber zudem automatisch in den Geltungsbereich des NemV. Diese Verordnung enthält als Anhang in der Anlage 1 eine Liste mit der Aufstellung erlaubter Substanzen, wobei kolloidales Silber nicht aufgeführt ist.
Soweit bekannt ist, gibt es in Deutschland so genannte „Fertigarzneimittel", die kolloidales Silber enthalten und eine behördliche Zulassung besitzen. Eines dieser Heilmittel ist das Fabrikat „Gastrarctin ® der Firma „Serumwerk", das als apothekenpflichtiges Magen- und Darm-Antiseptikum mit einem Gehalt an kolloidalem Silber von 250 mg Ag/100g verschrieben wird.
Siehe auch den ausführlichen Bericht über die Rechtslage in Deutschland in Teil IV, Kapitel IV/3 dieses Handbuches.

KSP: Kurzbezeichnung für das „Kolloidale Silber Protein".

kSw: Kurzbezeichnung für ein mikromineralisches, kolloidales Silberwasser auf mikrometallischer, kolloidaler Basis.

kSw als Antibiotikum: Kolloidales Silber wirkt nach vorliegenden Berichten von Anwendern und alternativen Medizinern gegen Infektionen durch humanpathogene Keime (Mikroorganismen wie Viren, Mikroben, Bakterien, Parasiten u. a.).

kSw als Antimykotikum: Kolloidales Silber wirkt nach vorliegenden Berichten von Anwendern und alternativen Medizinern gegen den Befall von Pilzen (Hefepilze u. a.).

kSw als Nahrungsergänzungsmittel: Während Silber im menschlichen Körper und in der Nahrung seit vielen Jahren wissenschaftlich nachgewiesen werden kann, ist die Notwendigkeit, der menschlichen Nahrung nun unbedingt Silber als Nahrungsergänzungsmittel beizumischen, um therapeutisch-medizinische Erfolge zu erzielen, wissenschaftlich noch nicht endgültig nachgewiesen und wohl auch nicht geplant, da Silber zudem kein amtlich zugelassenes und gelistetes Nahrungsergänzungsmittel ist und auch nicht als „Nahrungsergänzungsmittel" bezeichnet werden darf, denn kolloidales Silber ist nach dem AMG (Arzneimittelgesetz) ein zulassungspflichtiges Heilmittel.

kSw-Anwendung bei Pflanzen: Siehe den ausführlichen Bericht in Teil II dieses Handbuchs.

kSw-Anwendung bei Tieren: Siehe den ausführlichen Bericht in Teil II dieses Handbuchs.

kSw-Kit: Bezeichnet eine Ausrüstung zur Herstellung von kolloidalem Silberwasser und besteht aus destilliertem Wasser, Silberstäben, Glasgefäss und einem Silbergenerator.

kSw-Reinheit: Ein kolloidales Silberwasser ist rein, wenn es keine Salze, Elektrolyten und Sedimente enthält.

kSw-Reinigung: Einige Hersteller von kolloidalem Silberwasser empfehlen die Verwendung von handelsüblichen Kaffeefiltern, durch die das hergestellte kolloidale Silberwasser „geseiht", also gefiltert wird, um etwaige Silberoxidpartikel von der kolloidalen Lösung zu trennen.

kSw-Stabilität: Wird erreicht durch die polymeren Fettsäuren im kolloidalen Silberwasser und /oder zusätzlich durch magnetische Stabilisierungsverfahren.

kSw und die rechtliche Lage in den USA: In den USA wacht die oberste Medizinalbehörde, die FDA (Food and Drug Administration) darüber, dass kein Hersteller und kein Vertrieb entgegen dem „pre-1938-drug act" kolloidales Silberwasser herstellt, vermarktet, vertreibt und auf unzulässige Weise als wirksames Arzneimittel anpreist oder gar anwendet. Die FDA verfolgt auch Versuche von Herstellern und Vertrieben, kolloidales Silberwasser als Nahrungsergänzungsmittel (OTC) oder alternatives Antibiotikum anzupreisen oder es zu bewerben. Kolloidale Silberprodukte sind – so die FDA – ineffektiv, also unwirksam und führen zu gesundheitlichen Nebenwirkungen bis zu hin zur Argyrie.

kSw und homöopathische Potenz: Das elektrolytisch hergestellte, herkömmliche kolloidale Silberwasser entspricht in der Silberkonzentration den klassischen homöopathischen Potenzen D4 – D6.

Kühnli, Werner: Autor des Fachbuches „Kolloidales Silber als Medizin".

Kumulation von kS: Die Kumulation, also die Ansammlung, von kolloidalem Silber im menschlichen Körper ist – so die Befürworter von kS – angeblich nicht möglich.

Kupferoxid: Auch als „Grünspan" bekannt. Entsteht bei der kS-Herstellung, wenn Silberstäbe mit weniger als 99,99 % Silberanteil verwendet werden, da sich durch die Elektrolyse im destilliertem Wasser Kupferoxyde von den Elektroden lösen.

Kurmäßige Anwendung von kS: Kolloidales Silberwasser wird in so genannten „Silberkuren" in bestimmten Intervallen und bestimmten Dosierungen angewendet.

Kutan: Zur Haut gehörend, sie betreffend.

L

Lagerung von kSw: Fachgerecht hergestelltes kolloidales Wasser kann nach Angaben der Hersteller bei sachgerechter trockener, aber kühler und Licht geschützter Lagerung in dunklen Glasflaschen etwa 3-5 Monate lagern. Zu beachten ist, dass die elektrische Ladung der positiv geladenen Silberionen im Laufe der Zeit abbaut bzw. nachlässt. Kolloidales Wasser sollte nicht im Kühlschrank aufbewahrt werden, auch nicht in Kunststoff- oder Metallbehältern oder in der Nähe von elektrischen Geräten.

Lam, Chan, Ko, Liew: Autoren des Reports „In vitro cytotoxicity testing on a nanocristalline Silverdressing (Acticoat) on cultered kerationcytes", am Prince of Wales-Hospital in Hong Kong.

Langzeit-antiseptische kS-Therapie: Wird bei schlecht verheilenden Wunden und Brandwunden angewendet, in dem nanokristalline Silberauflagen (silberdurchwirkte Verbände, Silberfolien, Silbergewebe) auf die Wunden appliziert werden.

Lebensmittelfarbstoff: Das Edelmetall Silber wird im deutschen Nahrungsmittelbereich von der Lebensmittel-Industrie als unbedenklicher Lebensmittelfarbstoff E 174 verwendet. Der Farbstoff Silber (Ag) ist ohne Höchstmengenbeschränkung (quantum satis) zugelassen, insbesondere für Oberflächenveredelungen (Überzüge) von Pralinen, Süsswaren und als Bestandteil von Likören. Der Lebensmittelfarbstoff „Silber" (Ag) gilt als nur in geringen Mengen aufgenommener Lebensmittelfarbstoff für den menschlichen Verzehr als unbedenklich.

Lebensmittel- und Futtermittelgesetzbuch: Behandelt u. a. auch die Färbung von Lebensmitteln (§ 12: Silber E 174, Färbung von Süßigkeiten) und die zulässige und verbotene Werbung für Lebensmittel. Abkürzung: LFGB.

Leitsymptome: Jedes Symptom einer Erkrankung hat charakteristische Ausprägungen, wobei bestimmte starke Symptome als Leitsymptome bezeichnet werden. Symptome sind die mehr oder weniger ausgeprägten Erscheinungsbilder einer körperlichen oder seelischen Störung.

Leitwert: Der elektrische Leitwert wird in „Micro-Siemens" gemessen und mit µS/cm bezeichnet. Bei der Produktion von kolloidalem Silberwasser sollten mindestens 2 – 3 Micro-Siemens erreicht werden.

Leukozyten: Sind weiße Blutkörperchen und unterteilen sich in Granulozyten Lymphozyten und Monozyten. Leukozyten sind Bestandteile einer vielfältigen Gruppe von Blutzellen mit Aufgaben in der Immunabwehr.

LFGB: Abkürzung für Lebensmittel- und Futtermittelgesetzbuch. Behandelt u.a. auch die zulässige und verbotene Werbung für Lebensmittel.

Literatursammlung von Artikeln über kS: Was folgt, ist eine auszugsweise Listurg:

Journal of Bone Surgery: (60-A:871, 1978). In dem Report mit dem Titel: „Treatment of Orthopedic Infections with Electrically Generated Silber Ions", beschreiben die Autoren Becker R. O. und Spadaro J. A. die Anwendung von elektrisch erzeugten Silberionen, die in einem In vitro-Experiment mit unterschiedlichen Ergebnissen an chronisch Kranken aus dem Formenkreis der infektiösen Krankheiten angewendet wurden.

Journal of Experimental Medicine: (53, p. 413-419, 1931). Report mit dem Titel: "Effects of the Intravenous Injection of Colloidal Silver upon the Hermatopoetic System in Dogs". In diesem Report beschreiben die Autoren die in vivo-Versuche an Hunden mit zum Teil tödlichen Ausgang, die unter Injektion von Collargol durchgeführt wurden, um die Wirksamkeit von kolloidalen Silber zu testen.

Journal of the American Medical Association: (JAMA October 18, 1996 – Vol. 274, No. 15). Artikel mit dem Titel: "Colloidal Silver Proteins Marketed as Health Supplements." In diesem Artikel beschreibt der Autor die Toxizität, die Ablagerung von Silber im menschlichen Körper und die Gefahr einer Argyrie durch die verbreitete Anwendung von kolloidalem Silber.

<u>Journal of Antimicrobial Chemie:</u> (1994) Artikel der Autoren Bach A., Boher H., Motsch J., Martin E., Geiss H.K., Sontag H.G. mit dem Titel: „Prevention of bacterial colonization of intravenous catheters by anticeptic impregnatio of polyurethae polymers." In diesem Artikel beschreiben die Autoren die Verwendung von silberimprägnierten Kathetern in einem medizinischen In vivo-Experiment an Ratten zur Vermeidung von bakteriellen Infektionen.

Lymphatisches System: Bildet die Gesamtheit des lymphatischen Gewebes und besteht aus den lymphatischen Organen (zum Beispiel Lymphknoten, Milz) und den Lymphbahnen als anatomische Grundlagen des menschlichen Immunsystems.

Lymphe: Die in den Lymphgefäßen enthaltene Flüssigkeit. Sie dient der Zell- und Gewebsernährung und transportiert die Lymphozyten von ihrem Bildungsort ins Blut.

Lunulae: Durch Argyrie hervorgerufene Verfärbung der Fingernägel und (seltener) auch der Haare.

LVDS Cs.: Handelsbezeichnung für elektrochemisch hergestelltes kolloidales Silber.

M

Magnet-Pulser: Ist ein von Dr. Robert C. Beck erfundenes elektromedizinisches Gerät, das mit einem magnetischen Feld arbeitet und im Beck-Protokoll gegen verschiedene Krankheiten eingesetzt wird.

Marktzulassung: Zulassung eines zulassungspflichtigen Heilmittels durch die zuständige oberste Arzneimittelbehörde auf der Grundlage des Arzneimittelgesetzes (AMG).

Mayer-Picard, Robert E.: Deutscher Verfasser von Aufsätzen über die Anwendung und Wirkung von kolloidalem Silber und die Blutelektrifizierung.

Medizinforum: Internet-Plattform, die sich inhaltlich kritisch, unkritisch, überkritisch und meist subjektiv eingefärbt mit der konservativen und alternativen Medizin beschäftigt und unablässig Behandlungshinweise und Warnhinweise über Heilmethoden, Heilmittel und Heiler veröffentlicht.

Medizinische Anwendungen von kS: Die Alternative Medizin kennt ca. 650 krankheitsbedingte Anwendungen für kolloidales Silber.

Medizinische Studien über kS: Seit einigen Jahren liegen tatsächlich einige über kolloidales Silber in der Medizin vor.

Medizinproduktegesetz (MPG): Ist ein Gesetz zur Regelung der Herstellung und Qualitätssicherung von zugelassenen medizinischen Geräten, darunter wäre auch der Silbergenerator, wenn dieses Medizingerät kommerziellen medizinischen Zwecken dienen sollte.

Mesosilber: Ist ein kSw-Fabrikat mit angeblich größerer Partikeloberfläche als die Konkurrenzprodukte.

Messung der Silberkonzentration im kSw: Die Silberkonzentration im selbst herge-stellten kolloidalen Silberwasser kann vom Laien nur durch Augenschein und Ge-schmack geschätzt werden. Es werden jedoch neben den Silbergeneratoren auch Zu-satzinstrumente angeboten, mit denen der private Hersteller die Silberkonzentration seines kolloidalen Silberwassers messen könnte. Das ist jedoch deswegen nicht mög-lich, weil die elektrochemisch oder elektrolytisch hergestellten Silberkolloide aus einer unbestimmbaren, unbekannten und schwer bestimmbaren Mixtur ionischen und nicht-ionischen Silbers bestehen. Insofern ist die Leitfähigkeit in Verbindung mit der Silberkon-zentration (in kolloidaler Form) äußerst schwierig nachzuweisen. Der Nachweis der Sil-berkonzentration wird noch erschwert durch externe Einflüsse wie die Beschaffenheit des destillierten Wassers, die Reinheit des verwendeten Silbers, die Stromart des Sil-bergenerators und noch andere Parameter. Eine andere Möglichkeit, die Silberkonzent-ration zu bestimmen, wäre der Nachweis der elektrischen Ladungsmenge, die über die beiden Silberelektroden durch das destillierte Wasser geflossen ist. Das jedoch wird er-schwert, weil nicht genau ermittelt werden kann, wie sich die ionischen zu den nicht-ionischen Anteilen und diese zu der sehr schwer zu ermittelnden Ladungsmenge des eingesetzten Stroms zusammensetzen.

Metabolismus: Medizinischer Terminus für Stoffwechsel.

Metallelektroden: Sollten als Anode und Kathode aus Reinsilber mit einem Silbergehalt von 99,99 % bestehen.

Meyenburg, Konrad: Mittelalterlicher adliger Universalgelehrter, der im 13. Jahrhundert in seinem „Buch der Natur" die Anwendung von Silberessenzen, Goldessenzen und Sil-beramalgam in der Heilkunde beschrieb.

Miasmen: Plural von Miasmus; nach Auffassung von Samuel Hahnemann, dem Be-gründer der klassischen Homöopathie, sind Miasmen die Ur-Ursache aller Krankheiten. Hahnemann schuf die entsprechende Miasmen-Lehre mit den 3 Miasmen, die er als:

- Bora, den Mangel,
- Sykosis, die Überschwänglichkeit,
- Syphilis, die Zerstörung, bezeichnete.

Mikrobenkiller: Kolloidales Silber soll – so postulieren es die Anhänger – ungefähr 650 humanpathogene Mikroorganismen (Mikroben, Viren, Bakterien, Pilze, Parasiten) abtö-ten.

Mikrokolloide: Wirken sich durch ihre negative elektrische Ladung, ihre Frequenz und ihre Polarisierung in bioelektrischer Eigenschaft auf Krankheitserreger aus.

Mikroorganismen: Sind Viren, Mikroben, Bakterien, Pilze, Parasiten u. a., die im menschlichen Körper als humanpathologische Keime krankmachend einwirken und mit kolloidalem Silber bekämpft werden können.

Mild Silver Protein: Endprodukt, dass bei der Herstellung von elektrolytisch gewonne-nen kolloidalen Silber anfällt und angeblich zu einer Argyrie mit milder Verlaufsform füh-ren kann.

Molekular dispers: Ist eine kolloidale Lösung, die als echte Lösung zwischen einer Suspension (grob dispers) steht. Dazu zählt auch das kolloidale Silberwasser.

Molekular-disperse Systeme: Werden mit Teilchengrößen unter 1 Nanometer als molekular-dispers bezeichnet.

Molekülgröße: Beträgt zwischen 0,01 – 0,001 Mikrometer.

Mondphasentheorie: Im Jahre 1929 meinten französische Forscher entdeckt zu haben, dass die Mondphasen einen erheblichen Einfluss auf die Wirkung des in diesen Mondphasen oral eingenommenen kolloidalen Silbers hätten. Die Forscher gaben den Rat, in der Vollmondphase, das heißt: 2 Tage vorher und 2 Tage nachher, kein kolloidales Silber einzunehmen oder anzuwenden, da es in dieser Mondphase angeblich keine antibakterielle, keimtötende Wirkung habe. In der Mondphase des Abnehmens, das heißt: 2 Tage nach dem vollen Mond, – so die Forscher – solle die Wirkung des kolloidalen Silbers wieder unbeeinträchtigt vom negativen Mondeinfluss einsetzen.

Mondeinfluss auf die kS-Herstellung: In Experimenten, die in den verschiedenen Phasen des Mondes stattfanden, wurde folgende Versuchsanordnung gewählt, um den Einfluss des Mondes bei der Herstellung von elektro-chemischem kolloidalen Silber festzustellen:

- Zwei Silbergeneratoren wurden für den elektro-chemischen Herstellungsprozess des kolloidalen Silbers vorbereitet.
- Ein geeichter Zeitmesser gab während der Experimente genau die Zeit für die Stromstöße der beiden kS-Generatoren vor.
- Phase 1: Vor der Mondeclipse wurden mehrere Stromstöße von je 6000 – 8000 ppb (parts per billion) abgefeuert.
- Phase 2: Während der Mondeclipse wurden mehrere Stromstöße von je 6000 – 8000 ppb (parts per billion) abgefeuert.
- Phase 3: Nach der Mondeclipse wurden mehrere Stromstöße von je 6000 – 8000 ppb (parts per billion) abgefeuert.
- Die Experimente ergaben, dass sich die Anteile und die Qualität der Silberpartikel vor, während und nach der Eclipse des Mondes signifikant unterschieden.
- Der Einfluss des Mondes auf die elektro-chemische Produktion von kolloidalem Silber war damit nachgewiesen.

Monodisperse Systeme: Werden mit annähernd gleichen Teilchengrößen als monodispers bezeichnet.

MPG: Medizinproduktegesetz.

MSP: Abkürzung für „Mild Silver Protein".

Multiple Emulsionen: Sind Dispersionen einer Flüssigkeit in einer anderen Flüssigkeit, die miteinander nicht mischbar sind und aus mehr als zwei Stoffen, den multiplen Kolloiden, bestehen.

Multiple Kolloide: Bestehen aus mehr als zwei Stoffen in einer Dispersion aus einer Flüssigkeit in einer anderen Flüssigkeit, die miteinander nicht mischbar sind.

Multi-Resistente Bakterien: Kann ein Stamm von pathogenen Erregern durch viele, eigens gegen ihn entwickelte Wirkstoffe (zum Beispiel Antibiotikum oder Antimykotikum) nicht mehr bekämpft und abgetötet werden, liegt eine so genannte Resistenz, eine signifikante Widerstandsfähigkeit, gegen das Bekämpfungsmittel vor.

Multi-Resistente Keime: Kann ein Stamm von pathogenen Erregern durch viele, eigens gegen ihn entwickelte Wirkstoffe (zum Beispiel Antibiotikum oder Antimykotikum) nicht mehr bekämpft und abgetötet werden, liegt eine so genannte Resistenz, eine signifikante Widerstandsfähigkeit, gegen das Bekämpfungsmittel vor.

Multi-Resistente Erreger: Kann ein Stamm von pathogenen Erregern durch viele, eigens gegen ihn entwickelte Wirkstoffe (zum Beispiel Antibiotikum oder Antimykotikum) nicht mehr bekämpft und abgetötet werden, liegt eine so genannte Resistenz, eine signifikante Widerstandsfähigkeit, gegen das Bekämpfungsmittel vor.

Multi-resistente Mikroben: Kann ein Stamm von pathogenen Erregern durch viele, eigens gegen ihn entwickelte Wirkstoffe (zum Beispiel Antibiotikum oder Antimykotikum) nicht mehr bekämpft und abgetötet werden, liegt eine so genannte Resistenz, eine signifikante Widerstandsfähigkeit, gegen das Bekämpfungsmittel vor.

Multi-Resistente Pilze: Kann ein Stamm von pathogenen Erregern durch viele, eigens gegen ihn entwickelte Wirkstoffe (zum Beispiel Antibiotika oder Antimykotikum) nicht mehr bekämpft und abgetötet werden, liegt eine so genannte Resistenz, eine signifikante Widerstandsfähigkeit, gegen das Bekämpfungsmittel vor.

Multi-Resistente Parasiten: Kann ein Stamm von pathogenen Erregern durch viele, eigens gegen ihn entwickelte Wirkstoffe (zum Beispiel Antibiotikum oder Antimykotikum) nicht mehr bekämpft und abgetötet werden, liegt eine so genannte Resistenz, eine signifikante Widerstandsfähigkeit, gegen das Bekämpfungsmittel vor.

Multi-Resistente Viren: Kann ein Stamm von pathogenen Erregern durch viele, eigens gegen ihn entwickelte Wirkstoffe (zum Beispiel Antibiotikum oder Antimykotikum) nicht mehr bekämpft und abgetötet werden, liegt eine so genannte Resistenz, eine signifikante Widerstandsfähigkeit, gegen das Bekämpfungsmittel vor.

Multi-Resistenz: Kann ein Stamm vor pathogenen Erregern durch viele, eigens gegen ihn entwickelte Wirkstoffe (zum Beispiel Antibiotikum oder Antimykotikum) nicht mehr bekämpft und abgetötet werden, liegt eine so genannte Resistenz, eine signifikante Widerstandsfähigkeit, gegen das Bekämpfungsmittel vor.

Mutierte Erreger: Seit der Erfindung und weltweiten Anwendung der synthetisch hergestellten Antibiotika im Jahre 1928 haben sich viele Erregerstämme, dass heißt die Stämme der humanpathogenen Mikroorganismen wie Viren, Mikroben, Bakterien, Pilze und Parasiten, zunehmend auf die Antibiotika eingestellt und sind mutiert; sie haben also ihre ursprünglich bekämpfbaren Eigenschaften verloren oder umgewandelt und verlieren insbesondere seit den 70-Jahren des 20. Jahrhundert an Wirkung, was bedeutet, sie sind resistent, also widerstandfähig, gegen die in den synthetischen Antibiotika befindlichen Wirkstoffe geworden

N

Nägeli von, Carl: Beschrieb erstmals um das Jahr 1861 die Eigenschaft von Silber als „oligodynamisch", womit er meinte, dass Silber wenig aktiv sei. Das führte ihn zu dem Schluss, dass schon Konzentrationen von nur 0,0000001 % Silberionen ausreichten, um einen im Frischwasser vorkommenden Keim, den „Spyrogyral", abzutöten.

Nahrungsergänzungsmittel: Nahrungsergänzungs-Mittel sind Lebensmittel in untypischer Form, die Nährstoffe in konzentrierter Form enthalten. Lebensmittel, die vor Mai 1997 nicht in nennenswertem Umfang in der EU im Verkehr waren, gelten generell nach der „Novel Food Verordnung der EU" als „neuartig" und bedürfen der behördlichen Zulassung. Abkürzung für Nahrungsergänzungsmittel: NEM. Kolloidales Silber gehört nicht zu den Nahrungsergänzungsmitteln, sondern ist ein zulassungspflichtiges Heilmittel, dass dem Arzneimittelgesetz (AMG) unterliegt.

Nanokristalline Silberauflage: Ist eine mit nanokristallinen Silberauflagen (aufgedampfte Kristallstrukturen) versehene medizinische Silberfolie mit einem breiten, antibakteriziden Wirkungsspektrum.

Nanokristalline Silberfolie: Ist eine mit nanokristallinen Silberauflagen (aufgedampfte Kristallstrukturen) versehene medizinische Silberfolie mit einem breiten, antibakteriziden Wirkungsspektrum.

Nanokristalline Silbertherapie: Ist eine hoch wirksame Wundtherapie mit einem breiten, antibakteriziden Wirkungsspektrum, welches durch eine mit nanokristallinen Silberauflagen (aufgedampfte Kristallstrukturen) versehene medizinische Silberfolie bewirkt wird.

Nanokristalline Silberwundtherapie: Ist eine hoch wirksame Wundtherapie mit einem breiten, antibakteriziden Wirkungsspektrum, welches durch eine mit nanokristallinen Silberauflagen (aufgedampfte Kristallstrukturen) versehene medizinische Silberfolie bewirkt wird.

Nanopartikel: Sind Partikel (Teilchen) von kleinster Grösse mit 5-10 Nanometer.

Nanosilber: Bei Vorhandensein von Partikeln elementaren Silbers mit Grössen zwischen 5-10 Nanometer spricht man von Nanosilber.

Nanosilver: Bezeichnung für den Silbergenerator eines Deutschen Herstellers.

National Academy of Science: Abkürzung „NAS", ist Teil der National Academy, einer amerikanischen Gesellschaft zur Förderung der Wissenschaften.

National Formulary: Ist neben der „United States Pharmacopoeia" (U.S.P.) die zweite offizielle Liste der in den USA zugelassenen Medikamente, in der auch bis etwa 1975 verschiedene kolloidale Silberprodukte aufgeführt waren. Diese Silberpräparate der N.F. und der U.S.P. enthielten kolloidales Silber mit 18 – 22 % Silberanteil, welches für die Anwendung am Patienten mit Wasser auf 0,05 – 10 % verdünnt wurde. Weiterhin wurden in der N.F. und der U.S.P. sehr starke Silberprotein-Präparate aufgeführt, die einen Silbergehalt von 7,5 – 8,5 % aufwiesen und zur Anwendung am und im Menschen mit Wasser auf 0,5 – 10 % verdünnt werden mussten. Keines der in der N.P. und der U.S.P aufgeführten Silberpräparate wurde ab 1975 in der offiziellen U.S.P. und in der N.F. (National Formulary) geführt.

Natriumchlorid: Auch als Kochsalz bekannt; wird ein Körnchen Natriumchlorid in destilliertes Wasser (Suspension) gegeben, dann entsteht eine Lösung, die negativ geladene Chlorionen und positiv geladenes Silberchlorid (Silbersalz) enthält und nach einer Einnahme zu einer Argyrie führen kann.

Naturheilmittel und kS: Kolloidales Silber in Form von Lösungen, Salben und anderen Darreichungsformen wird in Deutschland nicht dezidiert als Naturheilmittel, sondern gemäss AMG (Arzneimittelgesetz) als zulassungspflichtiges Heilmittel eingestuft. Von der amerikanischen FDA (Food & Drug Administration) wird kolloidales Silber weder als Heilmittel noch als Naturheilmittel, sondern als „OTC-drug", als „Über-den-Ladentisch-Mittel", hier als diätisches Nahrungsergänzungsmittel, eingestuft, welches auf der Grundlage einer im Jahre 1938 erlassenen Verordnung „(pre-1938-drug act") nur hergestellt und verkauft werden darf, wenn u. a. die Originalrezeptur aus der Zeit vor dem Jahre 1938 Grundlage der Herstellung ist.

Natürliches Antibiotikum: Kolloidales Silber wird von den Herstellern, Anhängern, Befürwortern und Vertriebsorganisationen als „natürliches Antibiotikum" bezeichnet.

Nebenwirkungen: Schädliche, unbeabsichtigte Reaktionen des menschlichen Organismus auf bestimmte Wirkstoffe in Medikamenten und Heilmitteln.

Nebenwirkungen einer Silbertherapie: Unerwünschte Begleiterscheinungen bei einer kombinierten Therapie mit verschiedenen Wirkstoffen. Besonders bei der Chemotherapie können die Nebenwirkung der dosis-limitierende Faktor sein, d.h. es kann nur soviel von einem Medikament verabreicht werden, wie der Körper tolerieren kann und nicht soviel, wie für eine optimale Therapie notwendig wäre.

Nebenwirkungen des kS: Die zumeist in der Schulmedizin angesiedelten Kritiker des angewandten kolloidalen Silbers behaupten warnend, dass die langfristige Einnahme von kolloidalem Silber zu einer quasi irreversiblen Einlagerung von Silbersalzen in den Schleimhäuten und der Haut des Anwenders führen kann. Weiterhin wird darauf hingewiesen, dass sich das kolloidale Silber bei länger andauernder Zusichnahme auch in den Körpergefäßen und den inneren Organen (Leber, Nieren, Milz) und im Zentralen Nervensystem (ZNS) ablagert. Weiter wird berichtet, dass diese beschriebenen Ablagerungen in Gefäßen und Organen zu chronischen Oberbauchschmerzen und zentralnervösen Erkrankungen wie Geschmacks- und Gangstörungen, Schwindel und Krampfanfällen etc. führen. Eindringlich gewarnt wird von der Einnahme von kolloidalem Silber während der Schwangerschaft, weil bereits die geringen, mit dem normalen Trinkwasser aufgenommenen Silbermengen zu Fehlbildungsrisiken bei den Föten führen können.

Nebenwirkungen des Silbers: Die am besten untersuchte Nebenwirkung im Zusammenhang mit Silberkonsum in fester oder flüssiger Form ist das Phänomen der so genannten „irreversiblen Argyrie". Es gibt Annahmen von Befürwortern der Silbermedizin, die besagen, dass die graue Verfärbung der Haut und der Schleimhäute durch die Argyrie zu keinen anderen gesundheitlichen Schädigungen führt. Das wiederum bestreiten die Gegner der Silbermedizin energisch und behaupten, die Argyrie führe im Innern des menschlichen Körpers zu chemischen Prozessen und demzufolge zu einer Ablagerung des Silbers in der Haut, den Schleimhäuten, den inneren Organen und im Körpergewebe. Das soll dazu führen, dass sich die Haut grau bis blaugrau verfärbt und bei starker Sonneneinwirkung nach und nach eine dunkelbraune bis schwarze Färbung annimmt.

Nebenwirkungen von kS: Seit vielen Jahrhunderten wird Silber in der Medizin eingesetzt und seit gut 100 Jahren wird kolloidales Silber in der alternativen Medizin als natürliches „Antibiotikum" angewendet, wobei es – folgt man den Berichten in den einschläg -

gen Fachzeitschriften der letzten 100 Jahre – angeblich keine Nebenwirkungen nach der Einnahme von kolloidalem Silber gegeben haben soll. Kolloidales Silber wurde intravenös, subkutan, kutan, oral, rektal, vaginal oder topikal eingenommen und angewendet und soll – so die Berichte – auch nicht im Zusammenwirken mit anderen Medikamenten zu Nebenwirkungen geführt haben.

Nebenwirkungsfreiheit: Es gibt dem Vernehmen nach kein Heilmittel, kein Medikament und keine Arznei, das/die von jeglicher Nebenwirkung frei wäre. Das gilt auch für das kolloidale Silber.

NEM: Kurzbezeichnung für Nahrungsergänzungsmittel.

NEJM : Kurzbezeichnung für das renommierte englische Medizinjournal New England Journal of Medicine (NEJM).

NemV: Kurzbezeichnung für die Verordnung über Nahrungsergänzungsmittel.

Netzwerk-Kolloide: Entstehen, wenn disperse Phase und Dispersionsmittel nicht klar und unzweideutig zu unterscheiden sind, sondern im Gegenteil ineinander verschlungene Netzwerke bilden.

Neurotoxizität bei Fischen: Bei Gabe von kolloidalem Silberwasser in Aquarien besteht die Gefahr einer auftretenden Neurotoxizität. Diese ruft bei tropischen Fischen, die sehr empfindlich sind, allergische Reaktionen hervor, wenn die Silber-Konzentrationen ein bestimmtes Maß überschreiten. Bei Silber-Konzentrationen von 1,5 – 4,2 µg/Liter Wasser kann es unter Umständen zum Exitus der im Aquarium befindlichen tropischen Zierfische kommen.

N. F.: Kurzbezeichnung für „National Formulary", die neben der „United States Pharmacopoeia" (U.S.P.) die zweite offizielle Liste der in den USA zugelassenen Medikamente ist, in der auch bis etwa 1975 verschiedene kolloidale Silberprodukte aufgeführt waren.

Nicht-Arzneimittel: Als Nicht-Arzneimittel werden alle nicht zulassungspflichtigen Heilmittel bezeichnet, für die keine eindeutige Indikationen benannt werden. Sobald durch die Hersteller oder Vertreiber von Nicht-Arzneimitteln eindeutige Indikationen benannt werden, handelt es sich nach dem Arzneimittelgesetz (AMG) um Arzneimittel, für die eine Zulassung erforderlich ist. Das gilt auch für Nahrungsergänzungsmittel, Kosmetika und kolloidales Silber und kolloidales Gold.

Nicht-Verkehrsfähigkeit: Als nicht verkehrsfähig, also nicht handelbar, werden alle nicht zulassungspflichtigen Heilmittel, die Nicht-Arzneimittel, bezeichnet, für die keine eindeutigen Indikationen benannt werden. Sobald durch die Hersteller oder Vertreiber von nicht verkehrsfähigen Nicht-Arzneimitteln eindeutige Indikationen benannt werden, handelt es sich nach dem Arzneimittelgesetz (AMG) um Arzneimittel, für die eine Zulassung erforderlich ist. Das gilt auch für Nahrungsergänzungsmittel, Kosmetika und kolloidales Silber und kolloidales Gold. Ohne die hierfür notwendigen Mindestdaten zur Absicherung von Nutzen und Risiken sind Arzneimittel und Nicht-Arzneimittel nicht verkehrsfähig, das heißt: Sie dürfen nicht vertrieben werden.

NIDA: National Institute of Drug Abuse.

NIMH: National Institute of Mental Health.

NNFA: Kurzbezeichnung für die « National Nutritional Foods Association » (NNFA), ein Zusammenschluss von amerikanischen Nährmittelherstellern mit Sitz in Kalifornien.

Nome de guerre und kSw: Kolloidales Silber wird weltweit unter den verschiedensten Bezeichnungen und Abkürzungen angeboten. Die Gründe für die manchmal schon abenteuerlich klingenden und für „kolloidales Silber" verwendeten Bezeichnungen, die auch als Nome de Guerre oder Camouflage-Namen, das sind Tarnbezeichnungen, verwendet werden, sind vielfältig. In Deutschland sorgen die Strafandrohungen und Sanktionen aus drei Gesetzen und Verordnungen für verdeckte Handelsbezeichnungen, unter denen „kolloidales Silber" angepriesen und vertrieben wird.

An erster Stelle steht das Arzneimittelgesetzt (AMG). Es folgt das Heilmittelgesetz. Dann ist da noch das Lebensmittel- und Futtermittelgesetzbuch (LFGB). Es folgt die Verordnung über Nahrungsergänzungsmittel (NemV)

Kolloidales Silber wird im Handel und in der Werbung unter den nachfolgenden Bezeichnungen angeboten:

- Kolloidales Silber,
- Silberkolloid
- Kolloidalsilberlösung
- Ionisiertes Silberwasser
- Silberwasser (Ag+)
- colloidal silver,
- kolloidales Silberwasser,
- Silberkolloidwasser
- Silberionenwasser
- „Hunza"-Wasser,
- Experimentierwasser,
- Nahrungsergänzungsmittel (NEM),
- Pflanzenstärkungsmittel
- Water of Gaia
- Wunderwasser
- Universelles Wunderwasser
- KoSi-Zaubertrank
- kS-Wundersubstanz
- Ersatz-Antibiotikum
- Zweites Immunsystem

O

Opportunistische Infektion: Der Nestor der alternativen Elektromedizin, der Forscher Dr. Robert C. Beck, bezeichnete mit dem Terminus „opportunistische Infektion" eine Infektion, die während und nach der Behandlung mit dem Blut-Zapper (Blutelektrifizierung), durch den Verbleib der abgestorbenen Mikroorganismen (Krankheitskeime) im Körper entstehen kann. Zur Behandlung dieser „opportunistischen Infektion" nahm Dr. Beck das kolloidale Silber zu Hilfe.

Oligodynamie: Der Wissenschaftler Carl von **Nägeli** schrieb in der Zeitschrift „Neue Denkschrift der Allgemeinen Schweizerischen Gesellschaft (Ges. Naturwiss. Bd. XXXIII Abt. 1, S. 174, K.W. 1893) die Abhandlung: „Über oligodynamische Erscheinungen in lebenden Zellen", wobei er aus den griechischen Begriffen oligos (wenig) und dynamis (Kraft) den Terminus „Oligodynamie" schuf).

Orale Einnahme von kS: Das kolloidale Silber wird – in einer Suspension, dem Silberwasser, aufbereitet – und nach Anweisung der Hersteller, der Ärzte oder Heilpraktiker in bestimmten Quantitäten und Intervallen getrunken, also oral über den Mund zu sich genommen. Eine medizinisch begründete Indikation, kolloidales Silber in Form von Lösungen nur oral einzunehmen, ist in der Silberliteratur nicht bekannt.

Organismus: Komplex aufgebautes Lebewesen, hier der menschliche Körper, mit dem Zusammenspiel der unterschiedlichen Organe.

OTC : «Over-the-counter-drug», amerikanische Bezeichnung für bestimmte Heilmittel und Medikamente, die gemäss dem so genannten „pre-1938 OTC", einem Verwaltungsakt der obersten amerikanischen Medizinalbehörde, der FDA, offiziell „über den Ladentisch" verkauft werden durften.

OTC-Drugs: Die FDA hat eine Reihe von Silberprodukten überprüft, die nicht als „OTC" (Over-the-counter-drugs", also „über-den-Ladentisch-Arzneimittel", klassifiziert waren. Die FDA kam zu dem Schluss, dass keines dieser Silberpräparate als sicher und effektiv für den beabsichtigten Zweck bezeichnet und empfohlen werden konnte. Diese „Nicht-Empfehlung" der FDA schließt Silbernitratprodukte ein.

Ovington & Associates: Autoren des Fachbuches „The Truth about Silver".

Ozonisierung: Wird nach der Lehre von Dr. Robert C. Beck mit einem Ozonisator und destilliertem Wasser durchgeführt, um als vierte Säule der Beck-Protokolle verbliebene Krankheitserreger aus dem Organismus zu schwemmen.

P

Papageienkrankheit und kS: Veterinäre berichten, dass bei der Papageienkrankheit mit der Gabe von kolloidalem Silber im Trinkwasser nennenswerte Erfolge erzielt wurden, die bis zur totalen Remission geführt haben sollen.

Paracelsus und die Silbermedizin: Mittelalterlicher Arzt und Heilkundiger, der im 15./16. Jahrhundert wirkte und u. a. Silberessenzen, Goldessenzen und Silberamalgam in der Therapie verschiedener Krankheiten einsetzte. Er wandte um die Wende vom 15. zum 16. Jahrhundert erstmals Silberamalgam in der Physiotherapie ein, um Quecksilber aus den Körpern seiner Patienten auszuleiten.

Paria-Image von kS: Kolloidales Silber fristet seit seiner Verbannung aus der Medizin und der Verdrängung durch die synthetisch hergestellten Antibiotika eine Art von Paria-Dasein, als unerwünschtes, abgelehntes Heilmittel, obgleich das kolloidale Silber mittlerweile weltweit von vielen Heilkundlern und Anwendern als das „Wundermittel" der alternativen Medizin bezeichnet wird. Dennoch ist kolloidales Silber in vielen Ländern als Heilmittel nicht zugelassen.

Paste: Ist die Bezeichnung für eine kolloidale Lösung, die durch die Konzentration der dispersen Phase keine oder nur eine sehr geringe Fließfähigkeit hat.

Pathogene Bakterien: Damit werden die „schlechten" und gefährlichen Bakterien bezeichnet.

Pathogene Erreger: Damit werden die „schlechten" und gefährlichen Erreger bezeichnet.

Pathogene Keime: Damit werden die „schlechten" und gefährlichen Keime bezeichnet.

Pathogene Mikroorganismen: Damit werden die „schlechten" und gefährlichen Viren, Mikroben, Bakterien, Pilze und Parasiten bezeichnet.

PCC: Abkürzung für die amerikanische Institution „Poison Control Center", eine Unterabteilung der EPA, der „Enviroment Protction Agency".

PDR: Bedeutet „Physicians Desk Reference" und ist eine amerikanische Richtline für Arztpraxen mit Empfehlungen für Therapien und Medikamente oder Warnungen vor denselben.

Peters, Kristina: Autorin des Fachartikels „Kolloidales Silber, „Zaubertrank" der Neuzeit?"

Pflanzenstärkungsmittel kS: Tarnbezeichnung des Handels (Camouflage-Name) für kolloidales Silberwasser, welches als zulassungspflichtiges Heilmittel der Zulassung gemäss AMG (Arzneimittelgesetz) unterliegt.

PflSchG: Kurzbezeichnung für Pflanzenschutzgesetz

Pharmakologie: Ist die Wissenschaft von Art und Aufbau von Heilmitteln, ihren Wirkungen und Anwendungsgebieten.

Pharmacological guidebook: Ist ein US-amerikanisches Verzeichnis und enthält eine Liste mit allen zugelassenen medizinischen und homöopathischen Wirkstoffen und Präparaten. Kolloidales Silber wird schon seit Jahrzehnten im „pharmacological guidebook" nicht mehr als medizinisch einsetzbare pharmakologischer Wirkstoff geführt.

Pharmakologische Wirkung von kS: Das kolloidale Silber wird in flüssiger Form (als Silberwasser) vom menschlichen Körper wie folgt aufgenommen:

- Das applizierte kolloidale Silber wird durch die Haut und die Schleimhaut aufgenommen.

- Das kolloidale Silber wird in Leber und Niere und Haut ab- und eingelagert, allerdings erst bei hohen Silberkonzentrationen.

- In Dosierungen ab 2 Gramm ist Silber nachweislich toxisch.

- Allergische Reaktionen konnten in den bisher verwendeten Silberdosierungen klinisch nicht nachgewiesen werden.

- Bei Personen mit reaktiver Überempfindlichkeit auf Silber sollte weder mit kolloidalem Silber noch mit Silbercremes und Silbersalben noch mit Silberverbänden therapiert werden.

Pharmakon: Bezeichnung für ein Arzneimittel.

Pharmazeutikum: Bezeichnung für ein Arzneimittel.

PH-Wert und kS: In zahlreichen In vitro-Experimenten stellten Forscher fest, dass die Wirksamkeit von Silber abhängig ist vom pH-Wert und der Temperatur. Die Wirkung von Silber ist bei pH-Werten von 7,5 deutlich höher als niedrigeren pH-Werten, wobei bei bestimmten hohen Temperaturen ein ausgeprägter oligodynamischer Effekt festzustellen war.

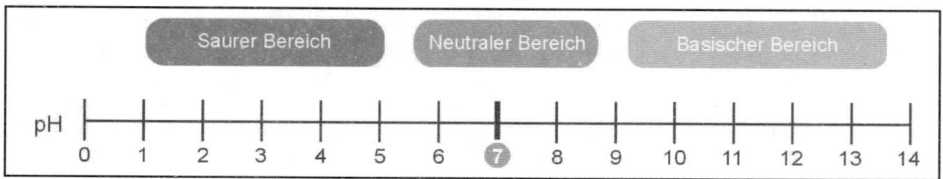

Physicians Desk Reference: Ist eine amerikanische Richtlinie für Arztpraxen mit Empfehlungen für Therapien und Medikamente oder Warnungen vor denselben. Abkürzung: PDR.

Physiologie: Lehre von den Lebensvorgängen auf den Funktionsebenen von Zellen, Zellverbänden, Organen, Organsystemen und dem Gesamtorganismus, der Regulation der Körperfunktionen auf diesen Ebenen, des Stoff-, Energie- und Informationstransportes innerhalb des Organismus und zwischen ihm und der Umwelt.

Physologische Bakterien: Damit werden die „guten" und nützlichen Bakterien bezeichnet.

Phytotoxizität und kS: Versuche zur Erforschung der Phytotoxizität bei bestimmten Pflanzen führten zu folgenden Erkenntnissen: Nach einer Silberkonzentration von 5 mg/l starben die behandelten Pflanzen (hier waren es Lupinen) ab.

Pies, Josef: Deutscher Autor verschiedener Fachbücher über das kolloidale Silber.

Pies, Norbert J.: Deutscher Autor verschiedener Fachbücher über das kolloidale Silber.

Placebo-Effekt: Bei einer Krankheit eintretender, nicht auf medizinischen Erfolg beruhender Heileffekt, die so genannte suggestive Remission. Der Placebo-Effekt entfaltet seine Wirkung in der Regel durch die schiere, autosuggestive Einbildungskraft des betroffenen Kranken.

Placebo-Effekt bei kS: Kritiker des kolloidalen Silbers stellen die These auf, die Wirkung von kolloidalem Silber sei fast ausschliesslich auf den autosuggestiv erzeugten Placebo-Effekt der Anwender zurück zu führen, weil die mit kolloidalem Silber behandelten Patienten bzw. Anwender durch Auto- oder Fremdsuggestion und den Glauben an die „Wunderarznei" eine subjektiv empfundene Heilung an sich bemerken, die – weil nur imaginativ – nicht von Dauer und keine Remission im medizinischen Sinne sein könne.

Plasmakonzentration und kS: Beim Menschen geht man von einer Plasmakonzentration für Silber im menschlichen Blut von 0,001 - unter 0,003 ppm aus. Es gibt Studien, die mit Serumnormalwerten von weniger als 92 nmol/Liter ausgehen, was angenähert etwa 0,01 ppm entspricht

Pocket-Silber: Bezeichnung für den Silbergenerator eines Schweizer Herstellers.

336

Poison Control Center: amerikanische Institution (Giftzentrale); Abkürzung: PCC.

Polaritätswechsel: Bei der Erzeugung von kolloidalem Silberwasser durch Silber-Generatoren (Silber Pulser) tritt ein elektrisches Phänomen auf, das als „Polaritätswechsel" bezeichnet wird. Nicht alle Silber-Generatoren arbeiten mit dem Prinzip des Polaritätswechsels, wobei die Gefahr besteht, dass durch den fehlenden Wechsel der Polarität der Arbeitsstrom ansteigt. Hat der Silber-Generator keine elektronische Strombegrenzung, steigt der Strom durch den geringeren Widerstand an. Der Grund ist: Der Widerstand des destillierten Wassers sinkt in dem Maße, wie der ionische Silberanteil durch die Elektrolyse ansteigt. Durch den Prozess der Elektrolyse steigt also der Silberanteil mit zunehmender Herstellungszeit des kolloidalen Silberwassers, wodurch der elektrische Leitwiderstand im destillierten Wasser absinkt.

Polydisperse Systeme: Werden mit unterschiedlichen Teilchengrößen als polydispers bezeichnet.

Positiv geladene Silber- und Kupferionen: Scheinen nach Auffassung vieler Forscher auch die Enzyme der Photosynthese bei Algen zu hemmen.

Post-antibiotische Ära: Die Befürworter von kolloidalem Silber – meistenteils Kritiker der synthetisch erzeugten Antibiotika – sind der Auffassung, dass auf Grund der zunehmenden Resistenz der synthetisch erzeugten Antibiotika gegen sehr viele Bakterienstämme das kolloidale Silber wieder im Kommen sei und damit die so genannte „Nach-den-Antibiotika-Ära" eingeleitet würde.

Powell, Jim: Amerikanischer Autor des Fachartikels „Our Migthest Germ Fighters" in „Science Digest".

Praktische Anwendung von kS: Die Befürworter von kS setzen sich für die praktische Anwendung von kSw zur Behandlung von ca. 650 Krankheiten und Krankheitsbildern ein.

Prä-Antibiotika-Ära: Ist die Bezeichnung für die Hochzeit des medizinisch erfolgreich eingesetzten kolloidalen Silbers von 1900 bis etwa 1930, bevor die medizinische Anwendung des kolloidalen Silbers und anderer Silberpräparate durch die synthetisch erzeugten Antibiotika (zum Beispiel Penicillin im Jahre 1928) aus den Krankenhäusern und Arztpraxen verdrängt worden war.

Prävention: Vorbeugung. Unter Primärprävention versteht man die Verhütung von Krankheiten durch Gesundheitsförderung und Ausschaltung schädlicher Einflüsse. Als Sekundärprävention wird die möglichst frühzeitige Erkennung und Behandlung von Erkrankungen bezeichnet.

Pre-drug-act: Der pre-drug-act der FDA vom 13.09.1991 umfasste unter anderem auch eine große Anzahl von Präparaten aus kolloidalem Silber, die offiziell als so genannte „pre-1938-drugs" von der FDA anerkannt worden waren, obgleich nicht alle der vor 1938 zugelassenen Silberpräparate aus „true colloidal silver", sondern aus chemisch erzeugtem Silber hergestellt worden waren, wobei die Größe der Silberpartikel, die Wirksamkeit des Silberkolloids und die Toxizität von Präparat zu Präparat stark schwankte.

Aus diesem Grund stufte die FDA bestimmte Silberpräparate mit stark ätzenden Konzentrationen als „not safe", als „nicht sicher", ein und warnte die Anwender vor dem Auftreten von Nebenwirkungen, insbesondere vor der Argyrie, wobei in den Statements der FDA nicht dezidert zum Ausdruck kam, dass nicht das „kolloidale Silber", sondern Silbernitratpräparate von der Warnung betroffen waren.

Preise von kS: Die Verkaufspreise von kolloidalem Silberwasser schwanken weltweit beträchtlich. Kolloidales Silberwasser wird von den Anbietern in 200 - 400 Milliliter-Gebinden zu Preisen von 12 – 100 € gehandelt.

Problematische Keime: Zu den von den Mediziner als „problematische Keime" bezeichneten pathogenen Mikroorganismen zählen zum Beispiel folgende Keime: Pseudomonas aeroginosa, MRSA sowie verschiedene Proteusstämme.

Produktformation: Information des Herstellers eines Heilmittels, die Angaben über Wirkungsweise, Wirksamkeit, Indikationen, Nebenwirkungen, Unverträglichkeiten, Darreichungsformen und andere relevante Positionen enthält.

Prognose: Vorhersage über möglichen Verlauf und Ausgang einer Krankheit auf Basis der bestehenden Befunde.

Propagierung von kS: Die Befürworter und Hersteller von Nahrungsergänzungsmitteln, die kS enthalten, propagieren die angebliche Unbedenklichkeit bei der längerfristigen Anwendung von kolloidalem Silber in Nahrungsergänzungsmitteln. Die Schulmedizin rät wegen beträchtlicher Risiken und unbelegtem Nutzen von der Einnahme von Nahrungsergänzungsmitteln, die kolloidales Silber enthalten, dringend ab und verweist auf Nebenwirkungen wie Argyrie, Geschmacksstörungen, Geruchsempfindlichkeiten, zerebrale Krampfanfälle und Missbildungen bei Neugeborenen.

Prophylaxe: Vorbeugung. Teil der Präventivmedizin; individuelle und generelle Maßnahmen zur Verhütung drohender Krankheiten (zum Beispiel Impfungen, passive Immunisierung, vorsorgliche Medikation bei Einreise in Gefahrengebiete, Unfallverhütung etc.).

Prophylaktische Einnahme von kS: Befürworter des kolloidalen Silbers empfehlen die vorbeugende und tägliche Einnahme von kolloidalem Silberwasser zur Stärkung des Immunsystems, bevor Krankheiten ausbrechen.

Protargol: Silberhaltiges medizinisches Präparat

Proteusstämme: Werden zu der Gruppe der so genannten „problematischen Keime" gezählt.

Prüfung von kS: Das kolloidale Silberwasser kann nach der Herstellung durch mehrere Methoden auf die geforderte Qualität geprüft werden.
- Durch Prüfung der Farbe: Optimal ist eine neutrale bis gold-gelbe Farbe. Schlecht ist eine grau-schwarze Verfärbung
- Durch Prüfung auf Bodensedimente: Schlecht sind graue Ablagerungen auf dem Boden des Glasgefässes.
- Durch Prüfung der Elektrodenablagerungen: Auf einer der beiden Silberelektroden muss sich ein Belag befinden.
- Durch Prüfung der Ablagerungen auf der Oberfläche des kolloidalen Silberwasser: Ein paar Silberoxidpartikel kann man herausfiltern.

- Durch Prüfung mit einem Laser-Pointer: Ist der Strahlverlauf der Lichtquelle im hergestellten kolloidalen Silberwasser sichtbar, ist kolloidales Silberwasser entstanden.
- Durch Prüfung mit einer Taschenlampe: Dazu ist in einen Karton ein rundes Loch zu schneiden, der Karton ist vor das mit kolloidalem Silberwasser gefüllte Glasgefäss zu stellen. Sodann ist der Karton von der anderen Seite des Glasgefässes mit der Taschenlampe zu beleuchten.
- Ist der Strahlverlauf der Lichtquelle im hergestellten kolloidalen Silberwasser als Lichtkegel sichtbar, ist kolloidales Silberwasser entstanden.

Pseudo-Morbus Addison: Wegen der ähnlichen bläulichen Hautverfärbungen, die Argyrie und Zyanose aufweisen, werden Argyrie-Träger (fälschlicherweise) diagnostisch den an Morbus Addison Erkrankten zugerechnet.

Pseudo-Zyanose: Wegen der ähnlichen bläulichen Hautverfärbungen, die Argyrie und Zyanose aufweisen, werden Argyrie-Träger (fälschlicherweise) diagnostisch den Zyanotikern zugerechnet.

Pulsierende Spannung: Die Hersteller einiger Silber-Generatoren arbeiten mit dem Prinzip einer leicht pulsierenden Spannung von bis zu 41 Volt. Durch diese vergleichsweise hohe Energieabgabe an die Silberelektroden (Silberstäbe) im destillierten Wasser wird die Herstellungszeit des kolloidalen Silberwassers signifikant verkürzt.

Purifiziertes Wasser: Ist frei von Rückständen und Bakterien und mehrfach destilliert.

Q

Quackenbush, Thomas P. Paolo: Mitautor des Fachbuches „Homeophathy, a Frontier in Medical Science: Experimental Studies and Theoritical Foundations", in dem die Autoren eine Brücke schlagen zwischen den Anwendungen der klassischen Homöopathie, der Alternativen Medizin und den Ergebnissen der modernen Wissenschaft.

Quacksalber: Bezeichnung für meist selbsternannte Heiler und Therapeuten, die sich der Herstellung, Anwendung, und Propagierung (wundersame Wirkung und Erfolg) von bestimmten Behandlungsmethoden, Wundermitteln, Pseudoheilmitteln, medizinischen Produkten, Geräten und Pseudotherapien gegen alle Arten von körperlichen und seelischen Störungen bedienen, die objektiv dem Bereich des Obskuren zuzuordnen sind.

Quacksalberei: Bezeichnung für die Herstellung, Anwendung, und Propagierung (wundersame Wirkung und Erfolg) von bestimmten Behandlungsmethoden, Wundermittel, Pseudoheilmittel, medizinischen Produkten, Geräten und Pseudotherapien gegen alle Arten von körperlichen und seelischen Störungen, die als „quacksalberische Therapien" objektiv dem Bereich des Obskuren zuzuordnen sind.

Quackwatch: Internetseite, die sich mit der Quacksalberei in Medizin und Pharmazie beschäftigt und Warnhinweise an die User weitergibt.

Qualitätsparameter bei der Herstellung von kS: Folgende Parameter sollten bei der Herstellung von kolloidalem Silberwasser beachtet werden:
- Die Wasserqualität
- Die Gefäßbeschaffenheit

- Die Silberqualität
- Der Silbergenerator
- Die Stromart
- Die Stromspannung
- Die Stromstärke
- Die Herstellungstemperatur
- Die Lichtverhältnisse
- Die Produktionsdauer
- Die Größe der Silberpartikel
- Die Anteile des kolloidalen Silbers
- Die Farbe des Silberkolloids

Quecksilber: Giftiges Schwermetall.

R

Rabbits-experiments: An mit Streptokokken infizierten Hasen wurden reihenweise In vivo-Versuche mit elektrisch hergestelltem kolloidalen Silber (Electrargol) durchgeführt, wobei den infizierten Hasen 10-20-40 ppm kS injiziert wurden, um die Wirkung des Electrargol auf die Fieberschübe der Hasen zu beobachten. Der Experimentator berichtete in einer Zusammenfassung der Versuche, dass diese Experimente auch an Menschen durchgeführt worden seien.

Randomisierte klinische Studien über kS: Randomisierte klinische Studien sind Studien über die Wirksamkeit eines Heilmittels. Die Gegner des kS behaupten, es gäbe keine gesicherte Datenlage zum Ks, insbesondere über die Wirksamkeit lägen – im Gegensatz zu den Nebenwirkungen – keine randomisierten klinischen Studien vor. Die Befürworter von kS behaupten genau das Gegenteil und verweisen auf diverse Studien von angloamerikanischen Ärzten, Labors und Kliniken.

Ravelin, Eduard: Der Wissenschaftler fand um das Jahr 1869 nach langwierigen Versuchen und Experimenten heraus, dass Silber bereits in sehr niedrigen Dosierungen seine (seit Jahrtausenden bekannte) antibakterielle Wirkung entfaltete.

Rechtsgrundlagen und kS: In Deutschland sorgen die Strafandrohungen und Sanktionen aus mehreren Gesetzen und Verordnungen für verdeckte Handelsbezeichnungen, unter denen „kolloidales Silber" (unter anderem Namen und anderen Bezeichnungen) angepriesen und vertrieben wird.
An erster Stelle steht das Arzneimittelgesetzt (AMG). Es folgt das Heilmittelwerbegesetz (HWG) und das Medizinproduktegesetz (MPG). Es folgen das Lebensmittel- und Futtermittelgesetzbuch (LFGB und die Verordnung über Nahrungsergänzungsmittel (NemV)

Redecke, Michael: Verfasser kritischer Artikel im Internet über die Werbung, die Werbeaussagen und den Vertrieb von kolloidalem Silber.

Reference Dose: Die empfohlene Dosis Silber wird von der EPA als „Reference Dose" (RFD) bezeichnet und kennzeichnet den täglichen, mit der Nahrung und dem Trinkwasser zu sich genommenen Höchstwert an Silber, der selbst bei lebenslanger Einnahme zu keinen gesundheitliche Risiken und Schädigungen führen soll. Der aktuelle RFD (empfohlene Dosis) von oral eingenommenem Silber beträgt nach den Empfehlungen der EPA („Enviroment Protection Agency") 5 Mikrogramm (μkg) pro Kilogramm Körpergewicht pro Tag. Nach den EPA-Ermittlungen sollte ein Erwachsener von 75 kg Körpergewicht nicht mehr als 350 Mikrogramm (μkg) Silber täglich zu sich nehmen, basierend auf den Werten des RFD(Reference Dose) von 5 Mikrogramm (μkg) pro Kilo pro Tag.

Rehnagel-Sprenger-Formel: Faustformel für die Bestimmung der elektrischen Leitfähigkeit einer Lösung und die ppm-Bestimmung von Salzen.

Reinheit des Silbers: Das zur Herstellung von kolloidalem Silberwasser verwendete Silber der beiden Elektroden soll ein reines, elementares Silber von hoher Reinheit sein.

Reinheitsgrad von Silber: Der Reinheitsgrad der für die Herstellung von kolloidalem Silberwasser verwendeten medizinischen Silberstäbe sollte sehr hoch sein und mindestens 99,99 % betragen. Der Reinheitsgrad des Silbers wird in angloamerikanischen Ländern mit .9 angegeben. Das bedeutet bei einem angegebenen Silbergehalt von .9999 einen Reinheitsgrad von 99.99 %. Ein Beispiel: Ein Silber mit einem angegebenen Reinheitsgehalt von .999 = 99,90 % hat 10 % weniger Reinheitsanteile als ein Silber mit .9999 = 99,99 %.

Remission: Rückgang von Krankheitserscheinungen, auch vorübergehendes Abklingen von Symptomen, insbesondere das allmähliche Abklingen hohen Fiebers.

Renaissance der Kolloidforschung: Um die Wende vom 19. zum 20. Jahrhundert wurde die Hypothese, dass die Körperflüssigkeiten Blut und Lymphe so genannte „Kolloide" sind, wissenschaftlich untermauert. Auf der Basis dieser Erkenntnis entwickelten Forscher das kolloidale Silber, das aufgrund seiner vielfältigen und positiven Eigenschaften weltweit in der Medizin eingesetzt wurde. In der Folgezeit, etwa bis in das Jahr 1950, dominierte kolloidales Silber zusammen mit anderen Silberpräparaten die Medizin, bis – nach der Entdeckung und Verbreitung der synthetischen Antibiotika, das kolloidale Silber aus der Medizin für lange Jahrzehnte verschwand. Nachdem selbst für kritische Wissenschaftler erkennbar wurde, dass die vielen synthetischen Antibiotika gegen viele Bakterienstämme unwirksam geworden waren, weil diese Bakterienstämme eine Resistenz gegen die synthetisch hergestellten Antibiotika entwickelt hatte, besann man sich auf das ehemals so bewährte natürliche Antibiotikum: Das kolloidale Silber, das trotz grosser Widerstände aus der konservativen Medizin seinen Weg zurück in die Alternative Medizin seit etwa 1970 gefunden hat.

Resistente Bakterien: Kann ein Stamm von pathogenen Erregern durch eigens gegen ihn entwickelte Wirkstoffe (zum Beispiel Antibiotikum oder Antimykotikum) nicht mehr bekämpft und abgetötet werden, liegt eine so genannte Resistenz, eine signifikante Widerstandsfähigkeit, gegen das Bekämpfungsmittel vor.

Resistente Erreger: Kann ein Stamm von pathogenen Erregern durch eigens gegen ihn entwickelte Wirkstoffe (zum Beispiel Antibiotikum oder Antimykotikum) nicht mehr bekämpft und abgetötet werden, liegt eine so genannte Resistenz, eine signifikante Widerstandsfähigkeit, gegen das Bekämpfungsmittel vor.

Resistente Keime: Kann ein Stamm von pathogenen Erregern durch eigens gegen ihn entwickelte Wirkstoffe (zum Beispiel Antibiotikum oder Antimykotikum) nicht mehr bekämpft und abgetötet werden, liegt eine so genannte Resistenz, eine signifikante Widerstandsfähigkeit, gegen das Bekämpfungsmittel vor.

Resistente Mikroben: Kann ein Stamm von pathogenen Erregern durch eigens gegen ihn entwickelte Wirkstoffe (zum Beispiel Antibiotikum oder Antimykotikum) nicht mehr bekämpft und abgetötet werden, liegt eine so genannte Resistenz, eine signifikante Widerstandsfähigkeit, gegen das Bekämpfungsmittel vor.

Resistente Parasiten: Kann ein Stamm von pathogenen Erregern durch eigens gegen ihn entwickelte Wirkstoffe (zum Beispiel Antibiotikum oder Antimykotikum) nicht mehr bekämpft und abgetötet werden, liegt eine so genannte Resistenz, eine signifikante Widerstandsfähigkeit, gegen das Bekämpfungsmittel vor.

Resistente Pilze: Kann ein Stamm von pathogenen Erregern durch eigens gegen ihn entwickelte Wirkstoffe (zum Beispiel Antibiotika oder Antimykotikum) nicht mehr bekämpft und abgetötet werden, liegt eine so genannte Resistenz, eine signifikante Widerstandsfähigkeit, gegen das Bekämpfungsmittel vor.

Resistente Viren: Kann ein Stamm von pathogenen Erregern durch eigens gegen ihn entwickelte Wirkstoffe (zum Beispiel Antibiotikum oder Antimykotikum) nicht mehr bekämpft und abgetötet werden, liegt eine so genannte Resistenz, eine signifikante Widerstandsfähigkeit, gegen das Bekämpfungsmittel vor.

Resistenz: Bedeutet einerseits den Widerstand des menschlichen Körpers gegen Keime und Schädigungen, andererseits den Widerstand pathogener Keime gegen bestimmte Wirkstoffe in Medikamenten und Heilmitteln. Kann ein Stamm von pathogenen Erregern durch eigens gegen ihn entwickelte Wirkstoffe (zum Beispiel Antibiotika oder Antimykotika) nicht mehr bekämpft und abgetötet werden, liegt eine so genannte Resistenz, eine signifikante Widerstandsfähigkeit, gegen das Bekämpfungsmittel vor.

Resistenzbildung von Mikroorganismen bei Silberanwendung: Unkritische Befürworter und Anhänger des kolloidalen Silbers in der Medizin stellen die Behauptung auf, dass es bei der Anwendung von kolloidalem Silber zu keiner Resistenzbildung bei den humanpathogenen Mikroorganismen käme. Diese Behauptung ist wissenschaftlich nicht belegt, es existieren auch keine randomisierten Studien.

Resistenzen gegen kS: Die Befürworter von kolloidalen Silber behaupten, dass es Resistenzen gegen kolloidales Silber nicht gibt, wobei für diese Behauptung bisher der Beweis in Form von randomisierten klinischen Studien nicht angetreten wurde.

Resorption: Aufsaugen, Aufnehmen von Stoffen (Nahrungsmittel, Medikamente etc.) durch den menschlichen Organismus.

Resorption von kS durch den Stoffwechsel: Es liegen wissenschaftliche Studien vor, die von einer täglichen Silbereinnahme bei erwachsenen Menschen von ca. 90 Mikrogramm pro Tag ausgehen. Dieses Silber wird überwiegend oral und über die Nahrung und das Trinkwasser aufgenommen und zum Teil im Körper verbraucht, gespeichert oder ausgeschieden. Im Verlaufe der In vivo-Versuche wurde festgestellt, dass das nicht resorbierte Silber in einem Zeitraum von ca. 45-50 Tagen über den Urin wieder ausgeschieden wurde.

Reversibel: Umkehrbar, zum Beispiel bei Nebenwirkungen von Medikamenten und Heilmitteln.

Rheuma und kS: Einige Forscher und Mediziner vertreten die Auffassung, dass die Einnahme bzw. Anwendung von Silberpräparaten der rheumatoiden Arthritis Vorschub leisten könnte; andere Mediziner behaupten genau das Gegenteil und verweisen auf die heilsame Wirkung von Silberpräparaten bei Auftreten von rheumatischen Beschwerden.

Rippe, Olaf: Schrieb einen Artikel über Silber und verwandte Heilmittel in der Psychotherapie. Dieser Artikel erschien in der Zeitschrift „Naturheilpraxis".

Risiken bei der Einnahme von kS: Die (konservativ-vorsichtige) Schulmedizin rät wegen beträchtlicher Risiken und unbelegtem Nutzen von der Einnahme von Nahrungsergänzungsmitteln, die kolloidales Silber enthalten, dringend ab und verweist auf Nebenwirkungen wie Argyrie, Geschmacksstörungen, Geruchsempfindlichkeiten, zerebrale Krampfanfälle und Missbildungen bei Neugeborenen.

S

Searle, Alfred: amerikanischer Autor der beiden Fachartikel „The Use of Colloids in Health and Disease" und „Colloidal Preparations of Silver in Pharmacy" und Fabrikant einer silberhaltigen Arznei, der den Lesern seine Erfahrungen mit silberhaltigen Präparaten unter dem Titel „Die Anwendung von Kolloiden in Gesundheit und Krankheit!" nahebrachte. Dr. Searle behauptete, dass die Anwendung von kolloidalem Silber an menschlichen Patienten in vielen Fällen zu erstaunlichen Erfolgen geführt habe. Er führte weiter aus, dass bei innerer Anwendung die orale oder subkutane (unter die Haut gespritzte) Anwendung für die Patienten den Vorteil habe, dass die Verwendung von kolloidalem Silber für die Parasiten im Körper des Patienten sehr schnell tödlich sei, bei dem Patienten jedoch keine Reaktion auslösen würde.

Sehnert, Keith W.: Mitautor des Fachbuches „Beyond Antibiotica: Boost Your Immunity and Avoid Antibiotics", in dem alternative und natürliche Substanzen aufgezeigt werden, um Krankheiten vorzubeugen. Das Buch enthält ausserdem Ratschläge, wie das Immunsystem (auch durch Vermeidung von Antibiotika) gestärkt werden kann.

Selbstheilung: Bestreben eines an körperlichen oder seelischen Störungen erkrankten Menschen, sich von diesen Gebrechen durch Eigeninitiative, Eigenanwendung, Willenskraft und unter Anwendung verschiedener Heilmethoden, Heilmittel und alternativen Präparaten zu befreien.

Selbstheilung mit kSw: In ihren Fallberichten und Fallgeschichten berichten Anwender von der erfolgreichen Selbstheilung beim Auftreten von Krankheiten durch die Einnahme von kolloidalem Silberwasser.

Selbstkontrolle: Der Anwender von kolloidalem Silberwasser sollte sich und seinen Gesundheitszustand regelmäßig selbst kontrollieren und durch Ärzte oder Heilpraktiker kontrollieren lassen.

Selbstmedikation: Die Selbstmedikation zur Behandlung von Krankheiten sollte der Anwender mit Ärzten oder Heilpraktikern abstimmen; er sollte sich und seinen Gesundheitszustand regelmäßig selbst kontrollieren und durch Ärzte oder Heilpraktiker kontrollieren lassen.

Selden, Gary: Mitautor des Fachbuches „The Body Electric: Electromagnetism and the Foundation of Life", in dem der bekannte biomedizinische Forscher und Autor Dr. Robert O. Becker, ein Pionier der bioelektrischen Wissenschaft, den Einfluss der Elektrizität auf die Heilung von Krankheiten beschreibt. In dem Buch werden auch die neuesten Forschungsergebnisse veröffentlicht, die den Einfluss von kolloidalem Silber in der Medizin zum Inhalt haben.

Selen: Argyrie, eine Grauverfärbung der Haut, wird – so vermuten es die Forscher – unter anderem auch durch Selen, Silberphosphat und Ag2Se ausgelöst, die die Silberablagerungen in der Haut begünstigen.

Schaufelberger-Landherr, Edith: Autorin des Fachbuches „Kolloidales Silber".

Schiff, Michael: Autor des Fachbuches „The Memory of Water: Homeopathy and the Battle of Ideas in the New Science", in dem über die Verfolgungen und Anklagen gegen den renommierten französischen Wissenschaftler Jaques Beneviste berichtet wird, der an der wissenschaftlichen Aufklärung der Wirkung von homöopathischen Heilmitteln arbeitete und den konservativen Medizinern ein Dorn im Auge war.

Schmalspur-Anibiotika: Herabsetzende Bezeichnung der Pharmagegner für die synthetisch hergestellten Antibiotika der Pharmaindustrie.

Schmidt, Michaela: Mitautorin des Fachbuches „Beyond Antibiotica: Boost Your Immunity and Avoid Antibiotics", in dem alternative und natürliche Substanzen aufgezeigt werden, um Krankheiten vorzubeugen. Das Buch enthält ausserdem Ratschläge, wie das Immunsystem (auch durch Vermeidung von Antibiotika) gestärkt werden kann.

Schramm, Henning: Schrieb das Fachbuch „Metalle und Mineralien in der Therapie", erschienen 1991 im Novalis-Verlag.

Schulmedizin: Ist die (konservative) „Schwester" der Alternativen Medizin und erkennt kolloidales Silber als Heilmittel nur zögernd an.

Schleimhaut-Tätowierungen: In den USA und insbesondere in Schweden ist ein Phänomen zu beobachten, das als „Amalgam-Tattoo" oder „Schleimhaut-Tätowierung" bezeichnet wird. Das sind Verfärbungen des Zahnfleisches, die bei Verletzungen des Zahnfleisches während der laufenden Behandlung durch das Silberamalgam auftreten können. Die Ursache liegt in den durch das Bohren freigesetzten Amalgam-Partikeln, die Silber enthalten und für die Verfärbungen verantwortlich sind.

Schwachsilberempfindliche Krankheitserreger: Es gibt eine Reihe von humanpathogenen Mikroorganismen (Krankheitserreger), die nicht oder nur sehr schwach auf Silber reagieren. Diese Minderreaktion wurde jedoch bislang nur in In vitro-Experimenten nachgewiesen. Das betrifft insbesondere Salmonellen, Pilzsporen und andere Parasiten.

Schwermetallausleitung: Im Körper befindliche schädliche Schwermetalle werden durch Anwendung bestimmter Techniken und Mittel ausgeleitet.

Schwermetalle: In der Metallurgie sind eine Reihe von Schwermetallen mit graviererden Nebenwirkungen bekannt, darunter Arsen, Blei, Cadmium, Nickel, Quecksilber, Thallium.

Schwermetallresistenzen: Bestehen bei bestimmten Heilmitteln.

Schwermetallresistenz und Silberresistenz bei Bakterien: Die Resistenzen verschiedener Bakterien auf Schwermetalle und Silber sind in der Forschung im Rahmen von vielen Versuchsreihen untersucht und klassifiziert worden. Durch die so genannten plasmiden Induzierungen können Bakterien eine Resistenz gegen bestimmte Schwermetalle und Silber entwickeln und diese Resistenzen zum Erstaunen der Forscher auch untereinander austauschen. Resistenzen dieser Art führen bei bestimmten Bakterien gleichzeitig auch zu Resistenzen gegen bestimmte Antibiotika, wobei das Erscheinungsbild dieser Multi-Resistenzen dem Erscheinungsbild von antibiotikaresistenten Bakterien sehr ähnelt. Bekannt ist, dass Silber-Compounds als antimikrobielle Waffen bei bestimmten Bakterien eine Resistenz gegen Silber-Kationen (Ag+) entwickelten, die jener der antibiotisch resistenten Bakterien glich. Die höchsten von silberresistenten Keimen tolerierten Silberkonzentrationen lagen bei 10 Gramm je Liter, das entspricht 10000 ppm und etwa dem 500 - fachen Wert für silberempfindliche Keime.

Science Digest: renommiertes, populärwissenschaftliches amerikanisches Wissenschaftsmagazin.

Sicherheitshinweise: Die Hersteller und Vertreiber von Silbergeneratoren und kolloidalem Silber sollten auf ihre Produkten einen warnenden Sicherheitshinweis abdrucken und auf mögliche Gefahren, Risiken und Nebenwirkungen von kolloidalem Silber hinweisen.

Sicherheit von kS: Die Befürworter von kolloidalem Silber behaupten, dass die Sicherheit des kolloidalen Silbers hinsichtlich der (fast) nicht vorhandenen Nebenwirkungen und Risiken aufgrund der langen Erfahrung mit der Silbermedizin gewährleistet sei.

Signorini, Andrea: Mitautorin des Fachbuches „Homeophathy, a Frontier in Medical Science: Experimental Studies and Theoritical Foundations", in dem die Autoren eine Brücke schlagen zwischen den Anwendungen der klassischen Homöopathie, der Alternativen Medizin und den Ergebnissen der modernen Wissenschaft.

Silber: Ist eines der 9 Edelmetallen. Silber ist ein weiches, gut verformbares Schwermetall und besitzt die größte elektrische Leitfähigkeit aller Elemente. Das Elementsymbol Ag leitet sich vom lateinischen „argentum", also „Silber" ab.

Silberansprechende Bakterien: Nachfolgend in der H.E.L.P.-Liste nach 1938 aufgeführten Bakterien sprechen – das ist seit 1938 in der Medizin bekannt - auf die Behandlung mit Silber an:

- Adenovirus
- Asper Gillus Niger
- Bacillus Thyposus
- Bovine Albicans
- Candida Albicans
- Endamoeba Hystolytica

- Escherichia Coli
- Legionella Pneumophilia
- Poliovirus 1
- Pseudomonas Aeruginosa
- Salmonella
- Sporenbildende Bakterien
- Staphylococcus Aureus
- Streptococcus Faecalis

Silber als Heilmittel: Der Universalforscher und Arzt F.J. Wiedemann beschrieb in seinem Fachbuch „Aus dem inneren und äußeren Leben der Ehsten" in Kapitel XII: „Heilmittel, natürliche und sympathetische", den Einsatz von Silber bei Knochenbrüchen wie folgt: „Bei Brüchen an Armen und Beinen wird neben der äußerlichen Behandlung auch gefeiltes Silber oder Messing eingenommen und man versichert, dass sich davon ein Ring um die Bruchstelle bildet".

Silberabstinenz: Beschreibt einen Zeitraum zwischen zwei Behandlungen mit kolloidalem Silber, in dem kein kolloidales Silber – in welcher Form auch immer – zu sich genommen wurde.

Silberabusus: Zusätzlich zur Argyrie können bei Silberabusus (Missbrauch) durch die Einnahme von sehr hohen Silberdosen erhebliche neurologische und internistische Körperschäden auftreten. Die Verfärbung der Haut und der Schleimhäute durch eine Argyrie ist irreversibel und kann nicht behandelt werden. Die graue Hautverfärbung bleibt dem Träger der Argyrie das ganze Leben lang erhalten.

Silberallergien: Treten im Alltag verhältnismäßig selten auf, sondern i.d.R. bei Menschen, die ständig mit hohen Konzentrationen von Silber in Berührung kommen (zum Beispiel Arbeiter in Silberminen).

Silberamalgam: Wurde in der Zahnheilkunde in Form von metallischen Zahnfüllungen verwendet, die über Jahrzehnte von den Zahnärzten eingesetzt wurden. Seit einigen Jahren bestehen Bedenken gegen das in den Zähnen eingebrachte Amalgam, das zu gesundheitlichen Störungen führen soll.

Silberanteile in kS: Die Konzentration des Silbers im kolloidalen Silberwasser wird in Teilen per Millionen, im angloamerikanischen Raum mit „parts per million", Kurzbezeichnung „ppm", gemessen. Die Angabe „parts per million" bezieht sich auf die Anzahl der Wirkstoffanteile auf 1 Million Lösungsanteile. Der Wert „ppm" ist also nur ein Vergleichsmaß und leitet keine direkte Aussage über die Menge des im Silberwasser enthaltenen kolloidalen Silbers ab. Um einen Vergleich anzugeben bedient man sich zur Weiterrechnung folgender Formel: Ein Volumen mit 1 Liter Wasser = 1000 Gramm Gewicht. Ein tausendstel Gramm = 1 Milligramm = 1/1000 eines Gramms. 1 Milligramm im Liter = 1 mg/l entspricht also 1 Teil per Million = 1 ppm.

Silberarsenik: Ist ein so genanntes „Silver compound", wie Silber-Azetat, Silber-Nitrat oder Silber-Arsenik und wird als Silberpräparat unter verschiedenen Handelsnamen, wie zum Beispiel *Argyrol, Beosilvol, Collargol* etc., verbreitet, wobei diese Präparate nach Aussage von kritischen Medizinern hoch toxisch auf den menschlichen Organismus einwirken.

Silberazetat: Ist ein so genanntes „Silver compound", wie Silber-Azetat, Silber-Nitrat oder Silber-Arsenik und wird als Silberpräparat unter verschiedenen Handelsnamen zum Beispiel als *Argyrol, Beosilvol, Collargol* etc., verbreitet, wobei diese Präparate nach Aussage von kritischen Medizinern hochtoxisch auf den menschlichen Organismus einwirken.

Silberaufnahme pro Tag: Empfehlung der amerikanischen EPA: Die EPA empfiehlt eine akzeptable tägliche Silberaufnahmen (acceptable daily intake) (ADI) von 350 Mikrogramm (μg) pro Tag für einen Erwachsenen mit einem Körpergewicht von 75 kg.

Silberbeschichtete Pflaster: Werden in der Behandlung von schlecht heilenden Wunden eingesetzt.

Silberbiotikum: Befürworter des kolloidalen Silbers schätzen den antibiotischen und antimykotischen Effekt von kolloidalen Silber so hoch ein, dass sie dem kolloidalen Silber das Prädikat „Silberbiotikum" verliehen haben.

Silberchlorid: Silbersalz

Silver compound: Verbindung von Silber und anderen Elementen oder anderen Verbindungen. Beispiel: Ein „compound" entsteht bei der Verbindung von 2 hydrogenen Atomen mit einem oxigenen Atom. Silver compound hat eigenständige Eigenschaften und ist als Verbindung zwischen Silberoxiden und Silberazetaten nach Aussage der Hersteller relativ unbedenklich anzuwenden.
Andere Silver compounds, wie Silber-Azetat, Silber-Nitrat oder Silber-Arsen, werden in Form von Silberpräparaten unter der Handelsnamen Argyrol, Beosilvol, Collargol etc. verbreitet, wobei diese Präparate nach Aussage von kritischen Medizinern hoch toxisch auf den menschlichen Organismus einwirken.

Silber Compounds und Argyrie: Silber Compounds, das sind Silbernitrate, Silberazetate und Silberarsenik unter den Handelsnamen *Argyrol, Neosilvol, Collargol* u. a., können nach einer Studie der EPA in hohen Dosen Argyrie verursachen, wobei Gegner und Kritiker des kolloidalen Silbers die Warnung erweitern und behaupten, dass auch kolloidales Silber, Ionisches Silber, elektrisch geladene Silberpartikel oder Silbersalze bei Langzeitwirkung eine Argyrie verursachen können.

Silberdispersion: Lösung aus kolloidalem Silber und destilliertem Wasser.

Silberdollars: Wurden von den amerikanischen Siedlern auf dem Treck nach Westen seit dem 17. Jahrhundert in Flüssigkeitsbehälter gegeben, um Wasser, Milch und andere Flüssigkeiten keimfrei zu halten.

Silberdosis: Kolloidales Silber wird von den Anwendern in verschiedenen Dosierungen angewendet, wobei hier bestimmte Höchstdosen einzuhalten und nicht zu überschreiten sind.
Die EPA (Environmental Protection Agency), eine amerikanische Umweltschutzorganisation), gibt eine tägliche Dosis von 350 Mikrogramm (μkg) für einen Erwachsenen mit einem Körpergewicht von 75 kg an, wobei das Silber in fester oder flüssiger Form, in Lebensmitteln oder Flüssigkeiten oder Medikamenten eingenommen werden kann.

Die EPA (Environmental Protection Agency) beziffert die kritische Tagesdosis an kolloidalem Silber für einen Erwachsenen mit einem Körpergewicht von 75 kg auf ca. 1,10 Milligramm (mg).

Die EPA (Environmental Protection Agency) empfiehlt ein Limit an Silber in Trinkwasser von 0,1 Milligramm (mg) per Liter, das entspricht 0,1 ppm.

Ein Erwachsener mit einem durchschnittlichen Körpergewicht von 75 kg nimmt täglich etwa 90 Mikrogramm (µkg) Silber mit seiner Nahrung zu sich.

Eine Dosis an kolloidalem Silber muss – um eine antibakterielle Wirkung zu erzielen – nach Auffassung von alternativen Medizinern 1 Milligramm (mg) Silber betragen.

Fallberichte und Untersuchungen haben zu der Annahme geführt, dass die geschätzte Höchstdosis von Silber bis zu 90 Milligramm (mg) betragen muss, (über einen Zeitraum von 30 Tagen eingenommen), um ernsthafte Infektionen abwehren zu können.

Die toxische Dosis an Silber müsste nach Ansicht von involvierten Heilkundlern über 3,8 Gramm pro Tag betragen, (über einen längeren Zeitraum eingenommen), um eine irreversible Argyrie zu erzeugen.

Die toxische (letale) Höchstdosis an Silber mit tödlicher Wirkung soll sich nach Ansicht von involvierten Heilkundlern für Silbernitrate 10 Gramm (g) Silbernitrat betragen, was jedoch wissenschaftlich nicht nachgewiesen ist.

Silbernitrate und Silbersalze sind ungleich toxischer als kolloidales Silber oder elementares Silber.

Silbereigenschaften: Silber besitzt einige Eigenschaften, die bereits seit Jahrtausenden bekannt sind und in vielerlei Hinsicht, insbesondere in der Wundheilung und der Keimfreiheit, genutzt werden. Es ist antibakteriell, tötet Mikroorganismen ab, fördert die Heilung von Wunden und Infektionen und hemmt Entzündungen.

Silberelektroden: Sollten mit einem Reinheitsgrad von 99,99 % zur Herstellung von kolloidalem Silber verwendet werden.

Silbereinsatz heute: Silber wird heutzutage in vielerlei Formen und Bereichen eingesetzt.
- Als kolloidales Silberwasser.
- in Brandsalben.
- in Wundsalben.
- in Filtern für Swimmingpools.
- als Trinkwasserfilter.
- als Überzug in Wasserbehältern.
- in medizinischen Bandagen.
- in medizinischen Verbänden.
- als medizinische Implantate.
- als medizinische Folien.

Silberfäden: In medizinisch eingesetzten Beschichtungsstoffen für Wundauflagen und Verbände werden Silberfäden eingewirkt (eingebettet), die kontinuierlich Silberionen und Silberradikale abgeben und dadurch eine antibakterielle Wirkung auf die Wunden (über die Haut) auslösen.

Silbergehalt im Blut: Beträgt unter 1 Mikrogramm je Liter.

Silbergehalt im Blut von Silberminenarbeitern: Beträgt nach jahrelanger Arbeit in den Silberminen im direkten Kontakt mit dem Silber etwa 11 Mikrogramm je Liter Blutserum mit Auftreten von Argyrie.

Silbergehalt im Körpergewebe: Beträgt etwa 10 Nanogramm pro Gramm Gewebe.

Silbergehalt in kS: Suspensorische Zubereitungen mit kolloidalem Silber enthalten nach Angabe vieler Hersteller Silberpartikel von wenigen tausendstel Millimeter. Untersuchungen der amerikanischen Arzneimittelbehörde FDA (Food and Drug Administration) haben angeblich ergeben, dass der tatsächliche Silbergehalt in einigen Silberprodukten die vom Hersteller angegebenen Mengen um bis zu 24 % überschritt.

Silbergehalt in Silberpräparaten der 20er-Jahre: In den 20er-Jahren des 20. Jahrhunderts wurden fast alle Silberpräparate auf der Grundlage von Silberproteinen und nicht aus kolloidalem Silber hergestellt. Der Silbergehalt in den Präparaten der damaligen Zeit war mit 10-30 % des Gewichts signifikant höher als der heutige abgegebene Silbergehalt, handelsüblicher Silbergeneratoren.

Silbergeneratoren mit Gleichstrom: Erzeugen angeblich eine bessere kSw-Qualität mit einem niedrigen Anteil an Silberpartikeln und einem hohen Anteil an Silberionen. Vorteil: Kurze Herstellungszeit.

Silbergeneratoren mit Wechselstrom: Erzeugen angeblich eine bessere kSw-Qualität mit einem hohen Anteil an Silberpartikeln und einem niedrigen Anteil an Silberionen. Nachteil: Lange Herstellungszeit.

Silbergenerator und kS-Produktion: Ein handelsüblicher Silbergenerator produziert etwa 10-25 % Silberpartikel und etwa 90-75 % Silberionen.

Silbergeneratoren und kSw: Auf dem Markt werden weltweit eine Reihe von Silbergeneratoren angeboten, die entweder mit Gleichstrom oder mit Wechselstrom arbeiten. Die Wahl der Stromart hat Einfluss auf die Herstellungsdauer des kolloidalen Silberwassers. Das Prinzip der handelsüblichen Silbergeneratoren funktioniert folgendermaßen:

Der Silbergenerator erzeugt elektrischen Schwachstrom, der über zwei - in einem mit destilliertem Wasser gefüllten Glasgefäss (mit etwa 200-500 ml Inhalt) getauchte - Silberelektroden fließt und durch einen elektrochemischen Prozess von einer bestimmten Dauer in der entstehenden Suspension Silberpartikel (Ag^0) und positiv geladene Silberionen (Ag^+) erzeugt.

Eine der beiden Silberelektroden fungiert als Pluspol-Anode, die andere als Minuspol-Kathode. An der Kathode (Minus-Pol) entsteht im Verlaufe eines elektrolytischen Prozesses Wasserstoffgas, wobei die an der Kathode benötigten Elektronen von der Anode (Plus-Pol) reproduziert werden, wenn das Ag+ gebildet wird. Im Verlaufe des elektrolytischen Prozesses werden in der entstehenden Suspension, dem „kolloidalen Silberwasser", Silberionen und Silberpartikel gebildet. Die exakte Konzentration der Silberionen und Silberpartikel handelsüblicher Silbergeneratoren lässt sich nicht ermitteln, da diese natürlich nicht über einen Atomabsorptionsspektrometer verfügen. Die Qualität des mit dem Silbergenerator hergestellten Silberwassers lässt sich durch Augenschein (neutral - gold-gelbe Farbe) und Geschmack (leicht metallisch) in etwa bestimmen.

Silberhalogenide: Sind Verbindungen (Einführungen in eine chemische Verbindung) aus einem Halogen und einem chemischen Element, hier mit dem Edelmetall „Silber"; Silberhalogenide entstehen als Salz der Halogenwasserstoffsäure.

Silberhaltige Mittel und deren Einsatz: Die deutsche Zusatzstoff-Zulassungs-Verordnung (ZZulV) verbietet Silberverbindungen als Zusatzstoff bei der Herstellung von Lebensmitteln, wobei silberhaltige Mittel bei der Haltbarmachung von Lebensmitteln nach der ZZulV dennoch erlaubt sind. Auch zur Desinfektion sind silberhaltige Mittel zugelassen. Als Lebensmittelfarbstoff ist Silber in Deutschland unter der E-Nr. 174 bei der Herstellung von Likören und Süßigkeiten zugelassen. Auch im Weinbau findet Silber Verwendung, weil dem Wein in einem speziellen Verfahren, dem „Böckser-Verfahren", neben anderen Substanzen, auch Silber in bestimmten Konzentrationen zugesetzt werden darf.

Silberhaltige Wundauflagen: Sind in einer Kochsalzlösung getränkte Wundauflagen, die in der Behandlung von schlecht heilenden Wunden eingesetzt werden, weil Silber nur im feuchten Milieu seine heilende Wirkung erzielt.

Silber im Mittelalter: Im Mittelalter sorgte der Gebrauch von silbernen Gerätschaften (Krügen, Platten, Tellern, Bechern, Bestecken etc.) dafür, dass die Adligen mitsamt ihren Kindern von den vielen Krankheiten jener Tage weitgehend verschont blieben, weil sie mit dem Essen und Trinken jeden Tag minimale Spuren von elementarem Silber zu sich nahmen und selbst ihre Lebensmittel in Silbertruhen aufbewahrten. Das führte im Laufe der Jahre zu Argyrien und dazu, dass die Adligen eine grauverfärbte Gesichtsfarbe aufwiesen und angeblich blaugrau verfärbtes Blut, das „blaue Blut" des Adels, in sich hatten.

Silberimplantate: Sind bereits in der Frühgeschichte der Menschheit verwendet worden; es sind mit dem Hammer getriebene starke Silberbleche, die bei Schädelverletzungen als Ersatz für die zum Teil durch Kampfeinwirkung verletzte Schädelkalotte implantiert wurden.

Silberinfusionen: In Köln praktiziert ein Heilpraktiker, der seine Patienten mit Infusionen behandelt, die angeblich 2000 ppm Silberkolloide enthalten.

Silber in der Zahnheilkunde: Zahnärzte setzen Silber als pastoses Silberamalgam in vielfacher, lokaler Form ein. Es kommt als Silberzement $AgSn3$, als Silberwurzelfüllpaste, als Silberstift bei der Wurzelkanalbehandlung und in anderer Art und Weise zum Einsatz.

Silberionen: Medizinisch aktive Wirkstoffe im kolloidalen Silber. Silberionen sind verantwortlich für die antimikrobielle Wirkung des kolloidalen Silbers. Silberionen töten Mikroorganismen wie Bakterien und Pilze ab, indem sie – so die Annahme der Alternativen Medizinforscher - deren Energieversorgung blockieren. Verstärkt wird die Wirkung der Silberionen vermutlich durch die zusätzlich entstehenden Silberradikale.

Silberionen, freie: Medizinisch aktive Wirkstoffe im kolloidalen Silber. Freie Silberionen sind verantwortlich für die antimikrobielle Wirkung des kolloidalen Silbers. Silberionen töten Mikroorganismen wie Bakterien und Pilze ab, indem sie – so die Annahme der Alternativen Medizinforscher - deren Energieversorgung blockieren. Verstärkt wird die Wirkung der Silberionen vermutlich durch die zusätzlich entstehenden Silberradikale.

Silberionenlösung: Ist eine elektrisch geladene Suspension (Flüssigkeit), die durch das Beschicken von Silberstäben (Elektroden) mit einem schwachen elektrischen Strom über eine gewisse Zeit entsteht, über eine farblose bzw. farbliche Konsistenz verfügt und mit einem „Silber-Generator" genannten Gerät erzeugt wird. Im Silberwasser werden durch schwache elektrische Ladung submikroskopische Zusammenballungen (Cluster) von Silberpartikeln mit einer Molekülgröße von 0,01 bis 0,001 Mikrometer erzeugt. Die elektrisch geladene Silberionenlösung enthält Silberpartikel in unterschiedlichen Größen.

Silberjodid: Ist ein seit langem angewendetes Mittel, um die Bildung von Hagel und die Vernichtung der Ernte durch regelrechte Hagelstürme zu verhindern. Silberjodid wird vornehmlich in den südlichen Regionen, in Bayern und Österreich, mit Spezialflugzeugen versprüht, um Hagelstürme zu verhindern oder Regenwolken „anzumelken".

Silberkationen: Gelangen nach den Aussagen von einigen Forschern als Silberkationen über die Blutbahn in die Körperzellen, wo sie durch Reaktionen mit Sulfid-Gruppen, (jedoch nicht mit elementarem Schwefel), enzymatische Vorgänge blockieren können. Silberionen (Ag+) werden – so die Forscher - auf Grund ihres höheren Redoxidationspotentials im menschlichen Körper zu so genannten „nullwertigen" Atomclustern (Ag0) reduziert, deren Grösse zwischen 1-50 nm liegen soll. Dieser Vorgang soll nach Auffassung einiger Forscher dazu führen, dass zwischen dem Element Silber (Ag+) und den ionischen Sulfidgruppen in Bezug auf die elektrische Ladung und die Größe keine chemische Affinität zustande kommt.

Silberkolloide: Sind in Silberwasser enthaltene submikroskopische Zusammenballungen (Cluster) von Silberpartikeln mit einer Molekülgröße von 0,01 bis 0,001 Mikrometer die in einer Flüssigkeit (Suspension) durch schwache elektrische Ladung erzeugt werden. Diese Silberpartikel setzen sich nicht ab, sondern verharren in einem Schwebezustand. Der Grund ist: Die elektrische Ladung der Silberpartikel bewirkt durch ihre Kraft, dass die Schwerkraft der Silberpartikel so aufgehoben wird, dass ein Schwebezustand entsteht.

Silberkolloide und ihre Beschaffenheit: Die wirksame Gesamtoberfläche der Kolloide im kolloidalen Silberwasser erfährt durch die Zerkleinerung in mikroskopisch winzige Teilchen eine enorme Vergrößerung (in der Abwicklung der Oberfläche) und dadurch eine signifikante Erhöhung der Wirksamkeit. Durch die mikroskopische Kleinheit der Silberpartikel werden diese nach der Einnahme von kolloidalem Silberwasser über die Blut- und Lymphbahnen in alle erreichbaren Stellen des Körpers transportiert, um dort ihre Wirkung zu entfalten. Der Grund ist folgender: Die Silberkolloide sind auf Grund der physikalischen Eigenschaften von Silber, das von bester elektrischer Leitfähigkeit ist, in der Lage, selbst kapillare Gefässe zu erreichen.

Silberkolloid und kolloidales Silber: Die Partikelgröße bei flüssigen Dispersionen von elementarem Silber oder/und anderen schwer löslichen Silberverbindungen beträgt 1-1000 Nanometer (nm). Die Dispersion bewirkt, dass die sehr kleinen Silberpartikel (abgewickelt) über eine große wirksame Oberfläche verfügen, die den oligodynamischen Effekt ausserordentlich begünstigt. Zwischen den echten Lösungen und den Suspensionen sind die kolloidalen Lösungen eingegliedert, denen im Gegensatz zu den echten Lösungen und den Suspensionen wichtige und typische Eigenschaften wie osmotischer Druck, Abfall des Gefrierpunktes, Erhöhung des Siedepunktes u. a. fehlen. Die kolloiden

Teilchen des Silberkolloids, die unter genau bestimmbaren Bedingungen ausfällen, können in einem elektrischen Feld elektrophoretisch aufgetrennt werden, weil sie in der Regel absorbieren.

Silberkonzentration: Ziel der Herstellung von gutem und wirksamen kolloidalen Silberwasser ist das Erreichen einer hohen Silberkonzentration.

Silberkur: Ist die zeitlich begrenzte Anwendung von kolloidalem Silberwasser.

Silverlon: Ist eine amerikanische, silberdurchwirkte Wundauflage mit nennenswerten Erfolgen in der Wundheilung.

Silberlösungen: Suspensionen, in denen sich gelöstes oder ungelöstes Silber in den verschiedenen Molekülgrößen befindet.

Silbermacher: Bezeichnung für Silbergeneratoren, mit denen Silber hergestellt werden kann; manchmal auch als Berufsbezeichnung für die Hersteller von kolloidalem Silber verwendet.

Silbermangel: Der Forscher Dr. Gary Smith glaubt, eine Verbindung zwischen einem niedrigen Silberspiegel im menschlichen Körper und dem Ausbruch bestimmter Krankheiten entdeckt zu haben. Er kam durch seine Forschungen zu dem Schluss, dass Menschen mit einem niedrigen Silberspiegel signifikant häufiger von Infektionskrankheiten heimgesucht wurden als Menschen, die einen hohen Silberspiegel aufwiesen. Dr. Smith stellte nun aufgrund seiner Forschungsergebnisse einen Zusammenhang zwischen dem Silberspiegel im Körper eines Menschen und den Vorhandensein bestimmter aggressiver, humanpathogener Viren her und kam zu der Schlussfolgerung: Ein Silbermangel ist möglicherweise einer der Gründe, dass Krebs im menschlichen Körper existent ist und in bedrohlichen Raten zunimmt.

Silbermangel und Immunschwäche: Angeblich soll Silbermangel die (unbewiesene) Ursache einer Immunschwäche sein.

Silbermedizin in der Antike: Chinesen und Ägypter setzten Silber und silberhaltige Präparate bereits vor mehr als 6000 Jahren in der Medizin ein und fanden in den Persern, Griechen und Römern und später auch in den mittelalterlichen Medizinern gelehrige Nachahmer.

Silbermedizin im Mittelalter: Nicht nur die Alchimisten des Mittelalters wussten von der Heilkraft der Edelmetalle Silber und Gold, indem sie den Kranken jener Tage trinkbare Gold- und Silberessenzen wie *aurum potabile* und *argentum potabile* verschrieben. Ein bayerischer Gelehrter, der Arzt und Forscher zugleich war, empfahl eine Silbersalbe gegen Hautausschlag und Darmstörungen und eine gewisse Hildegard von Bingen wurde in der antiken Säftelehre fündig und verschrieb den Kranken silberhaltige Arzneien zur Anwendung bei bestimmten Krankheiten. Silber wurde von den Alchimisten als wirksames Mittel gegen Dämonen, Geister und Krankheiten verschrieben und vom Barren geschabtes Silber hatte den Ruf des wirksamen Heilmittels, dass gegen Brustschmerzen, Tollwut, Nasenbluten, Wassersucht und viele andere Krankheiten und Gebrechen wirkte, nachdem es von den Alchimisten mit vielerlei Heilkräutern vermischt wurde.

Silbermoleküle und ihre Funktion: Die einzelligen pathogenen Mikroorganismen wie Mikroben, Viren, Bakterien, Pilze und Parasiten werden in ihrer Stoffwechselfunktion so gravierend gestört, dass die Krankheitskeime absterben, wenn die mikroskopisch winzigen Silbermoleküle in die pathogenen Keime eindringen und im Innern dieser krankmachenden Keime ein bestimmtes Enzym blockieren, welches für die Sauerstoffzufuhr dieser „schlechten" Keime zuständig ist. Kommt der Sauerstoffwechsel dieser pathogenen Keime zum Erliegen, sterben sie ab und werden über das Lymphsystem in die Ausscheidungsorgane des Körpers transportiert und mit dem Urin ausgeschieden. Warum die Silbermoleküle nur die krankmachenden Keime und nicht die „guten" Mikroorganismen im menschlichen Körper angreifen und eliminieren, konnte von der alternativen Forschung bislang nicht konkludent begründet werden.

Silbermünzen: Wurden seit vielen Jahrtausenden von den Ägyptern, Griechen, Römern, im Mittelalter und in der Neuzeit in Flüssigkeitsbehälter gegeben, um Wasser, Milch und andere Flüssigkeiten keimfrei zu halten.

Silbernitrat: Silbernitrat, normalerweise ein starkes Gift, wird in hohen Verdünnungsgraden in Form von Lösungen und Suspensionen zur Behandlung oder Vorbeugung von bestimmten körperlichen Störungen eingesetzt. Silbernitrate entstehen im kolloidalen Silberwasser, wenn dem destillierten Wasser Reaktionsbeschleuniger in unzulässiger Form von Salzen beigefügt werden. Silbersalze können das Auftreten der irreversibler Argyrie, der Graufärbung von Haut und Schleimhäuten, verursachen. Silbernitrate sinc ungleich toxischer (giftiger) als Silberproteine oder kolloidales Silber. Silbernitrat ist ein so genanntes „Silver compound", wie Silber-Azetat oder Silber-Arsenik und wird als Silberpräparat unter verschiedenen Handelsnamen Argyrol, Beosilvol, Collargol etc verbreitet, wobei diese Präparate nach Aussage von kritischen Medizinern hoch toxisch auf den menschlichen Organismus einwirken.

Silberpartikel: Sind in Silberwasser enthaltene submikroskopische Zusammenballungen (Cluster) von Silberpartikeln mit einer Molekülgröße von 0,01 bis 0,001 Mikrometer, die in einer Flüssigkeit (Suspension) durch schwache elektrische Ladung erzeugt werden. Diese Silberpartikel setzen sich nicht ab, sondern verharren in einem Schwebezustand. Der Grund ist: Die elektrische Ladung der Silberpartikel bewirkt durch ihre Kraft, dass die Schwerkraft der Silberpartikel so aufgehoben wird, dass ein Schwebezustand entsteht.

Silberpflaster: Wird unter dem Markenname „Hansaplast" vertrieben und angewendet.

Silberphosphat: Argyrie, eine Grauverfärbung der Haut, wird – so vermuten es die Forscher – unter anderem auch durch Silberphosphat, Selen und Ag_2Se ausgelöst, die die Silberablagerungen in der Haut begünstigen.

Silberpräparate: Enthalten freie Silberionen oder freie Silberradikale, die medizinisch aktiv einwirken. Die in der Vergangenheit etwa bis 1930, vereinzelt auch bis 1970, erhältlichen Silberpräparate wurden oral, rektal, vaginal, subkutan, kutan und topikal injiziert oder appliziert. Diese Silberpräparate unterschieden sich signifikant von einander, denn kein Präparat war in Anwendung, Wirkung und Zusammensetzung gleich. Einige der Silberpräparate bestanden aus Silbersalzkolloiden oder anderen Silberverbindungen. Es wurden auch viele Silberproteinpräparate verwendet, die zum Teil einen Silberantei von 10 – 30 % ihres Gewichts besassen.

Silberpräparate in den 20er-Jahren: In den 20er-Jahren des 20. Jahrhunderts wurden fast alle Silberpräparate auf der Grundlage von Silberproteinen und nicht aus kolloidalem

Silber hergestellt. Der Silbergehalt in den Präparaten der damaligen Zeit war mit 10-30 % des Gewichts signifikant höher als der durchschnittliche Silbergehalt von 0,001 % oder 10 ppm im kolloidalen Silber.

Silberpräparate-Liste der AMA: Die AMA (American Medical Association) listete im Jahre 1939 und bevor die synthetischen Antibiotika die Silberpräparate verdrängt hatten, etwa 100 verschiedene Heilmittel auf, die auf Silberbasis hergestellt und in den Kliniken und Arztpraxen verschrieben und angewendet wurden.

Silberpräparate vor dem 2. Weltkrieg: Die meisten der medizinisch eingesetzten Silberverbindungen wurden im ausgehenden 19. Jahrhundert entwickelt und weltweit als Silber-Compounds, das sind Silberverbindungen und Silberkolloide, etwa bis 1930 eingesetzt. Bis zum Jahre 1940 waren ca. 50 verschiedene Silberpräparate auf dem medizinischen Markt, um damit die damals bekannten Infektionskrankheiten zu behandeln. Vor der Erfindung der synthetisch produzierten Antibiotika im Jahre 1928 kam es – insbesondere in den frühen Jahren des 20. Jahrhunderts – immer wieder zum Auftreten von schwerer Argyrie, weil die damals eingesetzten Silberpräparate Silberanteile von 10 – 30 % hatten.

Silberprodukte gegen Staphylokokken: In den USA werden verschiedene Silberpräparate gegen die Infektion mit Staphylokokken eingesetzt. Das sind unter anderem folgende Präparate: Ag-Gidal, Erythomycin, Oxicillin, New Silver, Silver Power, Silver Immune, Ultra Colloidal, Silver Care. Diese Präparate haben unterschiedliche Silberkonzentrationen, z.T. mit Silberproteinen, z.T. mit Stabilisatoren.

Silberradikale, freie: Medizinisch aktive Wirkstoffe im kolloidalen Silber. Freie Silberradikale sind mit verantwortlich für die antimikrobielle Wirkung des kolloidalen Silbers. Silberradikale töten in Verbindung mit den Silberionen Mikroorganismen wie Bakterien und Pilze ab, indem sie – so die theoretische Annahme der Alternativen Medizinforscher - deren Energieversorgung blockieren. Die Silberradikale verstärken vermutlich die Wirkung der Silberionen.

Silberresistente Bakterien: Die nachfolgend in der H.E.L.P.-Liste nach 1938 aufgeführten Bakterien sind – das weisen klinische Studien nach – gegen Silber resistent:
- Citrobacter Freundii
- Enterobacter Cloacae
- Enterobacteriaceae (einige Stämme)
- Escherichia Coli (einige Stämme)
- Klebsiella Pneumoniae
- P. Stutzen (einige Stämme)
- Proteus Mirabilis
- Vegetative B. Cereus Sporen

Silberresistente Mikroorganismen: Nicht nur gegen die synthetisch hergestellten Antibiotika,, sondern auch gegen kolloidales Silber entwickeln bestimmte humanpathogene Mikroorganismen zunehmende Resistenzen, was dazu führt, dass sich die abtötende Einwirkung auf diese krankmachenden Keime mehr und mehr reduziert. Das betrifft insbesondere Pseudomonaden, Klebsiellen und Salmonellen.

Silbersachen als antibakterielle Mittel: Zu allen Zeiten wurden Silbermünzen, Silber-
bestecke, Silberkannen, Silberplatten, Silberbecher, Silber-Essstäbchen, Silberbehälter,
Silberfolien, Silberverbände und andere Gegenstände aus Silber im allgemeinen Leben,
in der Medizin und bei der Besiedelung und Eroberung fremder Länder wegen ihrer bekannten antibakteriellen Wirkung eingesetzt.

Silbersalbe: Wird bei Entzündungen der Augenbindehaut verwendet.

Silbersalz: Silbersalz, normalerweise ein starkes Gift, wird in hohen Verdünnungsgraden in Form von Lösungen und Suspensionen zur Behandlung oder Vorbeugung von
bestimmten körperlichen Störungen eingesetzt. Silbersalze entstehen im kolloidalen Silberwasser, wenn dem destillierten Wasser Reaktionsbeschleuniger in unzulässiger Form
von Salzen beigefügt werden. Silbersalze können das Auftreten der irreversiblen Argyrie,
der Graufärbung von Haut und Schleimhäuten, verursachen. Silbernitrate sind ungleich
toxischer (giftiger) als Silberproteine oder kolloidales Silber.

Silberschädlichkeit: Aufgrund der Jahrtausende alten Anwendung von Silber in der
Heilkunde wird davon ausgegangen, dass Silber für menschliche Zellen nicht giftig ist.
Das soll – so die Experten in aller Welt – insbesondere auch für die Anwendung von kolloidalen Silber gelten, das keine toxische Wirkung haben soll. Tatsächlich toxisch, also
giftig, sind jedoch die Salze oder Komplexe, die in der Regel zur Freisetzung von Silber
verwendet werden. Das betrifft insbesondere Silbernitrate und den Wirkstoff Sulfadiazin.

Silbersprichwort: Die Aussage „Mit dem silbernen Löffel im Munde geboren zu sein"
bedeutete im Mittelalter, von verschiedenen Krankheiten verschont zu bleiben, weil das
tägliche Lutschen und Saugen an einem Silberlöffel dazu führte, dass kleinste Mengen
von Silber in den Organismus der Kinder gelangte, wobei das zu sich genommene Silber
das Immunsystem der betreffenden Kinder stärkte und diese im Gegensatz zu den Kindern der Armen gesund blieben.

Silbersulfadiazene: Sind hauptsächlich früher in den USA verbreitete Medikamente
einer silberhaltigen Arzneigruppe unter dem Oberbegriff „Silvadene", die nach Angabe
der Hersteller nicht nur gegen Brandwunden, sondern angeblich auch gegen Cholera,
Malaria, Syphilis und Herpes gewirkt haben.

Silbersulfadiazin: Wirkstoff in silberhaltigen Salben zur örtlichen Behandlung von
Brandwunden unter Verwendung von stabilisierten kolloidalen Silberatomen.

Silbersulfat: Silbersalz, entsteht bei der Auflösung von Silber und Schwefelsäure.

Silbersulfit: Bei der Entstehung von löslichen Silberionen wird eine große reaktive,
feinstverteilte Oberfläche erzeugt. Dadurch binden sich die Silberionen an Schwefel und
werden in einem chemischen Prozess als sehr schwer lösliches Silbersulfid ausgeschieden.

Silbersuspension: Kolloidales Silberwasser ist eine Suspension, das heisst: Die Silberpartikel im kolloidalen Silber werden nicht im destillierten Wasser gelöst, sondern sind
suspendiert.

Silbertherapie, mittelalterliche: Bereits die Alchimisten der Antike und des Mittelalters
verwendeten Silber (lateinisch: argentum, chemisches Zeichen: ag) in vielfacher Form
zur Herstellung heilender Substanzen und Suspensionen. Dem oral eingenommenen

Silberwasser – es wurde als Trinksilber „Argentum potabile" bezeichnet – schrieben die Heilkundler des Altertums besondere Kräfte zu. Es wurde in Wasser oder Wein zu sich genommen.

Silbertherapie, moderne: Silber hat sich – bis es in den Zwanziger Jahren" des 20. Jahrhunderts von den Antibiotika vom Markt und aus der Medizin verdrängt wurde - in der damaligen „modernen" Medizin bei der Behandlung von Krankheiten der verschiedenen Formenkreise, in der Wundbehandlung und in der Bekämpfung von bakteriellem Befall bewährt. Die Silberpräparate werden den Kranken als kolloidales Silberwasser oder als Wundauflagen und Wundpflaster verabreicht, was – nach Aussage der Anwender - zur Minderung der entzündlichen Prozesse führen soll. Gegen eine Silbertherapie sprechen nach Aussagen der Kritiker signifikante Nebenwirkungen wie das Auftreten der irreversiblen Argyrie.

Silbertrunk: umgangssprachliche Bezeichnung für kolloidales Silberwasser.

Silber und erwünschte Wirkungen beim Menschen: Obwohl immer von der Wunderwirkung des kolloidalen Silbers berichtet wird, gibt es keine randomisierten klinischen Studien, die wissenschaftlich zweifelsfrei belegen, dass kolloidales Silber tatsächlich über die vielfältigen Eigenschaften und Wirksamkeiten verfügt, die ihm seit gut 110 Jahren zugeschrieben werden. Das gilt insbesondere für die unzähligen Nutzungsformen des kolloidalen Silbers in der Alternativen Medizin, die an anderer Stelle dieses Handbuchs detailliert aufgeführt sind. In diesem Zusammenhang ist auch zu untersuchen, ob der mögliche Nutzen des innerlich oder/und äusserlich angewandten kolloidalem Silbers im Verhältnis zu eventuell auftretenden Nebenwirkungen und möglichen gesundheitlichen Schädigungen steht.

Silber und gesundheitliche Störungen: Schon vor Jahrhunderten war das Phänomen der Argyriasis, der Grauverfärbung von Haut und Schleimhäuten bekannt. Der Terminus „Argyriasis" wurde abgeleitet vom griechische Wort „ Argyron". Im Verlaufe der Zeit wandelte sich der Terminus „Argyriais" in den noch heute üblichen medizinischen Begriff „Argyrie". Tritt die Argyrie lokal begrenzt auf, wird von einer „Argyrose" gesprochen, die hauptsächlich im Bereich der Augen auftritt.

Silber und Keimtötung: Dass Silber keimtötend und antibakteriell wirkte, war schon seit der Antike bekannt und veranlasste nicht nur die Trossmeister der deutschen Kaiser, sondern auch die amerikanischen Siedler, auf ihren monatelangen Trecks Silbermünzen in ihren Milch- und Wassergefäßen zu deponieren. Silber war zu allen Zeiten und ist noch heute ein wirksames und unschädliches Konservierungsmittel, das in vielfacher Verarbeitung dafür sorgt, dass Trinkwasser in silberbeschichteten Tanks lange Zeit keimfrei und frisch bleibt.

Silber und letale Dosis: In der Medizingeschichte sind einige Fälle mit letalem, also tödlichen Ausgang bekannt, die durch die Einnahme von hohen Silberdosen verursacht wurden. Seit langem ist bekannt, dass sehr hohe Einnahmen von Silbernitrat tödlich sein oder zu schweren neurotoxischen Störungen führen können. Bereits 10 Gramm sollen – so die Aussagen von Wissenschaftlern – zu lebensbedrohenden Ausfallserscheinungen führen. Das betrifft auch das exzessiv eingenommene kolloidale Silber, wobei hier ein Fall aufgeführt wird, wo ein älterer Mann auf eigene Verantwortung und eigenen Wunsch über mehrere Monate hohe Dosen von kolloidalem Silber zu sich genommen hatte, wonach sich in der letalen Phase erst epileptische Anfälle, dann Koma und schließlich der Exitus einstellten.

Silber und Trinkwasser: Im deutschen Trinkwasser sind Silberpräparate als Konservierungsmittel gemäß der deutsche Trinkwasseraufbereitungsverordnung (TrinkWV) zulässig.

Die TrinkWV enthielt bis 2001 in Anlage 3 (chemische Parameter) einen Grenzwert von 0,01 mg/l für Silber. Mit der Novellierung der TrinkWV im Jahre 2001 wurde dieser Grenzwert als Parameter ersatzlos gestrichen, da er in der Praxis keine Bedeutung mehr hatte.
Das deutsche Trinkwasser enthält kein Silber in messbaren Grössen in der zulässigen Konzentration, und dennoch müssen die Wasserwerke das Trinkwasser auf unzulässig hohe Konzentrationen von Silber in regelmäßigen Abständen untersuchen.
In §11 Teil 3a der TrinkWV wird Silber als zulässiger Aufbereitungsstoff zur Konservierung in Kleinanlagen aufgeführt. Jedoch besteht hier die Einschränkung, dass ein Gebrauch bzw. eine Verwendung des Silbers im Trinkwasser nach TrinkWV nur im Ausnahmefall und nicht systematisch erfolgen darf.
Der Grenzwert für einen derartigen Ausnahmefall ist in der TrinkWV mit 0,08 mg/l festgesetzt.(= 0,7mmol/m³).
Im deutschen Trinkwasser darf kein messbares Silber enthalten sein, denn die Abtötung von Bakterien kann in Trinkwasser zur Freisetzung von Pyrogenen führen.

Silber und Sulfide: Asiatische Forscher fanden heraus, dass zwei Enzyme (Laktatdehydrogenase und Glutathionperoxidase) in ihrer Aktivität und Vitalität gehemmt wurden, wenn die Sulfhydrylgruppen von Enzymen durch die Silbereinwirkung Sulfide bilden bzw. auf den Silbereinfluss mit Amino- und Carboxylgruppen von Enzymen reagierten und die Enzyme durch Inaktivität lahm legten.

Silberungsverfahren: Der oligodynamische Effekt von Metallionen führt nach Auffassung von namhaften Forscher beim so genannten Silberungsverfahren dazu, dass Silber als mildes Anti-Infektivum eingesetzt werden kann.

Silberverbände: Sind silberdurchwirkte Verbände, die den Kranken als Wundauflagen und Wundpflaster dienen, was – nach Aussage der Anwender - zur Minderung der entzündlichen Prozesse, insbesondere bei Brandwunden, führen soll.

Silberverbindungen: Silber löst sich nicht im Wasser, jedoch in Salpetersäure, heißer Schwefelsäure und Kaliumzyanid.
Silber bildet dabei:
- Weißes Silberchloris AgCH (schwer lösliches Hornsilber)
- Weißes Silbernitrat
- Weißes Silbersulfat (wenig lösliches Ag2SO4)
- Schwarzes Silberoxid (Ag20)
- Schwarzes Silbersulfid (Ag2S Silberglanz)
- Silbernitrat AgNO3 (gut löslich)
- Silberperchlorat AgClO4 (gut löslich)
- Silberchlorat AgClO3 (gut löslich)
- Gelbes Silber-(I)-Fluorid AgF (gut löslich)
- Silbernitrit AgNO2 (gut löslich)

- Silberacetat CH3COOAg (gut löslich
- Silbersalz AgAsS3 (Radiologie, Fotografie)
- Silbersalz Ag3SbS3 (Radiologie, Fotografie)

Weitere Silberverbindungen sind:
- Silbernitrat
- Silberbromid AgBr (gelblich, schwer löslich)
- Braunes Silber(II)-fluorid AgF2 (stabiles Salz)
- orangefarbene Silberjodid AgJ (schlecht löslich)
- Silberlaktat
- Silberpikrat
- AgCl2
- Ag2Se (das Selenid)
- AgHS

Hinweis:
Ag+-Ionen neigen dazu, in wässrigen Lösungen instabile Silberhydroxide zu bilden. Eine gewisse Lichtempfindlichkeit ist den meisten bekannten Silberverbindungen nicht abzusprechen und führt dazu, dass Silber an der Luft schwarz anläuft. Ursache ist die Bildung des schwarzen Silbersulfids Ag2S, wobei die chemische Reaktion durch die Schwefelsäure HS erzeugt wird.

Silberwarnung: Die WHO (World Health Organization) und die FDA (Food and Drug Administration) gaben 1997 und 1999 an die Anwender von Silberpräparaten Warnungen heraus.

Die WHO teilte mit, dass kolloidales Silber oder Silbersalze in den USA nicht länger über den Ladentisch verkauft werden sollten, wobei sich die WHO auf die FDA bezog, die in einer Richtlinie im Jahre 1999 festgelegt hatte, dass bestimmte Produkte, die kolloidales Silber oder Silbersalze enthielten und für die innerliche oder äußerliche Anwendung bestimmt sind, nicht länger über den Ladentisch verkauft werden durften. Kolloidales Silber war laut FDA-Richtlinie nur noch als diätisches Nahrungsergänzungsmittel zugelassen und durfte nur in dieser Eigenschaft über den Ladentisch verkauft werden.

Die FDA verwies in diesem Zusammenhang auf die so genannte „Großvater-Klausel" (Grandfather Clause) aus dem Jahre 1938, die besagte, dass die Hersteller und Vertreiber von Silberpräparaten der FDA nachweisen mussten, dass ihre Präparate nach den Rezepten vor 1938 hergestellt und vertrieben wurden.

Silberwasser, kolloidales: Ist eine Suspension (Flüssigkeit), die durch das Beschicken von Silberstäben (Elektroden) mit einem schwachen elektrischen Strom über eine gewisse Zeit entsteht, über eine gewisse farbliche Konsistenz verfügt und mit einem „Silber-Generator" genannten Gerät erzeugt wird. Im Silberwasser werden durch schwache elektrische Ladungen submikroskopische Zusammenballungen (Cluster) von Silberpartikeln mit einer Molekülgröße von 0,01 bis 0,001 Mikrometer erzeugt. Diese Silberpartikel setzen sich im Silberwasser nicht ab, sondern verharren in einem Schwebezustand. Der Grund ist: Die elektrische Ladung der Silberpartikel bewirkt, dass die Schwerkraft der Silberpartikel so aufgehoben wird, dass ein Schwebezustand entsteht.

Silberzubereitungen, kolloidale: Im Silberwasser werden mit einem Silber-Generator (Silber Pulser) durch schwache elektrische Ladung submikroskopische Zusammenballungen (Cluster) von Silberpartikeln mit einer Molekülgröße von 0,01 bis 0,001 Mikrometer erzeugt. Die Dauer der Zubereitung ist abhängig vom eingesetzten Silber-Gerät und den verwendeten Silberstäben sowie dem verwendeten Wasser.

Silvadene: Das ist der Markenname für eine auf der Basis von Silbersulfadiazinen hergestellte und antibakteriell wirkende Wundcreme, die auch wegen ihrer antimikrobiellen Wirkung bei Verletzungen von weichen Gewebebereichen von der Medizin eingesetzt wird.

Silverlon: Das ist der Markenname für eine in den USA entwickelte silberhaltige, antibakterielle und antiinfektiöse Salbe, die hauptsächlich in der Therapie von Brandwunden verwendet wird.

Silver pigmentation: Englische Bezeichnung für Argyrie-verfärbte Haut

Silver Pulser: Das Gerät zur Erzeugung von kolloidalem Silber wurde von dem Nestor der Alternativen Elektromedizin, Dr. Robert C. Beck, entwickelt, gebaut und angewendet.

Silver water, colloidal: Ist eine Suspension (Flüssigkeit), die durch das Beschicken von Silberstäben (Elektroden) mit einem schwachen elektrischen Strom über eine gewisse Zeit entsteht, über eine gewisse farblose Konsistenz verfügt und mit einem „Silber-Generator" genannten Gerät erzeugt wird. Im Silberwasser werden durch schwache elektrische Ladung submikroskopische Zusammenballungen (Cluster) von Silberpartikeln mit einer Molekülgröße von 0,01 bis 0,001 Mikrmeter erzeugt. Diese Silberpartikel setzen sich im Silberwasser nicht ab, sondern verharren in einem Schwebezustand. Der Grund ist: Die elektrische Ladung der Silberpartikel bewirkt, dass die Schwerkraft der Silberpartikel so aufgehoben wird, dass ein Schwebezustand entsteht.

Slow-Viren: Sind pathogene Mikroorganismen, die sich in den menschlichen Organismus einschleusen, dort über einen längeren Zeitraum unentdeckt verharren und erst durch eine Schwächung des Immunsystems aktiv werden.

Smith, Gary: Der Forscher Dr. Gary Smith glaubt, eine Verbindung zwischen einem niedrigen Silberspiegel im menschlichen Körper und dem Ausbruch bestimmter Krankheiten entdeckt zu haben. Er kam durch seine Forschungen zu dem Schluss, dass Menschen mit einem niedrigen Silberspiegel signifikant häufiger von Infektionskrankheiten heimgesucht wurden als Menschen, die einen hohen Silberspiegel aufwiesen. Dr. Smith stellte nun aufgrund seiner Forschungsergebnisse einen Zusammenhang zwischen dem Silberspiegel im Körper eines Menschen und den Vorhandensein bestimmter aggressiver, humanpathogener Viren her und kam zu der Schlussfolgerung: Ein Silbermangel ist möglicherweise einer der Gründe, dass Krebs im menschlichen Körper existent ist und in bedrohlichen Raten zunimmt.

Smith, Lendon H.: Mitautor des Fachbuches „Beyond Antibiotica: Boost Your Immunity and Avoid Antibiotics", in dem alternative und natürliche Substanzen aufgezeigt werden, um Krankheiten vorzubeugen. Das Buch enthält ausserdem Ratschläge, wie das Immunsystem (auch durch Vermeidung von Antibiotika) gestärkt werden kann.

Sole: Ist eine Dispersion kleinster fester Teilchen in einer Flüssigkeit. Wird auch als kolloidale Lösung oder kolloidale Suspension bezeichnet.

Spectrophotometer: Testgerät zum Nachweis von Silber im kolloidalen Silberwasser; misst den Silbergehalt in mg/Liter.

Spontanremission: Unerwarteter Rückgang von Krankheitserscheinungen, insbesondere das rasche Abklingen von hohem Fieber.

Stoffchemie: Lehre von den Edelmetallen; behandelt die Reaktivität und die Dichte von Schwermetallen.

Störfaktoren der kS-Herstellung: Wird das kolloidale Silber elektrochemikalisch hergestellt, können sich folgende Störfaktoren in Form von mechanischen Fehlern einschleichen:
- falscher Strom
- falsche Stromspannung
- falsche Stromstärke
- falsche Elektroden
- falscher Generator
- falsches Wasser
- falsches Zubereitungsgefäß
- falsche Zubereitungszeit
- falscher Zubereitungsort
- falsche Mondphase

Stromarten bei der kS-Herstellung: Hier gehen die Meinungen weit auseinander, denn die einen tendieren zum Wechselstrom, die andere zum Gleichstrom.
Silbergeneratoren mit Wechselstrom erzeugen angeblich eine bessere kSw-Qualität mit einem hohen Anteil an Silberpartikeln und einem niedrigen Anteil an Silberionen.
Nachteil:
Lange Herstellungszeit.
Silbergeneratoren mit Gleichstrom erzeugen angeblich eine bessere kSw-Qualität mit einem niedrigen Anteil an Silberpartikeln und einem hohen Anteil an Silberionen.
Vorteil:
Kurze Herstellungszeit.
Kombinierte Silbergeneratoren mit Wechselstrom und Gleichstrom, die auf dem Markt erhältlich sind, helfen aus dem Dilemma.
Geregelte Silbergeneratoren werden elektronisch so geregelt, dass der Strom infolge des ständigen Wechsels der Polaritäten nicht zu stark wird und den Elektrolyseprozess und den gewünschten ppm-Wert nicht gefährdet.

Stromschwankungen bei der kSw-Herstellung: Werden die Silbergeneratoren mit Batterien betrieben, kann es aufgrund der nachlassenden Leistung zu absinkender Stromspannung und Stromstärke kommen. Das verändert unter Umständen die Silberabgabe an den Elektroden. Das kann verhindert werden, wenn man statt der Batterien ein Netzteil verwendet, welches die Spannung an den Elektroden konstant hält

Stromstärke bei der kSw-Herstellung: Die vom Silber-Generator an die Silberelektroden abgegebene Stromspannung sollte einen bestimmten, von den Herstellern der Silbergeneratoren festgelegten Wert, nicht überschreiten. Durch die Verwendung von hochreinem, entmineralisierten destillierten Wassers tritt nach Angabe der Hersteller durch den niedrigen elektrischen Leitwert des Wassers eine Reduzierung der Stromstärke ein. Bei einem zeitlich unbegrenzten oder lang andauernden Elektrolyseprozess besteht bei ungeregelten Silber-Generatoren die Gefahr, dass sich die Stromstärke signifikant erhöht. Aus diesem Grunde werden sichere Silber-Generatoren elektronisch so geregelt, dass der Strom infolge des ständigen Wechsels der Polaritäten nicht zu stark wird und den Elektrolyseprozess und den gewünschten ppm-Wert nicht gefährdet.

Studien, klinische: Bei klinischen Studien werden die Erfolge von neuen Medikamenten mit den Resultaten herkömmlicher Therapien verglichen, in dem beide Medikamente parallel in jeweils einer Patientengruppe eingesetzt werden.

Studie der Brigham Young University: Unter der Federführung von Prof. Dr. Ron W. Leavitt führte ein Gruppe von Wissenschaftlern im Jahre 2000 eine „Kolloidales Silber versus Antibiotika-Studie" durch, in der die Ergebnisse des Vergleichs zwischen einem hochwertigen kS-Produkt (ASAP Colloidals Silver) und standardisierten Antibiotika im Kampf gegen humanpathogene Mikroorganismen niedergelegt wurden. Dr. Leavitt und sein Team kamen zu dem Schluss, dass kolloidales Silber mindestens unter den Laborbedingungen (in der Petrischale) von In vitro-Experimenten eine effektiv wirkende Alternative zu den handelsüblichen Antibiotika darstellte. Verwendet wurde in diesen In vitro-Versuchen isoliertes kolloidales Silber der Marke „ASAP" mit 1,25 – 5 ppm.

Studie der Natural-Immunogemics Corp.: Die Forscher Dr. Lind, Dr. Stephen, Dr. Quinto et. al. führten in den Laboratorien der Firma Natural-Immunogemics Corp. im Jahre 2002 eine „Kolloidales Silber and Bentonite-Studie" unter dem Titel „Natural Bentonite and Comparison" durch, in der die Ergebnisse der Kombination von Sovereign-Silber mit natürlichem Bentonite im Kampf gegen humanpathogene Mikroorganismen, hier waren es Staphylokokken, niedergelegt wurden. Dr. Lind und sein Team kamen zu dem Schluss, dass eine Kombination von „Sovereign-Silber" mit den antibakteriellen Eigenschaften von natürlichem Bentonite, mindestens unter den Laborbedingungen (in der Petrischale) von In vitro-Experimenten, die Effektivität des Antibakteriums herabsetzte. Verwendet wurde in diesen In vitro-Versuchen Sovereign-Silber und Natural Bentonite (Smectite).

Studie der University of North Texas: Unter der Federführung der „University of North Texas" leitete Prof. Dr. Mark A. Farinha im Jahre 2000 eine Reihe von Versuchen, die so genannten „Time-Kill Studies". Die abschließende Studie dokumentierte die Ergebnisse von In vitro-Versuchen mit hochqualitativen kolloidalen Silber-Produkten, die gegen eine grosse Anzahl von humanpathogenen Bakterien eingesetzt wurden. Die kS-Studie bewies, dass kolloidales Silber in der Lage war, als Antibakterium in mehreren In vitro-Versuchen hoch wirksam gegen Staphylococcus aureues, Candidas albicans, Salmonela thyphimurium und Pseudomonas aeruginosa zu agieren. Die Versuche ergaben, dass kolloidales Silber in Zeiträumen von einigen Minuten in der Lage war, die Bakterienpopulation von etwa 10 Millionen auf wenige, nicht zählbare Exemplare zu reduzieren. Eingesetzt wurde isoliertes kolloidales Silber des Fabrikats „Silver Kare" mit einer Konzentraton von 15 ppm und 30 ppm.

Studien und Beiträge über kS: Weltweit gibt es im Internet und in den Bibliotheken eine Unzahl von Primär- und Sekundärliteratur über kolloidales Silber, seine Herstellungsmethoden, Eigenschaften, Gefahren, Anwendungen, Nebenwirkungen, Historie etc., die eine ungeheure Vielfalt an Informationen anbietet, wobei zu beachten ist, das die Verfasser nicht immer die Anforderungen an Objektivität und Neutralität einhalten.

Subkutan: Unter der Haut befindlich, unter die Haut appliziert.

Sublinguale Einnahme von kS: Das kolloidale Silberwasser wird mit einem Löffel eingenommen und für einige Minuten unter der Zuge deponiert, dann herunter geschluckt. Die Befürworter der sublingualen Einnahme von kolloidalem Silberwasser vertreten die Auffassung, dass die Wirkstoffe des Silberwassers im Mund unmittelbar von den Schleimhäuten aufgenommen werden und damit schneller wirken.

Submikroskopische Partikel: Sind winzigste Partikel von etwa 0,01-0,001 Mikrometer Grösse.

Sulfadiazine: Von Dr. Moyer und Dr. Margraf am „Washington State University's Department of Surgery" entdeckter Wirkstoff auf Silberbasis, der erfolgreich zur Behandlung von Brandwunden und Infektionen eingesetzt wird.

Sulfid und Argyrie: Sulfid wird durch schwefelhaltige Aminosäuren gebildet und fördert – so einige Studien – die Synthese des Melanin, was wiederum die symptomatischen Erscheinungsformen der Argyrie erklärt.

Suspension: Aufschwemmung feinstverteilter fester, schwer löslicher Teile (Partikel) in einer Flüssigkeit.

Suspension, kolloidale: Wässrige, in der Regel farblos bis farbige Lösung, ohne Geschmack, ohne Eigengeruch, mit Partikeln durchsetzt, die sich in einem Schwebezustand befinden.

Symptom: Fassbares Krankheitszeichen der erlebten Beschwerden.

Synthetisierte „Schmalspur-Antibiotika": Herabsetzende Bezeichnung der Pharmagegner für die synthetisch hergestellten Antibiotika der Pharmaindustrie.

T

Tagesdosis an kS: Wenn man den Empfehlungen der amerikanischen EPA und anderen Organisationen folgt, dann ergeben sich folgende relevanten Werte: Eine tägliche Dosis an kolloidalem Silber von 350 Mikrogramm (μkg) sollte von einem Erwachsenen mit einem Körpergewicht von 75 kg nicht überschritten werden. Das entspricht einer durchschnittlichen Tagesdosis an Silber von 0,35 Milligramm (mg).

TCM: Kurzbezeichnung für „Traditionelle Chinesische Medizin".

TDS-Messgerät: Ein handelsübliches TDS-Messgerät misst über den elektrischen Leitwert die Silberionen in der kolloidalen Silberlösung, wobei nach Aussage der Hersteller und Vertreiber von kS der Anteil der Silberionen ca. 80-85 % und der Anteil der kolloidalen Silberpartikel 15-20 % betragen kann. Durch die Bestimmung des Anteils der Silberionen in der kolloidalen Silberlösung können jedoch keine konkreten Rückschlüsse auf den Anteil der kolloidalen Silberpartikel gezogen werden.

TDS-Meter: Sind im Handel erhältliche Messgeräte, die über den elektrischen Le twert, die Qualität des destillierten Wassers messen können, bevor damit kolloidales Silberwasser hergestellt wird. Der Messwert sollte kleiner als 2 ppm, idealerweise C ppm betragen.

TE: Kurzbezeichnung für den so genannten „Tyndal-Effekt".

Temperaturkontrolle bei der Herstellung von kSw: Durch Thermometer.

Terminus technicus „Kolloid": Der Begriff „Kolloid" wurde um 1861 von dem Wissenschaftler Thomas Graham geprägt, der die beiden griechischen Wörter „Kolla" (Leim) und „eidos" (Aussehen) zu dem Terminus „Kolloid" verschmolz und damit die Diffundierung von langsam fließenden Stoffen wie eben Leim durch poröse Membranen bezeichnete.

Therapie: Behandlung einer Krankheit.

Therapiefreiheit: Von Herstellern, Therapeuten, Anwendern, Anhängern und Konsumenten der Alternativen Medizin geforderte Freigabe aller bisher verbotenen oder eingeschränkt zugelassenen Therapien, zulassungspflichtigen Heilmittel, Medikamente und Nahrungsergänzungsmittel durch die staatlichen Organe und Standesorganisationen.

Therapiekritik: Nicht nur die Schulmedizin, sondern auch kritische Kreise (Medizinjournalisten, Fachbuchautoren u. a.) äußern begründete und manchmal auch unbegründete (?) Zweifel an der Wirksamkeit alternativer Heilmittel, so zum Beispiel am kolloidalen Silber als Heilmittel, wobei die Begründungen nicht immer stichhaltig und objektiv gehalten sind.

Therapiestudie: Eine Therapiestudie untersucht den Erfolg eines neuen Behandlungskonzepts und vergleicht es mit den Resultaten der bisherigen Behandlungsmöglichkeit.

Tichy, Dary: Promovierter Forscher, der im Auftrage des „Department of Microbiolcgy of Brigham Young University" eine Studie durchführte, um festzustellen, wann elektrisch hergestelltes kolloidales Silber bestimmte Bakterien abtötete, wobei der Versuchsbericht keinerlei Angaben über die kS-Konzentration enthielt.

Toxigen: Ist eine Eigenschaft, ein Zustand, die/der von Giftstoffen erzeugenden Bakterien verursacht wird und Vergiftung erzeugt.

Toxikologisch: die Toxikologie betreffend.

Toxikologie: Wissenschaftliche Lehre von den Giften und ihren Einwirkungen auf den Organismus.

Toxiplasmose: Durch eine bestimmte Parasitenart hervorgerufene Infektionskrankheit.

Toxisch: Wortbedeutung: giftig. Eigenschaft von Stoffen, biologische Systeme zu schädigen; bedeutet auch einen auf eine Vergiftung beruhenden Vorgang.

Toxische Trümmer: Nach Ansicht namhafter Forscher entstehen durch und während der Behandlung mit kolloidalem Silberwasser im behandelten Organismus so genannte „toxische Trümmer". Das sollen die abgestorbenen humanpathogenen Mikroorganismen sein, die mit dem kolloidalen Silberwasser in den Nieren und der Leber gesammelt und durch das Trinken von sehr viel Wasser während der Behandlung über den Urin ausgeschieden werden.

Toxizität: Giftige Eigenschaften und Wirkung chemischer Substanzen und physikalischer Faktoren.

Toxizität von kolloidalem Silber: Die nachfolgende Zusammenfassung beschreibt die gegenwärtigen, relevanten Erkenntnisse über die Toxizität von kolloidalem Silber. Erwachsene ohne Allergien auf bestimmte Metalle und einem durchschnittlichen Körpergewicht von 75 kg können nach den Empfehlungen der EPA etwa 5 Mikrogramm kS je kg Körpergewicht täglich zu sich nehmen. Es wird behauptet, dass durch diese Dosis der menschliche Organismus nicht beeinträchtigt wird. Menschen mit Erkrankungen der Nieren sollten kolloidales Silber nur unter ärztlicher Betreuung zu sich nehmen, da die Nieren durch den Ausscheidungsprozess des kolloidalen Silbers unmittelbar betroffen sind. Durch das tägliche Trinken großer Wassermengen wird das kolloidale Silber aus dem Organismus besser ausgeschieden, wodurch das Ablagerungsrisiko oder eine Vergiftung durch kolloidales Silber abnimmt. Auch Menschen mit Erkrankungen der Leber sollten kolloidales Silber nur unter ärztlicher Betreuung zu sich nehmen, da die Leber durch den Ausscheidungsprozess und bestimmte chemische Reaktionen unmittelbar betroffen ist und das Vergiftungsrisiko durch das zugeführte kolloidale Silber erhöht werden kann.
Die kritische Dosis an kS beginnt nach den Warnungen der EPA ab einer täglichen Dosis von ca. 1,10 Milligramm. Die empfohlenen Tagesdosen an kS liegen nach den Empfehlungen der EPA bei einem Erwachsenen mit einem Körpergewicht von 75 kg bei ca. 350 Mikrogramm.
Die erhöhte tägliche Zuführung von Selenium und Vitamin E soll – das behaupten einige Befürworter – das Risiko der Silbervergiftung bei Menschen deutlich verringern. Schon lange bekannt ist die Tatsache, dass bestimmte Silbersalze eine deutlich höhere toxische Wirkung aufweisen als kolloidales Silber, wobei jedoch bestimmte zugelassene Silberverbindungen neben dem Einsatz von kolloidalem Silber eine Reihe von zusätzlichen Einsatzmöglichkeiten bieten. Grosse, exzessive Dosen von kolloidalem Silber oder konzentrierte Formen von elementarem Silber erhöhen das Risiko, an einer Argyrie oder einer Vergiftung zu erkranken, weil diese Silberkonzentrationen die Fähigkeit des Körpers und insbesondere seiner Organe (Nieren, Leber, Darm, Haut etc.) überfordern, das im Übermaß verabreichte Silber wieder auszuscheiden, ohne dass Rückstände und Ablagerungen im Körper verbleiben. Das Risiko einer Argyrie oder Organvergiftung durch Silber kann vermieden werden, wenn auf die Einnahme bzw. Verwendung von kolloidalem Silber für einen Zeitraum von 2-4 Monaten nach Beendigung einer Behandlung mit kolloidalem Silber verzichtet wird. Diese Maßnahme gibt dem Körper die Möglichkeit, in der Zeit der Silberabstinenz das vorher eingelagerte Silber abzubauen, bevor mit einer weiteren (Anschluss)-Behandlung mit kolloidalem Silber begonnen wird. Das Risiko einer Argyrie oder Organvergiftung kann vermieden oder mindestens deutlich reduziert werden, wenn man die tägliche Dosis von kS unter 5 Mikrogramm je kg Körpergewicht hält. Das gilt insbesondere, wenn höhere Dosen an Silber konsumiert wurden oder eine Dysfunktion der Nieren oder der Leber vorliegt bzw. vorgelegen hat.

Toxogen: Ist eine Eigenschaft, ein Zustand, die/der von Giftstoffen erzeugenden Bakterien verursacht wird und Vergiftung generiert.

Traditionelle Chinesische Medizin: Seit Jahrtausenden in China erprobte, im Westen als alternativ bezeichnete Medizin wie Silbermedizin, Reflexzonenmassage, Akupunktur mit Silbernadeln u. a.; Kurzbezeichnung ist TCM.

Trinkwasserverordnung: Ist eine deutsche Verordnung zum Schutze des Trinkwassers, die in TWVo Anhang 4/3 festlegt, dass nur 0,01 Milligramm (mg) Silber je Liter Trinkwasser bzw. 0,1 mmol Silber je m³ Trinkwasser zugelassen sind. In § 5 Abs. 1 und 2 der TWVO, Anlage 3, wird der für die Trinkwasseraufbereitung zulässige Wert für Silber mit 0,08 mg/Liter bzw. 0,7 mmol/m³ angegeben. In § 11 Teil 39 der TWVO wird Silber als zulässiger Aufbereitungsstoff (zur Konservierung von Trinkwasser-Kleinanlagen) aufgeführt, wobei der Gebrauch von Silber nur in Ausnahmefällen und nicht systematisch erfolgen darf. Für solche Ausnahmefälle ist der Grenzwert gesetzlich auf 0,08 mg/Liter Trinkwasser festgeschrieben.

Trudeau, Kevin: Amerikanischer Autor des Fachbuches „Natural Cures They Don't Wan't to Know about it".

True colloidal silver: Ist im Gegensatz zum chemisch hergestellten kolloidalen Silber der 20er und 30er Jahre des 20. Jahrhunderts ein rein elektrolytisch erzeugtes kolloidales Silber, dem weder Stabilisatoren noch Beschleuniger beigemischt werden. Eine chemisch hergestellte Silberlösung ist ätzend und verfügt über einen pH-Wert von 4,4 – 5,5, während kolloidales Silber ohne Stabilisatoren oder Beschleuniger als „true colloidal silver" einen pH-Wert von 6,5 hat.

TWVo: Abkürzung für Trinkwasserverordnung.

Tyndall-Effekt: Kolloide weisen bei der Lichtstrahlprobe in der Regel den so genannten „Tyndall-Effekt" oder auch „Faraday-Tyndall-Effekt" auf. Das ist die Bildung eines Lichtkonus', der durch die Streuung des Lichts in der kolloidalen Lösung gebildet wird. Zu diesem Zweck stellt man einen Karton mit einer kleinen runden Öffnung an das mit kolloidalem Silberwasser gefüllten Glas und schickt nun im abgedunkelten Raum einen Lichtstrahl durch dieses „Objektiv". Der konusförmige Lichtstrahl im kolloidalen Silberwasser ist der Beweis für das Vorhandensein des Kolloids.

U

UCLA medical labs: Ist ein amerikanisches Laboratorium an der renommierten medizinischen Lehranstalt „School of Medicine Centre for the Health Science", dass sich mit den Wirkungen und Nebenwirkungen von kolloidalem Silber bei Erkrankungen von Mensch und Tier durch pathogene Keime (Viren, Mikroben, Bakterie, Pilze, Parasiten) beschäftigt und einige Studien herausgegeben hat.

UCLA School of Medicine Centre for the Health Science: Ist eine renommierte medizinische Lehranstalt in den USA, an der namhafte Forscher wie Dr. Larry C. Ford und andere über die Wirkungen und Nebenwirkungen des kolloidalen Silbers in der medizinischen Anwendung forschen und publizieren.

UCLA-Tests: Die UCLA-Laboratorien an der „School of Medicine Centre for the Health Science" führten mit kolloidalem Silber eine Reihe bemerkenswerter Tests und Experimente durch, die zu dem Schluss führten, dass die hergestellten und getesteten kolloidalen Silberlösungen in bestimmten Konzentrationen eine antibakterielle Wirkung erzeugten und zwar gegen fast alle bekannten pathogenen Mikroorganismen.

Unbedenkliche Anwendung von kS: Die Befürworter und Hersteller von kS und kSw treten für eine angeblich unbedenkliche Anwendung von kS ein, obgleich Institutionen wie die EPA und FDA in ihren Stellungnahmen das kS nicht als unbedenklich empfehlen, sondern vor Nebenwirkungen warnen.

Unbedenklichkeit von kS: Die Befürworter und Hersteller von Nahrungsergänzungsmitteln, die kS enthalten, propagieren die angebliche Unbedenklichkeit bei der längerfristigen Anwendung von kolloidalem Silber in Nahrungsergänzungsmitteln. Die Schulmedizin rät wegen beträchtlicher Risiken und unbelegtem Nutzen von der Einnahme von Nahrungsergänzungsmitteln, die kolloidales Silber enthalten, dringend ab und verweist auf Nebenwirkungen wie Argyrie, Geschmacksstörungen, Geruchsempfindlichkeiten, zerebrale Krampfanfälle und Missbildungen bei Neugeborenen.

Unerwünschte Wirkungen: Die Anwender von zulassungspflichtigen Arzneimitteln werden in Bezug auf unerwünschte Wirkungen (Nebenwirkungen) auf den Beipackzetteln weltweit ausführlich informiert und gewarnt. Das gilt in der Regel nicht für Nicht-Arzneimittel, deren unerwünschte Wirkungen und Nebenwirkungen weltweit leider nur unzureichend erfasst und dokumentiert sind.

United States Patent Nr. 4.292.968: Der Erfinder Franklin H. Ellis aus Rochester, N.Y. reichte dem amerikanischen Patentamt am 26. November 1979 über die Firma Sybron Corporation, Rochester, N.Y., einen Patentantrag ein. Das eingereichte Patent befasste sich mit der „elektrischen Unterstützung für Ion-Therapie". (Siehe unter –Nachweise- in diesem Buch.

Das Patent wurde dem Erfinder am 6. Oktober 1981 unter der **Patent Nr. 4.292.968** erteilt. Das Patent hat folgenden Inhalt:

Ein Silbergenerator erzeugt einen bestimmten Strom mit einer bestimmten Spannung. Dieser Strom wird über eine Elektrode am Körper des Patienten angelegt. Diese Elektrode ist eine Silberanode und erzeugt durch den ständig fließenden Strom Silberionen. Diese Silberionen wiederum werden über die angelegte Silberanode in das zu behandelnde Gewebe des Patienten transportiert, wobei hier ein Heilungsprozess angeregt werden soll. Der über die Silberanode in das Körpergewebe applizierte Strom wird über eine als Kathode fungierende Elektrode, die auch am Körper des Patienten angelegt ist, zurück in den Generator gesandt, wobei sich der Vorgang über eine bestimmte Behandlungszeit wiederholt. Der Erfinder beruft sich auf die Forschungen des Biomediziners Dr. Robert O. Becker, der ähnliche Experimente an Knochengewebe durchgeführt hatte.

United States Patent Nr. (o. Nr.): Die Erfinder Parker und Parker reichten dem amerikanischen Patentamt im Jahre 2003 einen Patentantrag ein. Das eingereichte Patent befasste sich mit der Heilungsmethode von Hauterkrankungen bei tropischen Zierfischen durch homöopathisch verdünntes kolloidales Silberwasser in Konzentrationen von 1 ppb Silber (parts per billion).

United States Pharmacopoeia: Ist die offizielle Liste der in den USA zugelassenen Medikamente, in der auch bis etwa 1975 verschiedene kolloidale Silberprodukte aufgeführt waren. Diese Silberpräparate der U.S.P. enthielten kolloidales Silber mit 18 – 22 %

Silberanteil, welches für die Anwendung am Patienten mit Wasser auf 0,05 – 10 % verdünnt wurde. Weiterhin wurden in der U.S.P. sehr starke Silberprotein-Präparate aufgeführt, die einen Silbergehalt von 7,5 – 8,5 % aufwiesen und zur Anwendung am und im Menschen mit Wasser auf 0,5 – 10 % verdünnt werden mussten. Keines der n der U.S.P aufgeführten Silberpräparate wurde ab 1975 in der offiziellen U.S.P. und in der N.F. (National Formulary) geführt.

Überdosierung von kS: Die Hersteller von Silber-Generatoren geben die täglichen Höchstwerte von kolloidalem Silberwasser auf der Basis der EPA-Empfehlungen mit 5 Mikrogramm je kg Körpergewicht an. Bei dieser Dosierung soll es angeblich nicht zur Ausbildung einer Argyrie, also einer irreversiblen Grauverfärbung der Haut und Schleimhäute und Organschäden kommen. Anwender, die von einer starken Argyrie befallen wurden, berichten von sehr hohen, täglich konsumierten Mengen von hochkonzentriertem Silber von bis zu 600 ml mit mehr als 50 ppm Silberanteil.

Überwachungsbehörden: Die in Deutschland auf der Grundlage bestimmter Gesetze und Verordnungen die Herstellung, Anwendung, und Propagierung von bestimmten Heilmitteln und Behandlungsmethoden, medizinischen Produkten und Geräten überwachen und Verstöße ahnden. In den USA ist es die FDA (Food and Drug Administration), die Oberste Arzneimittelbehörde.

Ursachen von lokaler Argyrie und Argyrose: Langandauernde Verwendung von silbernen Akupunkturnadeln, silbernen Ohrringen, silberhaltigem Nahtmaterial, andauernder Umgang mit Silber etc. können die Ursache der lokalen Argyrose oder Argyrie sein.

Ursprünge der Silbermedizin: Liegen vor ca. 6000 Jahren am Anfang der menschlichen Medizingeschichte.

U.S.P: Kurzbezeichnung für „United States Pharmacopoeia", die offizielle Liste der in den USA zugelassenen Medikamente.

V

Vegetarian Times: Renommiertes amerikanisches populärwissenschaftliches Magazin, welches über Neuentwicklungen auf verschiedenen Fachgebieten berichtet.

Verabreichungen von kS: Im Laufe der Jahrzehnte haben sich in der Alternativen Medizin bestimmte Parameter bei der Behandlung oder Vorbeugung von körperlichen Störungen herausgebildet. In Teil II, Kapitel II/1 ist die Verabreichung von kSw ausführlich beschrieben.

Verbrennungswunden: Bei der Behandlung bestimmter Verbrennungswunden mit silberhaltigen Wundauflagen wurde die Heilwirkung der in kolloidalen Silberlösungen freiwerdenden Silberionen und Silberradikal nachgewiesen.

Verfärbung von kSw: Kommt kolloicales Silberwasser mit elektromagnetischen Strahlen in Berührung, verfärbt sich das kSw braun bis dunkelbraun und verliert an Wirkungskraft.

Vergleich von kolloidalem Ag/Ag: Wissenschaftlich nicht bewiesen ist die Behauptung, dass 1 mg/Liter kolloidales Ag wirksamer ist als 1 mg/Liter Ag.

Vergleich von kS mit Silberproteinen: Die in den 20er Jahren des 20. Jahrhunderts produzierten Silberpräparate waren zumeist auf Silberprotein-Basis hergestellt und wiesen zum Teil wegen des hohen Silberanteils von 10-30 % beträchtliche Nebenwirkungen auf. Ein Vergleich dieser Silberpräparate mit dem heute produzierten kolloidalen Silberwasser und anderen Präparaten auf der Basis von kolloidalem Silber ist nicht möglich, weil kolloidales Silberwasser nur sehr wenig Silber enthält und aufgrund dieser schon fast homöopathischen Silberanteile unter normalen Umständen keine Argyrie erzeugen kann.

Verordnung über Nahrungsergänzungsmittel: Abkürzung: NemV

Veröffentlichungen über kS und kSw: In namhaften Fachzeitschriften und Fachbüchern wurde das Thema: „Kolloidales Silber und seine Verwendung in der Alternativen Medizin!" behandelt. Nachstehend eine Übersicht über relevante Veröffentlichungen und die Autoren, (soweit diese bekannt sind):

- „A Case of Puerperal Septicemia Succesfully Treated with intravenous Injections of Collosol Argentum"., Artikel in "The Lancet" vom 16. Februar 1916, in dem der unbekannte Autor beschreibt, wie die erfolgreiche Behandlung von Kindbettfieber mit einhergehender Sepsis durch intravenöse Injektionen mit „Collosol Argentum" in Konzentrationen von 500 ppm durchgeführt wurde.

- "Aquacel Ag in the Managements of Partial-Thickness Burns: Results of a Clinical Trial." Artikel von Caruso, Foster, Hermans and Rick, Phönix. (Ohne Jahresangabe).

- "Arsenal of Antibiotics Failing as Resistant Bacteria Develops"., Artikel in "The Los Angeles Times", in dem der unbekannte Autor warnend auf die sich häufenden Resistenzen ganzer Bakterienstämme gegen die synthetischen Antibiotika hinweist.

- "Collosol Argentum and his Ophthalmic Uses.", Artikel in "The British Medical Journal" vom 16. Januar 1915, in dem der unbekannte Autor die Anwendung von "Collosol Argentum" mit einer Konzentration von 500 ppm bei einer schweren Augeninfektion beschreibt.

- "Colloidal Preparations of Silver in Pharmacy"; Artikel von Alfred Searle im "British Medicine Journal" 1919.

- „Colloidal Silver. A Literature Review. Medical Uses, Toxicology and Manufacture." Fachbuch von John W. Hill.

- "Colloidal Silver as a Remedy for Aids"; Artikel von NN in "Provo Herald", Ausgabe vom 13. Februar 1992, Seite D1.

- „Colloidal Silver in Sepsis". Der ungenannte Autor berichtete in diesem Artikel im „Journal of the American Association of Obstetricians and Gynecologists" im Januar 1916 über die Mehrfachwirkungen eines elektro-kolloidalen Silberpräparates mit dem Namen „Electrargol" und einer Reihe von In vivo-Versuchen an Hasen, die unter der Bezeichnung „Rabbits-experiments an mit Streptokokken infizierten Hasen wurden reihenweise In vivo-Versuche mit elektrisch hergestelltem kolloidalen Silber (Electrargol) durchgeführt, wobei den infizierten Hasen 10-20-40 ppm kS injiziert wurden, um die Wirkung des Electrargol auf die Fieberschübe der Hasen zu beobachten. Der Experimentator berichtete in einer Zusammenfassung, dass diese Experimente auch an Menschen durchgeführt worden seien.

- „Electric Metallic Colloids and their Therapeutical Applications". Artikel in „The Lancet", 3. Februar 1912, in dem der ungenannte Autor berichtete, dass (chemisch erzeugtes) kolloidales Silber in Konzentrationen von 500 ppm, 10 ppm und 5 ppm in mehreren In vitro-Experimenten eingesetzt wurde, um die Wirkung des kS auf verschiedene Bakterienstämme zu untersuchen. Darüber lagen Studien vor.

- „Experiments on the Germical Action of Colloidal Silver!". Artikel in „The Larcet", 12. Dezember 1914, in dem der ungenannte Autor die Ergebnisse verschiedener In vitro-Experimente beschreibt, in denen kolloidales Silber mit Konzentrationen von 5 – 500 ppm zur Bekämpfung von humanpathogenen Bakterien eingesetzt wurde, wobei durch die hohe Dosis von 500 ppm alle Bakterien innerhalb von 30 Minuten abgetötet wurden.

- In Vitro Citotoxicity Testing of a nano crystalline Silver dressing (Acticoat) on Cultured Keratinocytes." Artikel von Lam, Chan, Ho and Liew, Hong Kong. (Ohne Jahresangabe).

- „Perhaps it soon will be Recognized as Our Mightiest Germ Fighter"; Artikel in der 1978er Märzausgabe des Magazins „Science Digest" , in dem der Autor Jim Powell das Silber (nicht das kolloidale Silber!) als „Wunder" der modernen Medizin bezeichnet und schreibt, dass ein Antibiotikum vielleicht ein halbes Dutzend von verschiedenen krankmachenden Keimen abtötet, Silber jedoch fast 650 und das Silber nicht giftig sei.

- "Revenge of the Killer Microbes?"; Artikel von NN in der Ausgabe des "Time Magazine" aus 1995, der sich angesichts der Aids-Viren und anderen antibiotika-resistenten humanpathologischen Mikroorganismen und der hohen Sterblichkeit durch die Infektionsschwäche beschäftigte und die Notwendigkeit betonte, andere und besser wirksamere "Mikroben-Killer" zu entwickeln.

- „Silver ist the best Allround Germ Fighter". Artikel von NN in "Bio Tech News, Ausgabe 1995.

- „Silver – Our Migthest Germ Fighter". Artikel von NN in "Science Digest", März-Ausgabe 1978, Seiten 59-60.

- „Some Recent Observations on Spruce".; Artikel in „The British Medical Journal" vom 15. November 1913, in dem der unbekannte Autor den Einsatz von "Collosol Argentum", einer Mischung aus Silber und Silberoxiden, mit einer Konzentration von 500 ppm auf Kolibakterien beschreibt, und dass Bakterien in einem Zeitraum von 10 Sekunden bis 6 Minuten abgetötet wurden.

- „The Bacterial Action of Collosols of Silver and Mercury.; Artikel in "The British Medical Journal" vom 16. Januar 1915, in dem der unbekannte Autor die Ergebnisse von In vitro-Experimenten beschreibt, in denen chemisch hergestellt tes kolloidales Silber in Konzentrationen von 500 ppm zur Bekämpfung von verschiedenen Bakterienstämmen eingesetzt wurde. Der Autor berichtet, dass der Einsatz von kolloidalem Silber keinen Erfolg zeigte, weil das Wachstum der Bakterien nicht gehemmt wurde, wobei jedoch der Einsatz von Silber-Nitrat in Konzentrationen von 0,5 ppm dazu führte, dass alle Bakterien innerhalb von 5 Minuten abgetötet wurden.

- „The Body Electric and Treatment of Orthopedic Infections with Electrical Generated Silver Ions"; Artikel von NN in „The Journal of Bone and Joint Surgery", America Volume, Vol. 60 A, No. 7, Oktober 1978.

- "The End of the Miracle Drugs?"; Artikel von NN in der Newsweek-Ausgabe vom 28.März 1994, der sich mir der zunehmenden Resistenz von pathogenen Erregern gegen die synthetisch hergestellten Antibiotika und mit der Entwicklung von besser wirksameren Antibiotika beschäftigte.

- "The Truth about Silver".; Artikel in Miami Pub Med von Ovington and Associates.

- "The Use of Silver-based Dressings in Wound Care." Artikel von Downsett C. Trust, London.

- "Use of Colloids in Health and Disease. Artikel im "Health Consciousness Magazine", Vol. 15, No. 4., der sich mit den Thesen in Alfred Searle's Artikel „Colloidal Preparations of Silver in Pharmacy" im British Medicine Journal 1919 auseinandersetzte.

- "Warning: Antibiotics Could Endanger Your Child!", Artikel in "Reader's Digest", der warnend daraufhin weist, dass bereits seit der Einführung der ersten Antibiotika im Jahre 1928 mehr und mehr Bakterien eine Resistenz gegen die synthetisch hergestellten Antibiotika entwickelt hätten.

- "Who's is using colloidal Silver?; Artikel von NN im "Nexus Magazine", Vol. 4, No. 1, der sich über die Verwendung von kolloidalem Silber in verschiedenen Ländern der Erde und mit den historischen Hintergründen des kolloidalen Silbers befasst.

Violettflaschen: Bezeichnung für die violettgefärbten Spezialglasflaschen, die der Aufbewahrung von kolloidalem Silberwasser dienen.

Viren: besonders kleine Krankheitserreger, die nicht allein lebensfähig sind und sich nur in lebenden Zellen vermehren können

Vitamine: Sind Substanzen, die ein Organismus nicht selbst herstellen kann, die aber lebensnotwendig sind. In einigen Fällen können Vitaminvorstufen (Provitamine) im Körper in die Wirkform umgewandelt werden (Vitamin A und D). Vitamine sind chemisch unterschiedliche Substanzen und werden nach ihren Löslichkeitseigenschaften in fett- und wasserlöslich eingeteilt.

Von Holst, Walter: Mitautor des Fachbuches „Kolloidales Silber als Medizin".

Vorbeugung gegen Nebenwirkungen von kS: Bereits Dr. Robert C. Beck, der Erfinder des Silber-Generators und Entwickler der Beck-Protokolle, empfahl den Anwendern von kolloidalem Silberwasser, die Nahrung durch Joghurt oder Laktobakterien zu ergänzen, um mögliche Nebenwirkungen des kolloidalen Silbers abzupuffern, obgleich Dr. Beck keinerlei Nebenwirkungen seiner Silbertherapie befürchtete.

Vorkommen von Silber: Silber kommt in der Natur in vielfältigen Bestandteilen und Mengen vor.

- Im Erdreich: Im Mittel zu 0,1 mg/kg
- In Regenwasser: Im Mittel zu 1 µg/l
- In Klärschlamm: Im Mittel zu 100mg/kg
- In Abwässern: Im Mittel zu 730 µg/l
- In Trinkwasser: Im Mittel zu 5-50 µg/l
- In Karotten: Im Mittel zu 4-74 µg/kg
- In Spinat: Im Mittel zu 9-232 µg/kg
- In Pilzen: Im Mittel zu 8,5 mg/kg
- In Muscheln: Im Mittel zu 0,1-10 mg /kg
- In Wein: Im Mittel zu 20 µg/l
- In Weizenmehl: Im Mittel zu 0.4-1 mg/kg

W

Warnhinweise: In allen populärwissenschaftlichen Publikationen und Beschreibungen (auch im vorliegenden Handbuch) sollte unbedingt ein (Muster) Warnhinweis mit folgendem Inhalt veröffentlicht werden: „Die in dieser Publikation erwähnten, angebotenen oder beschriebenen Behandlungsempfehlungen, therapeutische Hinweise und Wirkungsaussagen sind rein experimentell. Sie ersetzen beim Auftreten von körperlichen und/oder seelischen Störungen der Gesundheit auf keinen Fall den Besuch bei einem Arzt oder Heilpraktiker. Wenn der Leser und/oder Konsument dieser Publikationen und/oder Beschreibungen Behandlungen oder Therapien an sich selbst oder an Dritten ausführt oder/und ausführen lässt, geschieht dieses in voller Eigenverantwortung und auf eigene Gefahr des Lesers und Konsumenten".

Was macht kS im menschlichen Körper: Die Befürworter des kolloidalen Silbers behaupten: Es tötet pathogene Mikroorganismen wie Mikroben, Viren, Bakterien ab. Und:

- Es tötet Plasmodien, Pilze und Parasiten und deren Sporen ab.
- Es hemmt eine bestimmte Enzymbildung bei Hefepilzen.
- Es unterdrückt die Histamin-Ausschüttung bei entzündlichen und allergischen Reaktionen.
- Es unterdrückt die Prostaglandin-Ausschüttung bei entzündlichen und allergischen Reaktionen.
- Es absorbiert die überschiessenden Reaktionen des Immunsystems.
- Es reduziert allergische und entzündliche Prozesse.
- Es reagiert im menschlichen Körper wie ein freies Radikal und bindet überschüssige Elektronen.
- Es beschleunigt das Abheilen insbesondere von Brandwunden.

Wasserbehälter und Silberverwendung: Seit vielen Jahren werden die Trinkwassertanks in der Seeschifffahrt mit Silber beschichtet, um die Keimfreiheit des Wassers zu gewährleisten. Auch in der Luft- und Raumfahrt und im Verkehrswesen werden Wassertanks silberbeschichtet bzw. mit silberbeschichteten Filtern ausgerüstet. In der Raumfahrt wird ein Mini-Ionator eingesetzt, um das Trinkwasser der Raumstationen keimfrei zu halten.

Wasserqualitätskontrolle bei kSw-Herstellung: Durch TDS-Meter.

Wasserqualität und kSw: Optimal ist ein entmineralisiertes dampfdestilliertes Wasser, um kolloidales Silberwasser von guter Qualität herzustellen.

Wässerchen gegen alle Krankheiten: Von den Befürwortern des kS wird kolloidales Silberwasser euphemistisch als „Wässerchen gegen alle Krankheiten", sozusagen als Wunderwässerchen angepriesen.

Water of Gaia: Werbebezeichung des Handels (Camouflage-Name) für kolloidales Silberwasser, welches als zulassungspflichtiges Heilmittel der Zulassung gemäss dem Arzneimittelgesetz (AMG) unterliegt.

Wechselwirkung: Wechselseitige Einflüsse von unterschiedlichen Arzneistoffen im Organismus; führt zu einer verstärkten oder abgeschwächten Wirkung eines Medikamentes oder Heilmittels.

Weak silver solution: Soll nach Ansicht von einigen Forschern bei einer Konzentration unter 2000 ppm im menschlichen Körper keine Wirkung auf Krankheitskeime haben. Im Gegensatz zu der „Weak silver solution" empfehlen einige Forscher eine Silberlösung mit mindestens 5000 ppm, wobei diese Konzentration ausreichen soll, um fast alle humanpathogenen Mikroorganismen abzutöten.

Wechselstrom bei der kS-Herstellung: Wechselt ein an den Silberelektroden angelegter Strom des Silber-Generators in sekündlichen Intervallen, spricht man von einem langsamen Wechselstrom. Der Herstellungsprozess des kolloidalen Silberwassers dauert unter Verwendung von Wechselstrom ungleich länger als mit Gleichstrom. Einige Hersteller von Silber-Generatoren behaupten, dass sich durch das Anlegen eines langsamen Wechselstroms zwischen den Kontakten (Silberelektroden) keine so genannte Ionenstrecke bildet.

Wechselwirkung von kS mit anderen Heilmitteln: Wie bei allen Heilmitteln sollte auch bei der Einnahme von kolloidalem Silberwasser darauf geachtet werden, dass keine negative Wechselwirkung mit anderen Medikamente eintritt.

WHO: Weltgesundheitsorganisation, Abkürzung: WHO (World Health Organisation). Organisation der Vereinten Nationen mit dem Ziel der internationalen Zusammenarbeit der Staaten auf dem Gebiet des Gesundheitswesens.

WHO Guideline drinking water und kS: Die WHO beziffert den Resorptionsanteil des über die Nahrung und das Trinkwasser aufgenommene Silber im menschlichen Körper auf etwa 10 %. Andere wissenschaftliche Studien gehen über einen Zeitraum von 40-50 Jahren von Resorptionsanteilen zwischen 12 – 18 % aus. Dieser Anteil soll sich – so eine Studie – im Verlaufe des Lebens erhöhen; es wird angenommen, dass ein erwachsener Mensch etwa zwischen 0,25 – 1,1 Gramm Silber in seinem Organismus speichert, was jedoch nicht bedeutet, dass dieser Mensch sozusagen einen kleinen „Silberklumpen" im Körper hat. Das so genannte „Plasma-Silber" scheint sich im gesamten Organismus zu verteilen, gebunden durch die körpereigenen Salze, wobei Studien ergaben, dass in bestimmten Körperregionen, insbesondere in der Haut, inneren Organen und im

Gehirn, messbare Silberwerte festzustellen waren. Die Halbwertzeit von resorbiertem Silber im menschlichen Körper beträgt nach vorliegenden Studien je nach Konstitution des Anwenders zwischen 4-5 Tagen und 1-5 Monaten.

Wirksame Konzentrationen von kS: In Forscherkreisen gehen die Meinungen über die wirksame Konzentration von kolloidalem Silber weit auseinander, und es herrschen sehr unterschiedliche Angaben vor. In verschiedenen In vitro-Versuchen wurde festgestellt, dass die Wirksamkeit von Silberkonzentrationen bei silberempfindlichen Keimen bereits bei etwa 1 – 100 Nanogramm (ng) einsetzte. Die Versuche brachte aber auch zu Tage, dass verschiedene Keime bei Silberdosen bis 1000 ng keine Wirkung zeigten und erst ab 1000 – 10000 ppm zu beeinflussen waren.

Wirkstoffe im kS: Die medizinisch aktiven Wirkstoffe im kolloidalen Silber sind freie Silberionen oder Silberradikale.

Wirkungsausschluss bei kS: Die Einnahme von kolloidalem Silberwasser mit anderen Medikamente kann dazu führen, dass durch negative Wechselwirkung ein Wirkungsausschluss beim kolloidalen Silber eintritt, was bedeutet: Das kS wirkt nicht.

Wirkung der Kolloide in kS: Die mit Silber-Generatoren in destilliertem Wasser erzeugten Kolloide dringen – so die herrschende Meinung in der Alternativen Medizin – auf Grund ihrer geringen Grösse in alle einzellige pathogenen Parasiten (Mikroben, Viren, Bakterien, Pilze) ein und sollen diese (so die Wissenschaft) „ersticken". Die abgestorbenen Parasiten werden – so wird vermutet – vom Körper abtransportiert und ausgeschieden. Erklärt wird dieser Vorgang mit der Eigenschaft bestimmter Enzyme, die von den Parasiten für den Sauerstoffwechsel benötigt und von den Kolloiden ausgeschaltet werden.

Wirkung der Silberionen: Silberionen sind medizinisch aktive Wirkstoffe im kolloidalen Silber. Silberionen sind verantwortlich für die antimikrobielle Wirkung des kolloidalen Silbers. Silberionen töten Mikroorganismen wie Bakterien und Pilze ab, indem sie – so die laborgetestete Annahme der Alternativen Medizinforscher - deren Energieversorgung blockieren. Verstärkt wird die Wirkung der Silberionen vermutlich durch die zusätzlich entstehenden Silberradikale. Die Silberionen haben eine antiseptische, antibakterielle und antimikrobielle Wirkung auf die humanpathogenen Keime, weil die Silberionen die Basenpaare in der DNA dieser Keime binden und damit die Reduplikation, die Reproduzierbarkeit, der pathogenen Keime blockieren. Weiterhin werden speziell die Enzyme der Keime gehemmt, die für die Atmungskette der Mikroorganismen lebensnotwendig sind.

Wirkungs- und Anwendungsformen von Silber: Viele namhafte Biomedizin-Forscher – darunter Dr. Robert C. Beck und Dr. Robert O. Becker - suchten nach Möglichkeiten, um in In vitro-Versuchen, also unter Laborbedingungen in der Petrischale, Einsatzmöglichkeiten von Silber und Silbersalzen bei der Bekämpfung von humanpathogenen Mikroorganismen wie Mikroben, Viren, Bakterien, Pilze und Parasiten zu untersuchen. Nachdem die Silbersalze wegen der dissoziativen Auslenkungen ausschieden, konzentrierte man sich auf Silber, hier auf den Einsatz von Ag+Ion, das tatsächlich den Mikroorganismen zu Leibe rückte, wenn bestimmte Einflüsse (Temperatur, pH-Wert, Elektrolyte u. a.) vorherrschten.

Wirkungsprinzip von kSw: Um die Silberpartikel herum entwickeln sich, durch bestimmte frequente Ströme, die elektrischen Felder der Silberatomgruppen. Die im kolloidalen Silberwasser vorherrschende Brown'sche Bewegung speist das kollektive magnetische Feld der kolloidalen Silberpartikel. Die Mikrokolloide im Silberwasser verfügen über eine bestimmte Frequenz und über eine elektromagnetische Polarisierung und nicht zuletzt über bestimmte bio-elektrische Eigenschaften.

Wirkung von elementarem Silber auf Keratinozyten: Elementares Silber wirkt in bestimmten Konzentrationen auf die so genannten „Keratinozyten", das sind schwefelhaltige Zellen, ein und zerstört diese.

Wirkungsweise von kS: Die zumeist in der Schulmedizin angesiedelten Kritiker behaupten, dass es für die Wirksamkeit des angewandten kolloidalen Silbers keine Nachweise gäbe. Die Vertreter der Alternativen Medizin behaupten dagegen, kolloidales Silber wirke nicht nur gegen virale, bakterielle oder parasitäre Infektionen, sondern auch gegen Krebs, Aids, Borreliose u. a.

Wirkungsweise von Silber als Entkeimer: Der Hersteller eines Desinfektionsmittels beschreibt die Wirksamkeit des Silbers so: „Wirksam ist bei Silber nicht das Metall an sich, sondern seine Ionen bzw. ein Salzkomplex, der daraus entsteht. Die Silberionen besetzen bestimmte Rezeptoren der Zellen und hemmen dadurch lebensnotwendige Stoffwechselprozesse der Mikroorganismen. Die Mikroorganismen werden dadurch inaktiviert, können sich aber auch nach einer Zeit von sechs Monaten reaktivieren und weiter vermehren. Produkte auf Silberbasis wirken nur in klarem Wasser und benötigen je nach Wasserbeschaffenheit bis zu sechs Stunden Einwirkzeit".

Wirkung von Silber in Silberverbänden: In die handelsüblichen, antibakteriell wirkenden Silberverbände wird in der Regel Silber in zwei verschiedene Formen eingearbeitet. Zur Freisetzung und Wirkungsfreigabe von Silber werden grundsätzlich zwei Methoden angewendet:

- Methode 1:
- Die Einbettung des Silbers erfolgt in einem Trägermaterial aus Polyurethan oder Hydrokolloid.
- Alternativ wird eine unlösliche Matrix mit einer Silberschicht aus elementarem Silber „nanokristallin" bedampft.
- Methode 2:
- Die Silberionen sind in einer löslichen Verbindung an die Matrix gebunden.
- Die Freisetzung von Ag+Ionen erfolgt im Austausch von Na+Ionen aus dem Wundexudat.
- Es entsteht metallisches (elementares) Silber.
- Die Silberionen töten die pathogenen Keime in der behandelten Wunde ab.
- Die Wunde verfärbt sich dabei reversibel grau-schwarz.
- Die Freisetzungsmenge des elementaren Silbers in der behandelten Wunde schwankt je nach Art des verwendeten Silberverbandes.
- Wirkungsweise:
- Das Silber wirkt bei Anwendung der beiden Methoden wie folgt:
- Die Silberionen sind in einer Matrix aus Polyurethan, Hydrofilter oder Polyamid eingebettet.

- Die Ag+Ionen werden durch ihre feste Bindung oder durch die hohe Saugfähigkeit des Materials in der Wundauflage festgehalten.
- Es gelangt nur ein geringer Prozentsatz des Silbers wirksam in die behandelte Wunde.
- Die Freisetzungsmenge des elementaren Silbers in die Wunde schwankt je nach Art der verwendeten Silberverbände.

WS.I.E.© - Tabelle: Von Heilpraktiker Hartmut Amelung aus Köln aufgestellte Tabelle, die Aufschluss darüber gibt, wie, wann und wo kolloidales Silber eingesetzt werden sollte.

Wunderarznei kS: Kolloidales Silber wird nicht nur von vielen Anwendern als „moderne Wunderarznei" und als Alternative zu den synthetischen Antibiotika bezeichnet. Auch der Handel, hier insbesondere bestimmte Vertriebsstrukturen wie Multi-Level-Marketing und Network-Marketing, hat sich des kolloidalen Silbers bemächtigt und benutzt reißerische und unüberprüfbare Berichte von angeblich geheilten Anwendern über die „Wunderwirkung" des kolloidalen Silbers, um Umsätze und Gewinne zu maximieren.

Wundbehandlung: Bei der Behandlung bestimmter Verbrennungswunden mit silberhaltigen Wundauflagen wurde die Heilwirkung der in kolloidalen Silberlösungen freiwerdenden Silberionen und Silberradikal nachgewiesen.

Wundbehandlung mit Silber: Beschreibt den aus der Frühgeschichte der Menschheit auf uns überkommenen konservativen Einsatz von Silber in Form von Silberdrähten, Silberfolien, Silbergewebe, Silberblechen und Silberimplantaten in der Wundbehandlung, wobei die antibakterielle Wirkung von Silber schon vor vielen tausend Jahren bekannt war und in der Volksmedizin genutzt wurde.

Wundermittel kSw: Von den Befürwortern des kS wird kolloidales Silberwasser euphemistisch als „Wässerchen gegen alle Krankheiten", sozusagen als Wundermittel angepriesen.

Wunderwasser kSw: Werbebezeichnung des Handels (Camouflage-Name) für kolloidales Silberwasser, welches als zulassungspflichtiges Heilmittel der Zulassung gemäss dem Arzneimittelgesetz (AMG) unterliegt.

Wundexudat: Absonderungen aus Wunden während des Heilungsprozesses.

Wundheilungshemmung: Ist eine durch die Zytotoxizität von lokalen Desinfektionsmitteln im Bereich der offenen Wunden hervorgerufene Verzögerung der spontanen Wundheilung.

Z

Zaubertrank: Tarnbezeichnung des Handels (Camouflage-Name) für kolloidales Silberwasser, welches als zulassungspflichtiges Heilmittel der Zulassung gemäss Arzneimittelgesetz (AMG) unterliegt.

Zelle: Kleinste für sich lebens- und vermehrungsfähige Einheit des menschlichen Körpers, enthält unter anderem meist einen Zellkern mit der Erbsubstanz und ist von einer Membranhülle umgeben.

Zellstoffwechsel: Der menschliche Organismus ist aus Zellen und Zellzwischenräumen aufgebaut; die Zellen nehmen Nährstoffe auf und geben Abfallprodukte aus dem Stoffwechsel in einem komplexen Vorgang ab.

Zellwachstum und kolloidales Silber: Einige biomedizinische Forscher, wie zum Beispiel der US-amerikanische Dr. Robert O. Becker, vertreten die Auffassung, dass kolloidales Silber nicht nur als Antibiotikum und Antibakterium gegen viele durch humanpathogene Mikroorganismen wie Mikroben, Viren, Bakterien, Pilze und Parasiten verursachte Krankheiten wirkt, sondern auch – zum Beispiel bei Knochenbrüchen – durch einen speziellen – im kolloidalen Silber immanent wirkenden Heilstimulus die Regenerierung und Neubildung von zerstörtem Knochen- und Körpergewebe bewirkt.

Zulassungspflichtige Heilmittel und kS: Kolloidales Silber ist ein zulassungspflichtiges Heilmittel. Es unterliegt dem deutschen Arzneimittelgesetz (AMG).

Zulassung von kS als Medikament: Würde die Zulassung von kolloidalem Silber als Medikament beantragt, müsste der Einreicher den wissenschaftlichen Nachweis für die angemeldeten Indikationen führen. Das erfordert die Durchführung vieler Versuchsreihen und Versuchen (In vivo, In vitro), Placebo-Versuchen und Doppelblindstudien. Die Kosten für das Zulassungsverfahren würden sich zwischen 200.000-300.000 € bewegen.

Zustand und Eigenschaft der Kolloide: Ein kolloides System hat drei Eigenschaften: Es ist heterogen, multiphasisch, unlöslich und besitzt aber tatsächlich vier Zustandsformen, nämlich fest, flüssig, gasförmig oder kolloid.

Zusatzstoff-Zulassungsverordnung (ZZulV): Deutsche Bestimmung, welche die Beimengung von Zusatzstoffen bei Lebensmitteln regelt.

Zweites Immunsystem und kS: Nach Ansicht der Befürworter von kS unterstützt kolloidales Silber die Abwehrzellen des menschlichen Körpers im Kampf gegen die krankmachenden, (pathogenen) Mikroorganismen wie Viren, Mikroben, Bakterien, Pilze und Parasiten.

Zytologie: Zellenlehre, Lehre von Struktur und Funktion der Zelle und ihrer Bestandteile.

Zytotoxisch: zellgiftig, zellschädigend.

ZZulV: Kurzbezeichnung der Zusatzstoff-Zulassungsverordnung.

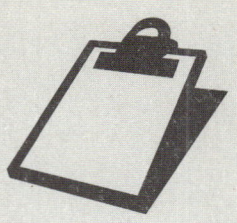

ANHANG A

INFORMATIONEN UND EMPFEHLUNGEN

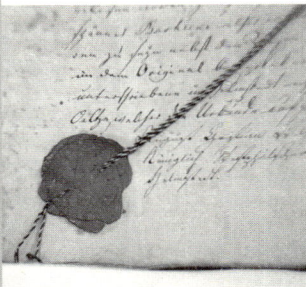

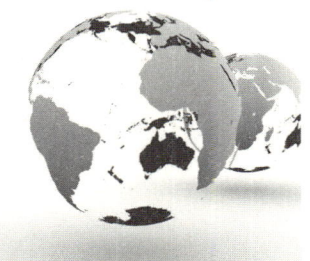

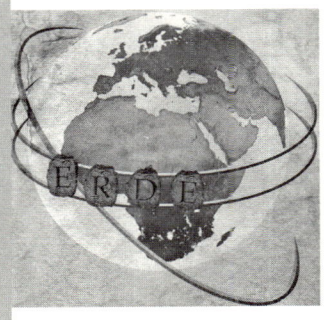

Anhang A VI/1

Bezugsquellennachweis

Firma INDIGO GESUNDHEIT:

Anschrift:

15749 Mittenwalde, Hohes Holz 6 b

Tel. 033764-25972

Fax. 033764-24332

URL **www.indigo-naturprodukte.de**

E-Mail mail@indigo-naturprodukte.de

Lieferbare Produkte:

Homöopathische und naturheilkundliche Präparate und Geräte (auch auf Silberbasis).

Fachbücher über Alternative Medizin und Aussenseiter der Medizin.

Firma Meta FACKLER:

Anschrift:

Meta FACKLER KG Biologische Heilmittel

Philipp Reis-Strasse 3

31832 Springe

Tel. 05041-9449-0

Fax. 05041-9440-49

Lieferbare Produkte:

Homöopathische und naturheilkundliche Präparate (auch auf Silberbasis).

Firma Pekana:

Anschrift:

Pekana Naturheilmittel GmbH

Raiffeisenstrasse 15

88353 Kisslegg

Tel. 07563-91160

Fax. 07563-2862

Lieferbare Produkte:

Homöopathische und naturheilkundliche Präparate (auch auf Silberbasis).

Firma Soluna:

Anschrift:

Laboratorium Soluna Heilmittel GmbH

Arthur Proeller-Strasse 9

86609 Donauwörth

Tel. 0908-706060

Fax. 0906-706078

Lieferbare Produkte:

Homöopathische und naturheilkundliche Präparate (auch auf Silberbasis).

Firma WALA:

Anschrift:

WALA Heilmittel GmbH

Boßler Weg 2

73087 Bad Boll/Eckwälden

Tel. 07164-930-0

Fax. 07164-930-297

Lieferbare Produkte:

Homöopathische und naturheilkundliche Präparate (auch auf Silberbasis).

Firma Weleda:

Anschrift:

Weleda AG

Möhlerstrasse 373525 Schwäbisch Gmünd

Tel. 07171-9190

Fax. 07171-919-363

Lieferbare Produkte:

Homöopathische und naturheilkundliche Präparate (auch auf Silberbasis).

Anhang A VI/2

Literaturempfehlungen

Sigmund C. F. Arnim / Carl Heinz Hammerstein:

Das Kaali-Patent! Sieg über Krebs und Aids? Aussenseiter der Medizin: Was Sie über Dr. Robert C. Beck, über Zapper und kolloidales Silber wissen sollten!

Erscheint bei: INDIGO GESUNDHEIT, Juni 2007.

(2. Auflage)

Sigmund C. F. Arnim / Carl Heinz Hammerstein:

Dr. Robert C. Beck - Leben und Werk. Der Mann, der Blutzapper, der Silbergenerator, Magnetpulser und Ozongenerator erfand.

Erscheint bei: INDIGO GESUNDHEIT, Dezember 2007.

Sigmund C. F. Arnim / Carl Heinz Hammerstein:

Das Jungbrunnen-Patent! Über die Abschaffung des Sterbens. Der Traum vom Ewigen Leben!

Erscheint bei: INDIGO GESUNDHEIT, September 2007

Anhang A VI/3

Workshops, Vorträge und Seminare

INDIGO GESUNDHEIT - Workshops mit Vorträgen von Sigmund C. F. Arnim und Carl Heinz Hammerstein finden ab Frühjahr 2007 statt, wenn sich mindestens 20 Teilnehmer pro Workshop anmelden.

Referenten und Thema der Vorträge:

Sigmund C. F. Arnim/ Carl Heinz Hammerstein:

Workshop mit Vortrag über:

Kolloidales Silber.

Ist kolloidales Silberwasser die universelle „Wundermedizin" der Zukunft?

Sigmund C. F. Arnim /Carl Heinz Hammerstein:

Vortrag über:

Das Jungbrunnen-Patent! Über die Abschaffung des Sterbens. Der der Traum vom Ewigen Leben!

Sigmund C. F. Arnim / Carl Heinz Hammerstein

Vortrag über:

Das Kaali-Patent. Sieg über Krebs und AIDS? Aussenseiter der Medizin: Was Sie über Dr. Robert C. Beck, seine vier Behandlungsprotokolle, über Blutzapper und kolloidales Silber wissen sollten.

Termine und Kosten:

Termine, Veranstaltungsorte und Kosten der Seminare werden ab Frühjahr 2007 bekannt gegeben.

ANHANG B

NACHWEISE

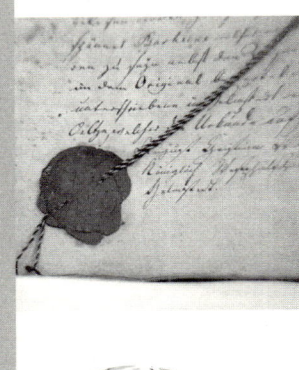

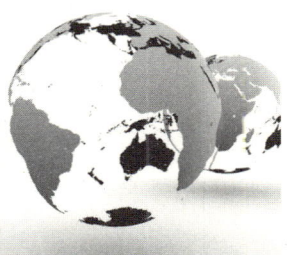

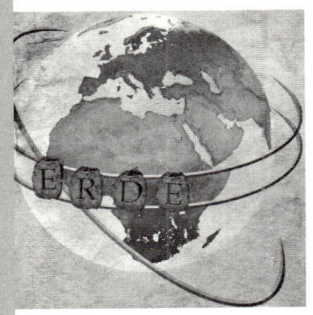

United States Patent [19]

Ellis

[11] **4,292,968**

[45] **Oct. 6, 1981**

[54] **ELECTRIC SUPPLY FOR ION THERAPY**

[75] Inventor: **Franklin H. Ellis**, Rochester, N.Y.

[73] Assignee: **Sybron Corporation**, Rochester, N.Y.

[21] Appl. No.: **97,535**

[22] Filed: **Nov. 26, 1979**

[51] **Int. Cl.³** A61N 1/30
[52] **U.S. Cl.** .... 128/207.21; 128/419 R
[58] **Field of Search** .... 128/207.21, 419 R, 420 R,
128/421, 422, 427, 419 F

[56] **References Cited**

U.S. PATENT DOCUMENTS

2,771,554	11/1956	Gratzl	128/421
3,489,152	1/1970	Barbara	128/422
3,521,641	7/1970	Farensbach	128/422
4,019,510	4/1977	Ellis	128/207.21
4,102,347	7/1978	Yuki	128/421
4,141,359	2/1979	Jacobsen et al.	128/207.21
4,175,565	11/1979	Chierenza et al.	128/419 F X

OTHER PUBLICATIONS

Assimacopoulos, "Wound Heading . . . Current", The Am. Surgeon, Jun. 1968, vol. 34, No. 6, pp. 423–431.

Primary Examiner—Lee S. Cohen
Attorney, Agent, or Firm—Theodore B. Roessel; J. Stephen Yeo

[57] **ABSTRACT**

A power supply provides direct current to electrodes attached to a patient. The positive electrode is at least partially silver and releases silver ions as a result of the electric current. Silver ions have known bactericidal properties and may be used to treat infected living tissue. Tissue may, however, be damaged by voltages in excess of 1.1 volts. Accordingly, the power supply has two modes. Under normal conditions the power supply has a constant current output. If the voltage between the electrodes reaches a reference voltage of not more than 1.1 volt, the output is changed to a constant voltage mode, abruptly limiting the output voltage. A mode indicator may be incorporated in the supply.

1 Claim, 4 Drawing Figures

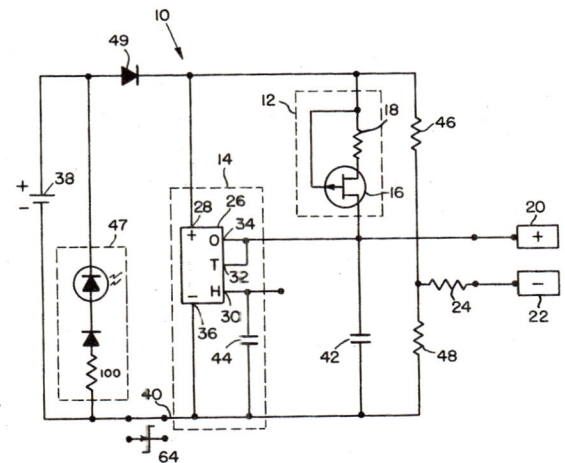

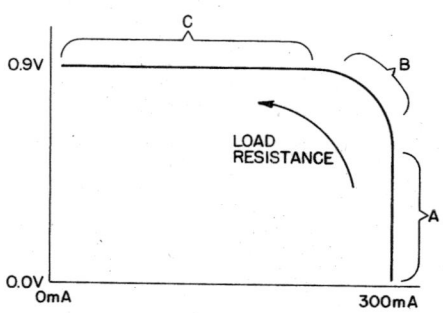

FIG. 1

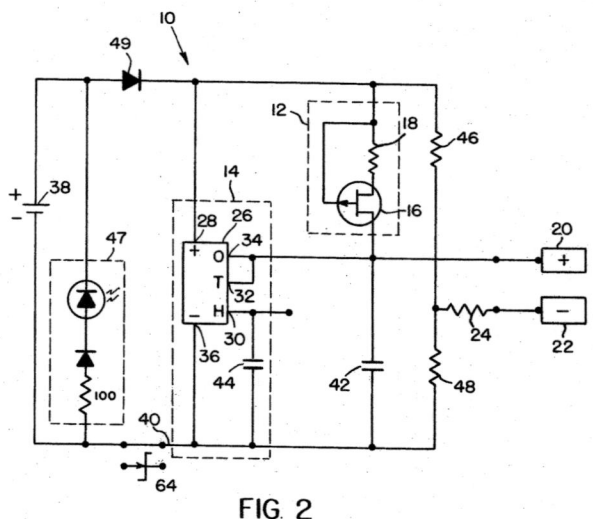

FIG. 2

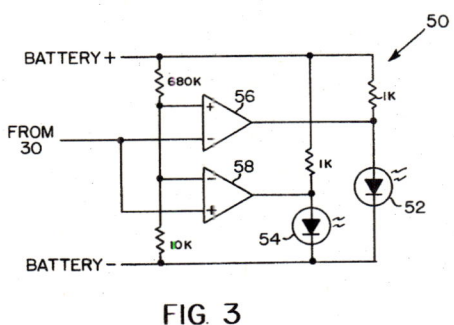

FIG. 3

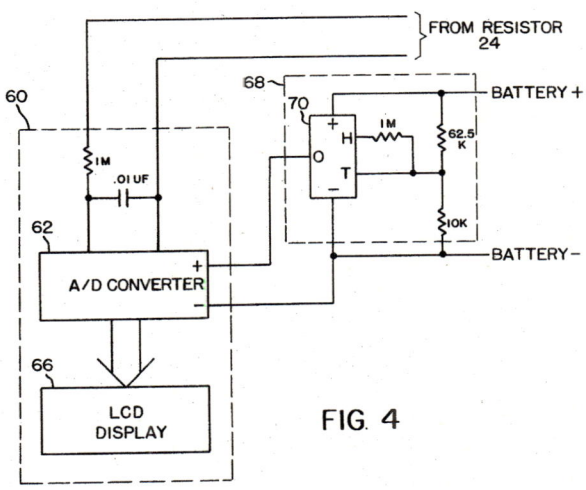

FIG. 4

389

1

2

ELECTRIC SUPPLY FOR ION THERAPY

BACKGROUND OF THE INVENTION

This invention pertains to means for providing therapeutic silver ions and is more particularly concerned with a direct current source for releasing silver ions from an anodal electrode.

The bactericidal action of ionic silver has been known for years. It has been found that silver ions, when applied to tissue, will kill a broad spectrum of bacteria and other microorganisms. One source of silver ions is dissociable silver compounds which are topically applied to infected tissue.

A more effective ion source than silver compounds is a silver bearing electrode in close proximity to the tissue undergoing treatment. Usually the silver bearing electrode is positive in a direct current circuit. A return electrode, in contact with another area of the patient, provides a return path completing the circuit.

Direct current liberates ionic silver from the anodal electrode. The silver ions penetrate the infected tissue and bactericidal contaminants to a depth of about one centimeter. Because of the limited penetration the infected area is usually debrided prior to treatment.

Only small levels of direct current are needed. One worker, R. O. Becker, has found 300 MA satisfactory for treatment of chronic osteomyelitis. Current was supplied by a constant current generator.

The electrical resistance of both the tissue being treated and the tissue-electrode interface is a resistive load to the D.C. generator. In accordance with Ohm's law, inter-electrode voltage will increase with resistance if a constant current generator is used. At high resistance the voltage may exceed 1.1 volts whereupon half-cell electrolysis occurs and tissue is destroyed.

It is therefore an object of the invention to provide a direct current source for ionic therapy which provides a constant level of direct current under most normal load conditions while avoiding electrode voltages sufficient to cause electrolysis.

Another object is to provide a direct current source for ionic therapy having as two load-dependent modes constant current and constant voltage.

SUMMARY OF THE INVENTION

Briefly, the invention includes a electric power supply providing direct current through electrodes to tissue for the purpose of ionic therapy. The supply normally gives a constant current but limits the voltage between the electrodes to 1.1 volt or less to avoid damage to tissue. If the voltage is limited, the constant current may be divided between the electrode path and a shunt circuit. Indicating mean may be provided to indicate if the voltage is being limited and to indicate the current through the electrodes. In one embodiment one of the electrodes contains silver so silver ions are released into the tissue by the electric current.

BRIEF DESCRIPTION OF THE DRAWINGS

FIG. 1 is a curve representing the dual mode characteristics of a therapeutic power supply according to the invention;

FIG. 2 is a schematic of the preferred circuitry of a power supply which embodies the invention;

FIG. 3 is a schematic of a mode indicating circuit; and

FIG. 4 is a schematic of a current indicating circuit for use with the circuit of FIG. 2.

DESCRIPTION OF THE INVENTION

According to the invention there is provided an electrical power source for supplying direct current through two electrodes in electrical contact with a patient. The anode electrode is at least partially silver as it has been found that silver evolving from an electrode will have a bactericidal action to adjacent tissue when the electrode is an anode in a low current circuit.

As a feature of the invention the power source has two modes of operation determined by the voltage between the two electrodes. This voltage is important because it has been found that when the inter-electrode voltage exceeds 1.1 volts, tissue damage occurs because of electrolysis.

Referring to FIG. 1, there is seen a curve representing the electrical output of the dual mode source, the independent variable being the electrical resistance between the patient electrodes.

At voltages below a predetermined limit below 1.1 volt the source will operate in a constant current mode. A current of about 300 microamperes has been successful in silver ion therapy. During the constant current mode the source provides a direct current at a constant amperage regardless of variations of load between the electrodes. Load variations may be due to resistance changes at the electrode-tissue interface such as a displaced electrode, an electrode which has become coated or polarized, or change in the electro-chemical characteristics of the electrodes.

If the inter-electrode voltage should slightly exceed the predetermined voltage limit the supply shifts modes into constant voltage operation. This prevents the inter-electrode voltage from rising to levels when tissue damaging electrolysis may occur. To provide a safety factor a voltage less than 1.1 volts is chosen to be the determinating voltage limit. A maximum voltage of 0.9 volts selected for the preferred embodiment for safety reasons.

The power supply's output is conditioned upon the voltage between the electrodes. At voltages below 0.9 volts the power supply will operate in the constant current mode, represented by the portion of the curve identified as "A". In this mode the output current will not be affected by changes in the resistance or load between electrodes. The voltage will, however, increase proportionally with resistance. The current mode is maintained until the inter-electrode voltage reaches 0.9 volts whereupon there is a abrupt transition between constant current mode and constant voltage mode. The transition is the sharp knee, "B", of curve of FIG. 1. If the resistance increased even more, the voltage remains constant "C" while the current drops in accordance with Ohm's law. Because as the voltage is limited below 1.1 volt, electrolysis is prevented.

The mode transition between modes is much more abrupt than would occur with a diode voltage limiter which, being a square law device, does not provide a sharp transition.

The preferred embodiment of the invention is illustrated by the circuit schematic of FIG. 2. Typical component values are shown. The source 10 includes both a constant current generator 12 and a voltage limiter 14.

A suitable constant current generator is the well known arrangement of a field effect transistor 16 having its gate biased by the voltage across resistor 18. The

3

generator current is determined by the value of resistor **18** and is independent of normal load variations. Resistor **18** may be a plurality of selectable resistors or a variable resistor so that different current levels may be obtained. The preferred current is, however, about 300 microamperes. During the constant current mode the entire current from the current source generator flows through the load via the electrodes **20, 22** and resistor **24**.

Voltage limiter **14** is provided in shunt with the electrodes **20, 22** for limiting the output voltage across the electrode to below 1.1 volts.

The voltage limiter **14** functions as a variable resistive path shunting the electrodes **20, 22**. When the inter-electrode voltage is less than 0.9 volts the limiter **14** presents a high resistance and all the current from the constant current generator flows through the electrodes **20, 22**. If the inter-electrode voltage reaches 0.9 volts the resistance of the limiter **14** drops dividing the output of constant current generator between the electrode path and the limiter. The resistance of the limiter will decrease as necessary to limit the inter-electrode voltage to 0.9 volts.

In the circuit shown a commercially available integrated circuit **26** embodies the voltage limiter. The ICL.8212 circuit manufactured by Intersil Inc., Cupertino Ca. was used. This circuit is a micropower bipolar monolithic intergrated circuit which includes an internal 1.15 volt voltage reference, a comparator and a pair of output buffer-drivers. Five pins connect to the integrated circuit. These pins are "positive power supply" **28**, "hysterisis" **30**, "threshold" **32**, "output" **34**, and "minus power supply" **36**. A knowledge of the ICC8212 internal circuitry is not necessary to understand the invention.

As seen the positive power supply pin **28** is connected to the positive terminal of a battery **38** while the minus power pin **36** is connected to battery return **40**.

The output of the current generator **12**, the threshold pin **32** and the output pin **34** are electrically connected common to each other and the positive patient electrode **20**. For silver ion therapy positive electrode **20** should be silver bearing. A capacitor **42** to battery return **40** prevents oscillation. The hysterisis pin **30** is capacitively coupled through capacitor **44** to battery return **40** to avoid noise. Two series resistors **46, 48** form a voltage divider which bias the negative patient electrode 0.25 volts above return **40**. When the inter-electrode voltage is 0.9 volts, the voltage between the positive electrode **20** and return **40** is about equal to the internal reference voltage of 1.15 volts. Because this value is determined by the internal reference voltage and a fixed bias it shall be referred to in the claims as a reference voltage. This voltage level appears at the threshold pin **32** causing current to gradually be shunted to the output pin **34** from the electrodes **20, 22**. As much current will be shunted as necessary to limit the interelectrode voltage to 0.9 volts.

In keeping with the invention is a LED indicator of battery reversal **47**, and diode protection from battery reveral **49**. The use of zener diode **64** will be explained in connection with FIG. **4**.

As an additional feature of the invention, there may be provided means for indicating in which mode the source is functioning.

4

In FIG. **3** there is seen a binary display **50** having two LED's **52, 54** corresponding to the two modes.

The voltage at the hysterisis pin **30** is less than 0.1 volt during constant current mode and 0.4 volt during constant voltage mode. This voltage is directed to two voltage comparators **56, 58** which compares it to a reference voltage of about 0.1 volt provided by resistors.

Each comparator **56, 58** has a corresponding LED **52, 54** arranged at its output. The outputs are opposite and will change according to mode.

An alternative indicating means is seen in FIG. **4**. A digital volt meter **60** displays the treatment current passing between the electrodes **20, 22** as sensed by resistor **24** in series with the electrode path. The voltage across the resistor **24** corresponds the current and is directed to a A-D converter **62** such as an Intersil 5CL7106. A zener diode **64** may be needed to bias the input to a level acceptable to the A-D converter **62**. The output of the converter **62** drives a liquid crystal display **66** which continuously indicates treatment current. A drop in current indicates such problems as a detached cable to the electrode, or a spent electrode.

The circuitry described is intended to be powered by a 9 volt battery. In keeping with the invention, a battery voltage indicator **68** may be provided. A ICL8212 circuit **70** normally enables the A-D converter **62**. If the battery drops to approximately 7.5 volts, circuit **70** disables the A-D converter **62**. The display **66** is blanked until battery voltage exceeds 8.0 volts.

The following parts list identifies some of the components used in actual circuits.

Semiconductors	
FET 16	2N5461
IC 26	Intersil ICL8212CPA
Diode 49	IN 914
Comparator 56	1/2 LM 339
Comparator 58	1/2 LM 339
A/D Converter 62	Intesil ICL 7106
Zener 64	IN5231B 5.1 volt
IC 70	Intersil ICL8212CPA
Resistors	
18	5.6 to 6.6k
24	100 ohms
46	3.9 to 4.9K
48	150 ohms
Capacitors	
42	Sufficient to prevent oscillation
44	.68uf

I claim:

1. Apparatus for ion therapy characterized by having two modes of operation and comprised of:
   two electrodes for making electrical contact with a patient;
   current means electrically connected to said electrodes for providing constant direct current flow through the electrodes during a first mode;
   voltage means electrically connected to said electrodes for providing a constant predetermined direct current voltage of less than 1.1 volts across the electrodes during a second mode; and
   voltage responsive means for causing an abrupt transition from the first mode to the second mode if the voltage across the electrodes reaches said predetermined voltage.

* * * * *

Anhang B VII/1

Literaturnachweis

Amann, Max: Dem Geist auf die Sprünge helfen. o.O. 2000.

Arnim, Sigmund C. F./Hammerstein, Carl Heinz: Das Kaali-Patent. Sieg über Krebs und Aids? Indigo, Mittenwalde, 2005.

Bartel, O.: Silber, kolloidales Silber ist kein Silbernitrat. o.O., o.J.

Barnowski, Zane: Colloidal Silver. The natural antibiotic Alternative. N.Y.,1995.

Bechhold,H.: Colloids in Biology and Medicine. V.Nostrad, 1919

Beck Robert C.: A Few Unique Plus Traditional Uses For Silver Colloid. C.M., 1997.

Beck Robert C.: A First Aid Kit for the Future. C.M., 1999.

Beck Robert C.: A Health Protocol for Use at Home. Part 2. C.M., 1997.

Beck, Robert C.: A Proposed Experimental/Theoretical Noninvasive, Nopharmaceutical. In Vivo Method. C.M., 1996.

Beck, Robert C.: Artikel in "Nexus" über Beckprotokoll. o.O., o.J.

Beck, Robert C.: Artikel in "Nexus" über Beckprotokoll. o.O., o.J.

Beck, Robert C.: Artikel in "Nexus" über Beckprotokoll. o.O., o.J.

Beck, Robert C.: Bob Beck's Workshop Papers. o.O., o.J.

Beck, Robert C.: Collodial Silver. Entwurf, o.O.,o.J.

Beck, Robert C.: Colloidal Silver, a necessity for good and bad times. o.O., o.J.

Beck, Robert C.: Colloidial Silver – The Universal Germicide. C.M., 1998.

Beck, Robert C.: Colloidal Silver – The Wonder Cure Time Forgot. C.M., 1998.

Beck, Robert C.: Currently Preferred Silver Colloid Making Apparatus, Means and Method. C.M., 1997

Beck, Robert C.: Dr. Beck's four treatment protocols. C.M., 1998.

Beck, Robert C.: Dr. Robert Beck: An Introduction to my Research. C.M., 1998.

Beck Robert C.: Electrictity for Health. The Beck Protocol. Part 1: Introduction to the Beck Protocol. C.M., 1997.

Beck, Robert C.: Exact Means and Methods for Eliminating Diseases and Cancer. Abstract/Summary. C.M., 1998.

Beck, Robert C.: Experimental in Vivo Blood Clearing Device For Eliminating Viruses, Pathogens, Microbes, Bacteria, Fungi and Parasites. Abstract/Summary. C.M., 1998.

Beck, Robert C.: How to make Ionic/Colloidal Silver. C.M., 1998.

Beck, Robert C.: Ionic/Colloidal Silver. C.M., 1995.

Beck, Robert C.: Introduction in my Work. Lecture Note. C.M., 1998.

Beck, Robert C.: Questions and Answers about the Beck Protocol. C.M., 1997.

Beck, Robert C.: Questions and Answers about the Beck Protocol. Part 2. C.M., 1998.

Beck, Robert C.: Quick Summary: A New Paradigm for Instant Healing. C.M., 1997.

Beck, Robert C.: Making Your Own Colloidal Silver. C.M., 1994.

Beck, Robert C.: Movidyn is a form of colloidal silver. C.M., 1996.

Beck, Robert C.: Proposed Theoretical In Vivo Blood HIV, Pathogens, Parasite and Fungi Neutralizing Device. Abstract/Summary. C.M., 1998.

Beck, Robert C.: Sharing Health From the Heart. Beck Protocol. C.M., 1991/1992.

Beck, Robert C.: Silver Generator. C.M., 1994

Beck, Robert C.: Take back your Power. C.M., 1998.

Beck, Robert C.: The Beck Protocol: A First Aid Kit of the Future. C.M., 1996.

Beck, Robert C.: THE BECK ZAPPER. Renewed Hope Against AIDS. C.M., 1991/1997.

Beck, Robert C.: The Colloidal Silvermaker. C.M., 1998.

Beck, Robert C.: The Doctor of the Future. C.M., 1997.

Beck, Robert C.: The Silver Maker. Colloidal Silver Generator. C.M., 1997.

Beck, Robert C.: Transcript: Dr. Robert C. Beck. Whole Life Expo. C.M., 1996.

Beck, Robert C.: What is The Beck Protocol? C.M., 1998.

Beck, Robert C.: Your Health is your greatest Wealth. C.M., 1997.

Beck, Robert C.: Suppressed Medical Discovery. O   .O.,o.J.

Beck, Robert C.: Total Cancer Remissions through Blood Electrification with Silver Colloid. C.M., 1998.

Becker, Robert O.: Der Funke des Lebens. München, 1994.

Becker, Robert O.: Silver Ions: Altered Cells Morphology, Anti-bacterial Properties, and Stimulated Tissue Growth and Healing. o.O., o.J.

Becker, Robert O.: The Discovery of Silver. o.O.,o.J.

Begley, S.(Pillsbury, D.: The End of Antibiotic. N.Y., 1994.

Bird, Christopher: Secrets of the Soil. o.O.,o.J.

Bornowski, Zane: Colloidal Silver: The Nature Antibiotic Alternative.

Breckenridge, Michael: Silver to the rescue. o.O.,o.J.

Cobum, Dayana L.: The Wonders of Colloidal Silver. o.O.,o.J.

Courtenay, Kevin F.: Colloidal Silver. The hidden truth. Sidney, 1997

Crookes, Henry: Use of Collids in Health und Disease. o.O.,o.J.

Day, Philipp: The ABC's of Disease. o.O., o.J.

Farber, M. Paul: The Micro Silver Bullet. o.O.,o.J.

Fleming, A. Colloidal Silver. Rhe Natrural Antibiotics. o.O., 1996.

Ford, Larry C.: Letter of Colloidal Silver. o.O., 1988.

Gibbs, Ronald J.: Silver Colloids. Do They Work? o.O., 1999.

Gill, Bob /Beck Robert C: Selbstheilung ist machbar. Die Vier-Säulen-Therapie. o.O., 2005.

Haley, Daniel:Politics in Healing. The Opression and Manipulation in American Medicine. o.O., o.J.

Hill, John: Colloidal Silver. A Literature Review. Medical Uses, Toxology and Manufacture. Rainier, 2000

Kühnli, Werner / von Holst Walter: Kolloidales Silber als Medizin. AT-Verlag, 2005.

Leven, Karl-Heinz: Antike Medizin. o.O., o.J.

Metcalf, Mark: Colloidal Silver: Making the Safest and Most Powerful Medicine on Earth for the Price of Water. o.O.,o.J.

Nordberg, G. et. al.: Silver. Handbook. Amsterdam, 1986.

Peters, Kristina: Kolloidales Silber: "Zaubertrank" der Neuzeit? 2005.

Pies, Josef: Immun mit kolloidalem Silber. Freiburg, 2005.

Mayer-Picard, Robert E.: Angewandte Elektromedizin. o.O., o.J.

Powell, Jim: Our Mightest Germ Fighter. N.Y., 1978.

Redecke, Michael: Das heavy metal Silber und der heavy business mit lighten Versprechungen. o.O.,o.J.

Searle, Alfred: The Use of Colloids in Health and Disease. C&C. Comp., 1919.

Selden, G., Becker, R., Guarnaschelli, M.: The Body Electric: Electromagnetism and the Foundation of Life. o.O.,o.J.

Schaufelberger, Edith -Landherr: Kolloidales Silber. MBV Basel, o.J.

Schauss, Aleader: Silver and the other Colloidal Minerals. o.O.,o.J.

Schramm, Henning: Metalle und Mineralien in der Therapie o.O.,1991.

Selawry, Alla: Metallfunktionstypen in Psychologie und Medizin; o.O., 1985.

SOTA Instr.: What is The Beck Protocol? o.O., 2005

SOTO Instr.: How to Use The Beck Protocol? o.O., 2005.

SOTA Instr.: A Health Protocol for Use at Home. o.O., 2005.

SOTA Instr.: 12 Steps to Creating Health. o.O., 2005.

SOTA Instr.: Why are We Getting Sick? o.O., 2005.

Trudeau, Kevin: Natural Cures They Do'nt Want to Know about. o.O., o.J.

Worthington, Maurice: Medical Silver Home Remedies. o.O., 1928.

Veröffentlichungen in Fachzeitschriften
und anderen Publikationen:

Lam, Chan, Ho and Liew: In Vitro Citotoxicity Testing of a nano crystalline Silver dressing (Acticoat) on Cultured Keratinocytes. Hong Kong, o.J.

NN: A Case of Puerperal Septicemia Succesfully Treated with intravenous Injections of Collosol Argentum. The Lancet, 1916.

NN: Arsenal of Antibiotics Failing as Resistant Bacteria Develops. The Los Angeles Times. o.J.

NN: Collosol Argentum and his Ophthalmic Uses. The British Medical Journal, 1915.

NN: Colloidal Silver, a Necessity for good and bad Times. Pereparedness Journal, o.J.

NN: Colloidal Silver as a Remedy für Aids. Provo Herald, 1992.

NN: Colloidal Silver in Sepsis. Journal of the american Association of Obstetricians and Gynecologists, 1916.

NN. Colloidal Silver – The Universal Germicide. o.O., 2005.

NN: Electric Metallic Colloids and their Therapeutical Applications. The Lancet, 1912.

NN: Experiments on the Germical Action of Colloidal Silver! The Lancet, 1914.

NN: Kolloidales Silber statt Antibiotika? Arznei-Telegramm, 2003.

NN: Obskure Mittel aus dem Internet – Ist die Quacksalberei auf dem Vormarsch? Infodienst für Ärzte und Apotheker, 2001.

NN: Revenge of the Killer Microbes?. Time Magazine, 1995.

NN: Silver ist the best Allround Germ Fighter. Bio Tech News, 1995.

NN: Silver – Our Migthest Germ Fighter. Science Digest, 1978.

NN: Some Recent Observations on Spruce. The British Medical Journal, 1913.

NN: The Bacterial Action of Collosols of Silver and Mercury. The British Medical Journal, 1915.

NN: The Body Electric and Treatment of Orthopedic Infections with Electrical Generated Silver Ions. The Journal of Bone and Joint Surgery, 1978.

NN: The End of the Miracle Drugs?, Newsweek, 1994.

NN: The Truth about Silver. Miami Pub Med, o.J.

NN: Warning: Antibiotics Could Endanger Your Child!, Reader's Digest, o.J.

NN: Who's is using colloidal Silver?, Nexus Magazine, o.J.

NN: The Wonder Cure Time Forgot. o.O., 2005.

Powell, Jim: Perhaps it soon will be Recognized as Our Mightiest Germ Fighter. Science Digest, 1978.

Trust, Downsett C.: The Use of Silver-based Dressings in Wound Care. London, o.J.

Rom-Elektronik: Anleitung zum Sikolyser. Nattenhausen, 2000.

Searle, Alfred: Colloidal Preparations of Silver in Pharmacy. British Medicine Journal, 1919.

Searle, Alfred: Use of Colloids in Health and Disease. Health Consciousness Magazine, 1919.

Searle, Alfred: Colloidal Preparations of Silver in Pharmacy. British Medicine Journal, 1919.

Anhang B VII/2

Über die Autoren

Der Autor Sigmund C.F. Arnim:

Fachbuchautor, Hypnosetherapeut, AT-Entspannungstherapeut, NLP Master Practitioner, Trance-Arbeit, Seminararbeit.

Der Co-Autor Carl Heinz Hammerstein:

Gesundheitsberater, 1. Grad Reiki, baubiologischer Berater, Fachbuchautor.

Vorwort: Gabriele Franneck

Gesundheitsberaterin, exam. Krankenschwester, Integrationsarbeit, Ernährungsberatung, Intensivmedizin, Psychiatrie, Geriatrie, Seminararbeit.

Anhang B VII/3

Danksagung

Dieses Buch wurde mit freundlicher Unterstützung, mit Rat und Tat und vielen sachdienlichen Informationen der Firma INDIGO GESUNDHEIT, 15749 Mittenwalde, Hohes Holz 6b, vorbereitet und hergestellt.

Die Firma INDIGO GESUNDHEIT stellte in dankenswerter Weise verschiedene Silbergeneratoren für die Selbstversuche der Autoren zur Verfügung.

Anhang B VII/4

Zum Schluss:

Wir von INDIGO GESUNDHEIT sind weiterhin an Erfahrungsberichten und Anregungen interessiert. Schreiben Sie uns!

INDIGO GESUNDHEIT

Stichwort: „Kolloidales Silber"

D-15749 Mittenwalde/Mark, Hohes Holz 6b

E-Mail: mail@indigo-naturprodukte.de

Werbung

(Außerhalb des redaktionellen Teils)

SILBERGENERATOR

*** Einsteiger-Set ***

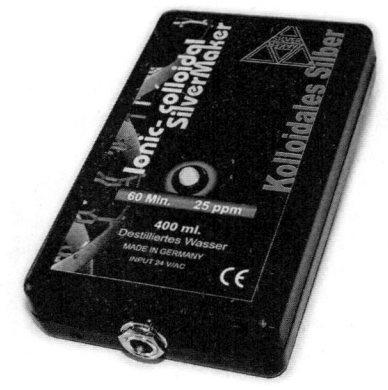

Spezifikation: Silbergenerator	
Konzentration	**5-25 ppm**
Spannung	**31 V**
LED-Anzeige	**ja**
Batteriebetrieb	**nein**
Netzteil	**ja**

C E

-20%

Gegenüber dem Einzelkauf!

⭐ Silbergenerator SilverMaker
99,99% Feinsilber
Netzteil
Anleitung (deutsch)
⭐ Violettflasche 300ml
1l dampfdestilliertes Wasser
⭐ TDS-Meter

SilverMaker SET

Bestell-Nr. 3-SET

UVP 155,90 €

Beschreibung:
Ein echtes Kraftpaket. (5-25 ppm sind laut einer Tabelle auf dem Gerät möglich). Bis 0,4 Liter sind pro Durchgang herstellbar. Einfach zu bedienen.

Lieferumfang:
SilverMaker Basisgerät, (Netzadapter, 2 Silberstäbe 99,99% Feinsilber, Bedienungsanleitung).
Inkl Komplett-Set: TDS-Meter, 300ml Violettflasche, 1l dampfdestilliertes Wasser.

Zu beziehen in Deutschland:

Fa. Indigo Naturprodukte
Hohes Holz 6b, D-15749 Mittenwalde
http://www.indigo-naturprodukte.de
Tel. 0049(0)33764-25972
Fax 0049(0)33764/24332

In der Schweiz:

Fa. EneRGeta
Hauptstrasse 13, CH-4466 Ormalingen
http://www.energeta.ch
Tel. (0041) 061 983 14 36
Fax.(0041) 061 983 14 37

SILBERGENERATOR

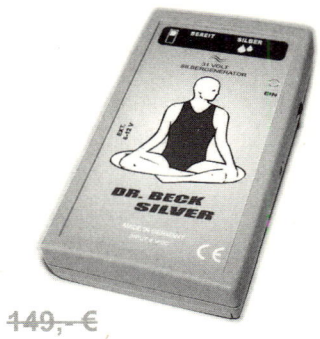

Spezifikation: Silbergenerator	
Konzentration	**5-25 ppm**
Spannung	**31V**
Konstantstrom	**ja**
LED-Anzeige	**ja**
Batteriebetrieb	**ja**
Netzteil	**ja**
Update zum Kombi-Zapper möglich.	

~~149,- €~~

DR. BECK-SILVER

Bestell-Nr. 3   C €

UVP 129,90 €

Beschreibung:

Profigenerator für die Herstellung von kolloidalem Silber. Dieser Generator lässt sich auf Wunsch zu einem späteren Zeitpunkt zum Kombi-Zapper (Zapper mit Silbergenerator) umrüsten. Bis 0,5 Liter sind pro Durchgang herstellbar. Die Strombegrenzung ist auf 1.5 mA festgelegt, dadurch wird eine langsame Elektrolyse mit extrem kleinen Silberpartikeln gewährleistet.

Zu einem späteren Zeitpunkt kann da Gerät zum Hersteller eingeschickt werden und zu einem vollwertigen Zapper nach Dr. Beck mit Silbermodul umgerüstet werden.

Durch Konstantstrom (CCC) ist der uneingeschränkte Betrieb ohne Leistungsabfall auch im Batteriebetrieb möglich.

Lieferumfang:

Netzadapter, 1 Batterie, 2 Silberstäbe 99,99% Feinsilber, Bedienungsanleitung.

TDS-Meter

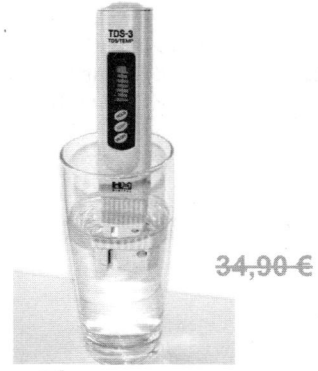

Spezifikation:	
Bereich	**1-9990 ppm**
Display	**LCD**
Genauigkeit	**2%**
Thermometer	**Bis 80 Grad**
Batteriebetrieb	**Ja**
Lederetui	**Ja**

34,90 €

TDS-Messgeräte werden den Anforderungen der Anwender in vielen Bereichen der Wasseraufbereitung gerecht.

NEU! Mit digital Thermometer

TDS-TESTER

Bestell-Nr. TDS

UVP 29,95 €

Einsatzgebiete:
- Kolloidales Silber
- Osmose-Wasseraufbereitung
- Trinkwasser kontrollieren
- Schwimmbad & Pool
- Aquaristik

Technische Daten:

Mikroprozessor-Technologie:
Digitales Thermometer 0-80°C
Hold-Funktion: Speichert das aktuelle Ergebnis
Auto-Off Funktion:
Messbereich: 1 – 9990 ppm
Kalibrierung: Keine Kalibrierung erforderlich, es wird bereits werksmäßig kalibriert
Automatischer Temperaturausgleich, ATC

Lieferumfang:

TDS-Meter, 2 Stück Knopfzellen, Lederetui, Bedienungsanleitung (deutsch).

Zu beziehen in Deutschland:	In der Schweiz:
Fa. Indigo Naturprodukte	**Fa. EneRGeta**
Hohes Holz 6b, D-15749 Mittenwalde	Hauptstrasse 13, CH-4466 Ormalingen
http://www.indigo-naturprodukte.de	http://www.energeta.ch
Tel. 0049(0)33764-25972	Tel. (0041) 061 983 14 36
Fax 0049(0)33764/24332	Fax.(0041) 061 983 14 37

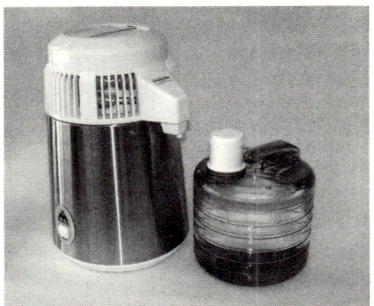

Spezifikation: Zapper	
Kapazität	**4 Liter**
Destillationsleistung	**0,6 l/Std**
Gehäuse	**Edelstahl**
Masse	**H=36 cm, Ø 20 cm**
Gewicht	**3,5 kg**
Leistung	**580 Watt**

JETZT IN EDELSTAHLAUSFÜHRUNG

~~249,- €~~

DESTILLER

Bestell-Nr. DESTILLER

UVP 199,90 €

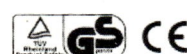 C E

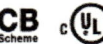 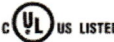

Vorteile des destillierten Wassers:

Destilliertes Wasser, der unvergleichlich pure Schluck für Gesundheitsbewusste, aber auch als »Rohstoff« für Feinschmecker wenn's um Heiss- und Kaltgetränke, Gemüse oder Suppen geht.
Ein Destillator ist ein starkes Stück Unabhängigkeit, denn er macht frei von allen Nachteilen, die der menschliche Organismus aus Schadstoffen, anorganischen Salzen, Härtebildnern und Kohlensäure in Wässern aus Leitungen und Flaschen erleidet.
Zur Gesundheitspflege, denn Wasser in reiner Form garantiert perfekte Umsetzung aller wasserlöslichen Stoffe, sorgt für einen reibungslosen Schlacken-Abtransport.
Für die Küche und ungeahnte Aromafreuden bei Kaffee, Tee, Suppen oder spezielle Drinks (Sportler, Senioren, Schulkinder).
Für mehr Geld in der Haushaltskasse, denn dampfdestilliertes Wasser ist preisgünstig. Ausserdem verkalken Töpfe, Kannen und Kaffeemaschinen nicht mehr.
Destilliertes Wasser wirkt neutralisierend im Säure-Basen-Haushalt. Folgen der Übersäuerung (Azidose) wie Sodbrennen, Gelenkentzündungen, Magengeschwüre etc., können durch destilliertes Wasser verringert werden.

Zu beziehen in Deutschland:

Fa. Indigo Naturprodukte
Hohes Holz 6b, D-15749 Mittenwalde
http://www.indigo-naturprodukte.de
Tel. 0049(0)33764-25972
Fax 0049(0)33764/24332

ZAPPER nach Dr. Beck

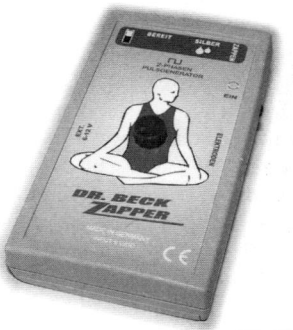

Spezifikation: Zapper	
Frequenz	**3,92 Hz** (Rechtecksignal)
Strom regelbar	**ja**
Elektrifizierung	**31V**
Konstantstrom	**ja**
LED-Anzeige	**ja**
Batteriebetrieb	**ja**

Spezifikation: Silbergenerator	
Konzentration	**25 ppm**
Spannung	**31V**
Konstantstrom	**ja**
LED-Anzeige	**ja**
Batteriebetrieb	**ja**
Netzteil	**ja**

~~179,- €~~

DR. BECK-ZAPPER $C \epsilon$

Bestell-Nr. 1

UVP 129,90 €

~~198,- €~~

DR. BECK-ZAPPER
(Silver Edition mit Silber Generator)

Bestell-Nr. 2

UVP 149,90 €

Beschreibung:

Der Dr. Beck-Zapper ist ein Qualitätsprodukt Made in Germany, mit seinen geringen Abmessungen von 11x6,3x2 cm und einem Gewicht von 70g. (ohne Batterie), gehört der Dr. Beck-Zapper zu den kleinsten Zappern in Europa. Angelehnt an die Erkenntnisse des nordamerikanischen Physikers Dr. Robert Beck wurde dieser Zapper konzipiert. Neu ist die erhöhte Stromstärke bis 13,5 mA und der konstante Strom (CCC). Eine LED-Anzeige blinkt, sobald die Elektroden korrekt mit dem Handgelenk verbunden sind.
Der Silbergenerator wurde überarbeitet und die erzeugten Silber-Kolloide befinden sich im subatomaren Bereich und sind besonders wirkungsvoll.

Lieferumfang:

Basisgerät, 9V Blockbatterie, 1 Netzadapter, Arm-Manschette, Gürtelclip, 2 Silikon-Graphit Elektroden, TENS-Kabel, Elektroden-Gel 100g Tube, 2 Silberstäbe 99,99% Feinsilber (Silver Edition), Bedienungsanleitung.

Ozongenerator nach Dr. Beck

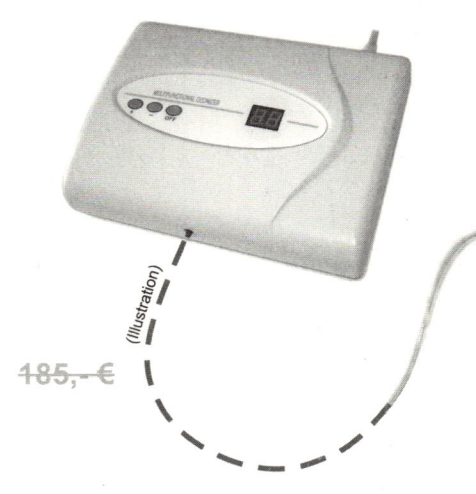

(Illustration)

Spezifikation:	
Ozonabgabe	**400mg/h**
Zeitschaltuhr	**1-30 Min.**
Anzeige	**LCD**
Ozonerzeugung	**Coronaentladung**
Leistungsaufnahme	**15 Watt**
Gewicht	**1,1 kg**

~~185,- €~~

Ideal zur 4 Säulen-Therapie nach Dr. Robert Beck und ergänzend zur Parasiten-Kur nach Hulda Clark

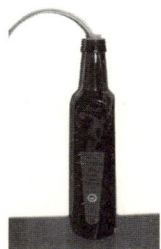

OZON GENERATOR

Bestell-Nr. OZON

UVP 139,90 €

Beschreibung:

Durch die mitgelieferten Sprudelsteine wird das abgegebene Ozon direkt in ein Glas oder Gefäss geleitet und zum ozonisieren von Wasser oder Olivenöl gezielt eingesetzt.

Ozon ist nicht nur eine Bedrohung, z.B. durch das Ozonloch, sondern in einer gewissen Menge auch unbedingt nötig für alles Leben. Seit langem sind die enormen Entkeimungs-möglichkeiten bekannt, die mit Ozon erzielt werden.
Die Aufgabe eines Ozongenerators liegt darin ozonisiertes Trinkwasser oder Olivenöl herzustellen. Wasser, Fleisch, Fisch, Gemüse oder Obst schonend und ohne Rückstände von schädlichen Bakterien und Viren zu befreien, (dabei wird einfach der Schlauch mit der Zerstäuberkugel in die Nähe des Gemüses oder Fleisch gehalten).

Zu beziehen in Deutschland:	In der Schweiz:
Fa. Indigo Naturprodukte Hohes Holz 6b, D-15749 Mittenwalde http://www.indigo-naturprodukte.de Tel. 0049(0)33764-25972 Fax 0049(0)33764/24332	**Fa. EneRGeta** Hauptstrasse 13, CH-4466 Ormalingen http://www.energeta.ch Tel. (0041) 061 983 14 36 Fax.(0041) 061 983 14 37

Ozonisator/Anionen-Luftreiniger

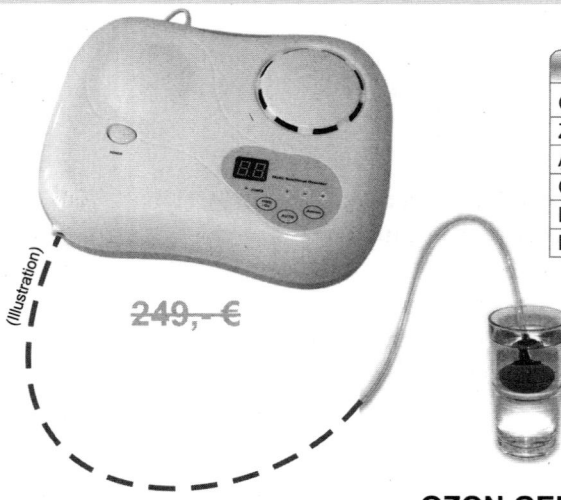

(Illustration)

~~249,- €~~

Spezifikation:	
Ozonabgabe	**600mg/h**
Zeitschaltuhr	**1-30 Min.**
Anzeige	**LCD**
Ozonerzeugung	**Coronaentladung**
Leistungsaufnahme	**15 Watt**
Luftreinigung	**15 qm**

Ideal zur 4 Säulen-Therapie
nach Dr. Robert Beck und
ergänzend zur Parasiten-Kur
nach Hulda Clark

OZON GENERATOR und Luftreiniger

Bestell-Nr. OZON-ANION

UVP 189,90 €

Beschreibung:

Zusätzlich ist dieses Gerät mit einem vollwertigen ANIONEN-Luftreiniger ausgestattet!

Es gibt manche Umgebungen, die sind natürlich sauber und gesünder, einfach weil sie mehr erfrischenden Sauerstoff und wiederbelebende Anionen enthalten; sowie weniger schädliche Luftverunreinigungen beinhalten. So können dieses Orte mehr Sauerstoff an unsere Zellen und unser Gewebe liefern. Anionen erfrischen also nicht nur die Luft, sondern auch unseren Körper.

Anionen haben die wunderbare Kraft, den Organismus sowohl körperlich als auch geistig zu erfrischen. Anionen können Depressionen verringern, schlechte Launen verbessern, Erschöpfung reduzieren und jahreszeitlich bedingte Depression (SAD) lindern. Gerade wenn Sie in der Stadt leben, sind Anionen aufgrund der Luftverschmutzung leider begrenzt vorhanden.

Anionen - Vorteile in der Wohnung/Büro

Wenn Anionen frei gesetzt werden, hängen sie sich schnell an Luftpartikel wie Staub, Rauch, Menschen- und Tierschuppen und andere Allergene, Bakterien und Schadstoffe in der Luft. Da es diese Partikel dann schwer haben in der Luft zu bleiben, fallen sie zu Boden wo sie leicht entfernt oder eingesaugt werden können, was verhindert dass sie eingeatmet werden.

Zu beziehen in Deutschland:

Fa. Indigo Naturprodukte
Hohes Holz 6b, D-15749 Mittenwalde
http://www.indigo-naturprodukte.de
Tel. 0049(0)33764-25972
Fax 0049(0)33764/24332

In der Schweiz:

Fa. EneRGeta
Hauptstrasse 13, CH-4466 Ormalingen
http://www.energeta.ch
Tel. (0041) 061 983 14 36
Fax.(0041) 061 983 14 37

408

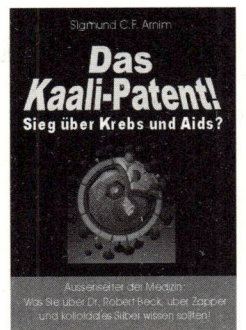

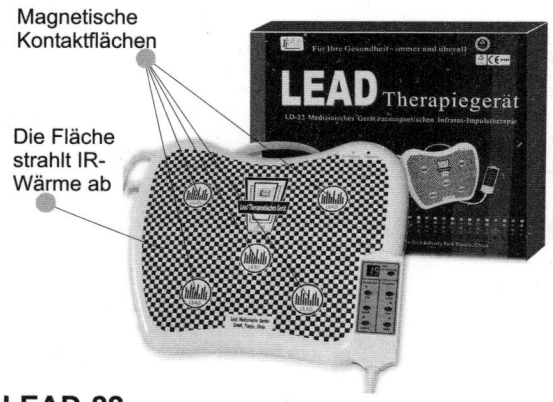
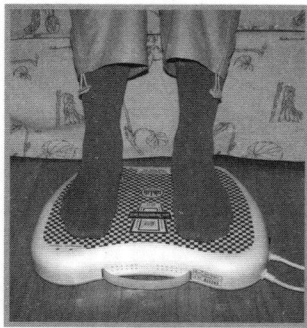
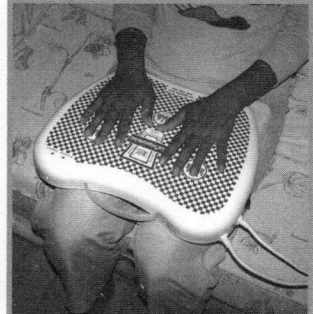
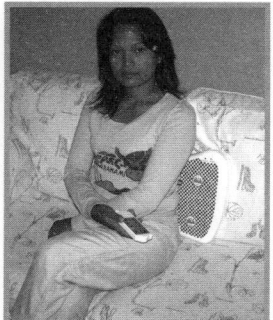
410